国家卫生健康委员会"十四五"规划教材

全 国 高 等 中 医 药 教 育 教 材

供针灸推拿学等专业用

U0292265

经络腧穴学

第 3 版

推拿针灸

主　编　许能贵　赵百孝

副主编　张永臣　曾　芳　陈日兰　陈　理

主　审　石学敏

人民卫生出版社

·北 京·

图书在版编目（CIP）数据

经络腧穴学 / 许能贵，赵百孝主编 . —3 版 . —北京：人民卫生出版社，2021.7（2025.1重印）

ISBN 978-7-117-31548-7

Ⅰ.①经… Ⅱ.①许… ②赵… Ⅲ.①经络 – 医学院校 – 教材②俞穴（五腧）– 医学院校 – 教材 Ⅳ.①R224

中国版本图书馆 CIP 数据核字（2021）第 136760 号

| 人卫智网 | www.ipmph.com | 医学教育、学术、考试、健康，购书智慧智能综合服务平台 |
| 人卫官网 | www.pmph.com | 人卫官方资讯发布平台 |

经络腧穴学

Jingluo Shuxuexue

第 3 版

主 　编：许能贵　赵百孝

出版发行：人民卫生出版社（中继线 010-59780011）

地 　　址：北京市朝阳区潘家园南里 19 号

邮 　　编：100021

E - mail：pmph @ pmph.com

购书热线：010-59787592　010-59787584　010-65264830

印 　　刷：人卫印务（北京）有限公司

经 　　销：新华书店

开 　　本：850×1168　1/16　印张：20.5　插页：3

字 　　数：512 千字

版 　　次：2012 年 7 月第 1 版　2021 年 7 月第 3 版

印 　　次：2025 年 1 月第 5 次印刷

标准书号：ISBN 978-7-117-31548-7

定 　　价：89.00 元

打击盗版举报电话：010-59787491　E-mail：WQ @ pmph.com

质量问题联系电话：010-59787234　E-mail：zhiliang @ pmph.com

编　委（按姓氏笔画排序）

王　琳（广州中医药大学）　　　　张永臣（山东中医药大学）

刘　娟（陕西中医药大学）　　　　陈　理（南京中医药大学）

许安萍（北京中医药大学）　　　　陈日兰（广西中医药大学）

许能贵（广州中医药大学）　　　　陈利芳（浙江中医药大学）

李　嘉（贵州中医药大学）　　　　林　莺（福建中医药大学）

李慧璟（长春中医药大学）　　　　林永青（河南中医药大学）

杨　路（南方医科大学）　　　　　赵百孝（北京中医药大学）

杨茜芸（湖南中医药大学）　　　　袁　恺（云南中医药大学）

杨添淞（黑龙江中医药大学）　　　曾　芳（成都中医药大学）

吴　凡（上海中医药大学）　　　　戴俭宇（辽宁中医药大学）

吴子建（安徽中医药大学）

秘　书（兼）　王　琳

◇◇◇ 数字增值服务编委会 ◇◇◇

修 订 说 明

为了更好地贯彻落实《中医药发展战略规划纲要(2016—2030年)》《中共中央国务院关于促进中医药传承创新发展的意见》《教育部 国家卫生健康委 国家中医药管理局关于深化医教协同进一步推动中医药教育改革与高质量发展的实施意见》《关于加快中医药特色发展的若干政策措施》和新时代全国高等学校本科教育工作会议精神,做好第四轮全国高等中医药教育教材建设工作,人民卫生出版社在教育部、国家卫生健康委员会、国家中医药管理局的领导下,在上一轮教材建设的基础上,组织和规划了全国高等中医药教育本科国家卫生健康委员会"十四五"规划教材的编写和修订工作。

为做好新一轮教材的出版工作,人民卫生出版社在教育部高等学校中医学类专业教学指导委员会、中药学类专业教学指导委员会和第三届全国高等中医药教育教材建设指导委员会的大力支持下,先后成立了第四届全国高等中医药教育教材建设指导委员会和相应的教材评审委员会,以指导和组织教材的遴选、评审和修订工作,确保教材编写质量。

根据"十四五"期间高等中医药教育教学改革和高等中医药人才培养目标,在上述工作的基础上,人民卫生出版社规划、确定了第一批中医学、针灸推拿学、中医骨伤科学、中药学、护理学5个专业100种国家卫生健康委员会"十四五"规划教材。教材主编、副主编和编委的遴选按照公开、公平、公正的原则进行。在全国50余所高等院校2 400余位专家和学者申报的基础上,2 000余位申报者经教材建设指导委员会、教材评审委员会审定批准,聘任为主编、副主编、编委。

本套教材的主要特色如下:

1. 立德树人,思政教育 坚持以文化人,以文载道,以德育人,以德为先。将立德树人深化到各学科、各领域,加强学生理想信念教育,厚植爱国主义情怀,把社会主义核心价值观融入教育教学全过程。根据不同专业人才培养特点和专业能力素质要求,科学合理地设计思政教育内容。教材中有机融入中医药文化元素和思想政治教育元素,形成专业课教学与思政理论教育、课程思政与专业思政紧密结合的教材建设格局。

2. 准确定位,联系实际 教材的深度和广度符合各专业教学大纲的要求和特定学制、特定对象、特定层次的培养目标,紧扣教学活动和知识结构。以解决目前各院校教材使用中的突出问题为出发点和落脚点,对人才培养体系、课程体系、教材体系进行充分调研和论证,使之更加符合教改实际、适应中医药人才培养要求和社会需求。

3. 夯实基础,整体优化 以科学严谨的治学态度,对教材体系进行科学设计、整体优化,体现中医药基本理论、基本知识、基本思维、基本技能;教材编写综合考虑学科的分化、交叉,既充分体现不同学科自身特点,又注意各学科之间有机衔接;确保理论体系完善,知识点结合完备,内容精练、完整,概念准确,切合教学实际。

4. 注重衔接,合理区分 严格界定本科教材与职业教育教材、研究生教材、毕业后教育教材的知识范畴,认真总结、详细讨论现阶段中医药本科各课程的知识和理论框架,使其在教材中得以凸显,既要相互联系,又要在编写思路、框架设计、内容取舍等方面有一定的区分度。

5. **体现传承，突出特色**　本套教材是培养复合型、创新型中医药人才的重要工具，是中医药文明传承的重要载体。传统的中医药文化是国家软实力的重要体现。因此，教材必须遵循中医药传承发展规律，既要反映原汁原味的中医药知识，培养学生的中医思维，又要使学生中西医学融会贯通，既要传承经典，又要创新发挥，体现新版教材"传承精华、守正创新"的特点。

6. **与时俱进，纸数融合**　本套教材新增中医抗疫知识，培养学生的探索精神、创新精神，强化中医药防疫人才培养。同时，教材编写充分体现与时代融合、与现代科技融合、与现代医学融合的特色和理念，将移动互联、网络增值、慕课、翻转课堂等新的教学理念和教学技术、学习方式融入教材建设之中。书中设有随文二维码，通过扫码，学生可对教材的数字增值服务内容进行自主学习。

7. **创新形式，提高效用**　教材在形式上仍将传承上版模块化编写的设计思路，图文并茂、版式精美；内容方面注重提高效用，同时应用问题导入、案例教学、探究教学等教材编写理念，以提高学生的学习兴趣和学习效果。

8. **突出实用，注重技能**　增设技能教材、实验实训内容及相关栏目，适当增加实践教学学时数，增强学生综合运用所学知识的能力和动手能力，体现医学生早临床、多临床、反复临床的特点，使学生好学、临床好用、教师好教。

9. **立足精品，树立标准**　始终坚持具有中国特色的教材建设机制和模式，编委会精心编写，出版社精心审校，全程全员坚持质量控制体系，把打造精品教材作为崇高的历史使命，严把各个环节质量关，力保教材的精品属性，使精品和金课互相促进，通过教材建设推动和深化高等中医药教育教学改革，力争打造国内外高等中医药教育标准化教材。

10. **三点兼顾，有机结合**　以基本知识点作为主体内容，适度增加新进展、新技术、新方法，并与相关部门制订的职业技能鉴定规范和国家执业医师(药师)资格考试有效衔接，使知识点、创新点、执业点三点结合；紧密联系临床和科研实际情况，避免理论与实践脱节、教学与临床脱节。

本轮教材的修订编写，教育部、国家卫生健康委员会、国家中医药管理局有关领导和教育部高等学校中医学类专业教学指导委员会、中药学类专业教学指导委员会等相关专家给予了大力支持和指导，得到了全国各医药卫生院校和部分医院、科研机构领导、专家和教师的积极支持和参与，在此，对有关单位和个人表示衷心的感谢！希望各院校在教学使用中，以及在探索课程体系、课程标准和教材建设与改革的进程中，及时提出宝贵意见或建议，以便不断修订和完善，为下一轮教材的修订工作奠定坚实的基础。

人民卫生出版社

2021 年 3 月

前　言

经络腧穴学是针灸推拿学专业的基础和主干课程，是学习针灸学的入门教程。经络腧穴理论既是针灸学的核心内容，也是中医基础理论的重要组成部分。经络学阐述人体内脏、体表及各部之间的相互联系，内容涉及中医学生理、病理、诊断和治疗等各个方面，对针灸及中医其他临床各科均有重要指导意义；腧穴学以经络理论为基础，阐述腧穴的分布位置、作用规律及临床应用，进一步具体阐述经络内连脏腑，外络肢节，实现人体生理、病理活动反应和调节的功能。

本教材编写延续了上一版的基本体例，并遵循"三基""五性""三特定"的原则。全书分为上、中、下三篇，系统阐述经络、腧穴理论及其在临床上的应用。上篇介绍了经络与腧穴的基本理论及对临床的指导意义，新增"切脉实践的启示"内容，以补充经络理论形成的相关研究成果；另外还增加了"十二经脉在四肢部的分布规律表"及"十二经脉属络脏腑表"，以表格形式概括该部分规律，更加便于学生的学习。中篇主要介绍十二经脉和奇经八脉的经脉循行、主要病候、络脉、经别、经筋以及腧穴定位和主治。在原有基础上，更新了部分穴位"文献链接"中的现代文献；同时，将"注""说明"部分统一修订为"取法"，并删减和完善了部分穴位的取法，使其更加规范。下篇讲述根结、标本、气街、四海理论与经络腧穴的现代研究。

本教材上篇、中篇的人体全真彩图来源于黄龙祥教授和黄幼民教授编著的《图解针灸经穴速查手册》《图解针灸经外奇穴速查手册》《图解针灸经络速查手册》三本著作，部分图片根据教材内容要求进行了修改制作。在此衷心感谢黄龙祥教授慷慨授权和对本教材的大力支持与帮助！

同时，新版教材新增思政元素模块，以加强学生理想信念教育，厚植爱国主义情怀。教材中还配备数字增值服务内容，包括"PPT课件""复习思考题答案要点""模拟试卷""扫一扫，测一测""十四经循行动画""思维导图"等，并以随文二维码的形式呈现，学生扫码即可自主学习。

本教材前言和绪言由许能贵、赵百孝、王琳执笔；上篇第一章由赵百孝、许安萍执笔，第二章由张永臣、袁恺执笔；中篇第三章第一节和第二节由曾芳执笔，第三节和第四节由林莺执笔，第五节和第八节由陈日兰执笔，第六节由林永青执笔，第七节由李慧璟执笔，第九节和第十二节由陈理执笔，第十节和第十一节由陈利芳执笔；第四章第一节至第三节由杨添淞执笔，第四节至第六节由戴俭宇执笔，第七节和第五章第一节由杨茜芸执笔；第五章第二节至第五节由刘娟执笔；下篇第六章由林永青、李嘉执笔，第七章由许能贵、吴子建、王琳执笔；数字增值服务内容由杨路和吴凡参与执笔和制作；图片内容由刘雅洁修改、整理。本教材有幸经石学敏院士主审并指导。

本教材在原有基础上进行了改革与创新，在编写过程中难免有不足之处，我们恳请各院校师生和广大读者对教材中的不足、欠妥之处提出宝贵意见和建议，以便今后修订完善，进一步提升教材的质量。

编者

2021 年 3 月

◇◇◇ 目　　录 ◇◇◇

中篇　经络腧穴各论

下篇 根结、标本、气街、四海与经络腧穴现代研究

绪　言

经络腧穴学是研究经络、腧穴基本理论及具体应用的学科,是针灸学的重要组成部分。针灸疗法历史悠久,是古人在长期医疗实践中积累而成的,具有适应证广、疗效明显、操作方便、经济安全等特点,深受人们的欢迎,为中华民族数千年的繁衍昌盛作出了巨大的贡献,并正在为世界人民的医疗保健事业发挥着越来越大的作用。针法导源于古代的砭石,灸法导源于古代的生活用火。由于针法、灸法的应用,产生了对人体经络腧穴的认识,并逐渐形成了独立的理论体系。经络腧穴的起源和发展与针灸疗法的应用密切相关,故本绪言结合针灸的起源、形成和发展作一总体介绍。

一、起源

针刺疗法的起源可追溯到距今 8 000 至 4 000 年前的新石器时代,相当于原始社会的氏族公社时期。《礼记·内则》记载:"古者以石为针,所以为刺病。"原始的针刺工具称"砭石",大约产生于新石器时代。在内蒙古多伦县的新石器时代遗址及山东日照市的新石器时代墓葬里发现的砭石实物,为针刺起源于新石器时代之说提供了证据。早在石器时代,先民们就将不同形状的石块磨制成各种医用器具,尖锐的用来刺血、排脓,刀形的用来切割,棒形、圆形的用于按摩和热熨。其中尖锐者最为常用,故《说文解字》说:"砭,以石刺病也。"《山海经·东山经》则称之为箴石:"高氏之山,其上多玉,其下多箴石。"《山海经》的这一记载还表明砭石起源于我国东部地区。《素问·异法方宜论》也说:"东方之域……其病皆为痈疡,其治宜砭石。故砭石者,亦从东方来。"砭石是针具的雏形和前身,其后还出现了骨针和竹针。人类进入青铜器时代和铁器时代时,随着冶金技术的发展,铜质、铁质的金属针开始出现,之后又有金质、银质针的应用。

灸法的起源也可追溯到原始社会的氏族公社时期。灸法的应用是在人类发明用火之后开始的。《说文解字》记载:"灸,灼也,从火音久,灸乃治病之法,以艾燃火,按而灼也。"灸的发明与寒冷的生活环境及火的应用有密切联系。先人们发现某些寒性病痛在烤火取暖后可以缓解或解除,经过长期的经验积累,发明了灸法和热熨疗法。灸法所用的材料,最初很可能是可烧灼、烫、熨的各种树枝或干草,后来才发现用艾叶做成的艾绒易于引火缓燃而不起火焰,更适用于灸,遂艾灸世代相传,沿用至今。古人晴时金燧取火,阴时木燧取火。木燧取火时,也以艾引火燃烧,让钻磨产生的火星掉在艾绒上引燃。灸法来源于我国北部以畜牧为生的民族,《素问·异法方宜论》说:"北方者,天地所闭藏之域也,其地高陵居,风寒冰冽。其民乐野处而乳食,脏寒生满病,其治宜灸焫。故灸焫者,亦从北方来。"由此可见,灸法的产生与中国北方人民的生活习惯有密切关系。

二、理论形成

针灸学术的发展经历了一个漫长的历史过程。针刺工具由砭石、骨针发展到金属针具,特别是九针的出现更扩大了针灸实践范围,促进了针灸学术发展,针灸理论也得以不断升华。

《黄帝内经》(简称《内经》)的成书标志着针灸理论体系的基本形成。《内经》包括《灵枢》和《素问》两部分,共 162 篇。《灵枢》较为完整地论述了经络腧穴理论、刺灸方法和临床治疗等,对针灸医学作了比较系统的总结,又被称为《针经》。关于经络的记载,以《灵枢》为最详,如《经脉》《经别》《脉度》《根结》等篇;《素问》则是在此基础上作进一步的阐发和讨论,故多以"论"或"解"为名,如《脉解》《皮部论》《经络论》《骨空论》《调经论》《太阴阳明论》《阳明脉解》等。但《素问》所引古文献与现存的《灵枢》并不完全相同,如《脉解》所载经脉文字不同于《灵枢·经脉》,却接近于帛书的记载,这当是古《脉书》的另一传本。凡名为"解"者自然是晚于原书的解释性著述。《内经》对人体腧穴的认识,已经到了从医疗实践上升到理论的阶段。书中所载腧穴,有的有名称有定位,有的有定位无名称,还提出了"以痛为输"的取穴形式,除穴名和位置外,其内容涉及与经络的关系、主治病症、刺灸方法及其禁忌等。《内经》对部分腧穴已进行了分类,如各经的"脉气所发",五输穴、原穴、络穴、下合穴、背俞穴、募穴等,并作了简要的论述,反映了腧穴理论的早期面貌。因此,《内经》不仅为中医学奠定了理论基础,也是对针灸理论第一次较全面的总结,现代针灸理论的框架大多源于此书。

在《内经》成书之前,还出现了一些医药论著,包括针灸学著作。1973 年长沙马王堆三号汉墓出土的医学帛书中,有两种古代关于经脉的著作,论述了十一条脉的循行分布、病候表现和灸法治疗。根据其以足臂、阴阳命名的特点,帛书整理小组将其命名为《足臂十一脉灸经》和《阴阳十一脉灸经》,是现存最早的经脉学专著,反映了针灸学核心理论经络学说的早期面貌。马王堆汉墓出土的医籍中,《脉法》一书虽然主要论述脉法,但多处提到灸法和砭石疾病的内容,所载治疗部位,虽无规范名称,但已经具备腧穴的某些特征,如"阳上于环二寸而益为一久(灸)",说明当时已初步形成了"腧穴"的概念。

三、学术发展

(一) 汉、三国、两晋时期

大约成书于汉代的《难经》,原称《黄帝八十一难》,以阐明《内经》为要旨,是继《内经》以后又一部中医经典著作。书中就《内经》等古经提出 81 个问题,并进行解答。有关经络的问题特别注重寸口脉诊、原气、奇经八脉以及对"是动""所生病"的解释。《难经》首先提出"奇经八脉"这一名称,并对奇经八脉内容作了集中的论述,补充《内经》之不足。《难经》对经络理论的补充、阐发主要体现在奇经八脉、经脉病候、十五络脉等方面,对腧穴理论则主要体现在八会穴、原穴及五输穴的五行配属和治疗作用等方面。《难经》还首先提出"八会穴"的名称,并具体记载了人体气、血、筋、脉、骨、髓、脏、腑八者与八穴的关系。《难经》完善了各经五输穴的五行配属关系,并以刚柔相济理论作了解释,同时对其临床应用加以阐发,使之成为后世子午流注法的理论基础,在此基础上又提出了"虚则补其母,实则泻其子"和"泻南补北"理论,对针灸和中医临床各科均具启示意义。

东汉末,张仲景"撰用《素问》《九卷》《八十一难》"等书著成《伤寒杂病论》,其中《伤寒论》一书运用六经辨证,是对《内经》《难经》理论的继承和发展,也是对经络理论的灵活应用。

魏晋时皇甫谧编集的《针灸甲乙经》,全名《黄帝三部针灸甲乙经》,简称《针灸甲乙经》,

是现存最早的针灸学专著和经穴专著,是继《内经》之后对针灸学的又一次总结。《针灸甲乙经》是汇集《素问》《针经》及《明堂孔穴针灸治要》三部书并加以分类整理而成的。书中所载各经穴名共 349 个,其中有交会关系者 84 穴。各经都有所属专穴,有些穴为几条经所交会,则称交会穴。从交会穴可以看出各经之间的重合关系。经络循行和经络图的绘制自然离不开所属专穴和交会穴。《针灸甲乙经》以"头身分部,四肢分经"的排列形式,对十四经穴进行整理和归类,将基础理论和针灸治疗内容集合成古代针灸学专著。这是皇甫谧对针灸学的重大贡献。《针灸甲乙经》于公元 6 世纪传到日本、朝鲜等国,是针灸走向世界的先导。

（二）隋、唐时期

隋、唐时期,随着经济文化的繁荣,针灸医学也有很大的发展。至唐代,针灸已成为一门专科,针灸教育也占有重要地位,促进了针灸学的全面发展。著名医家孙思邈在其所著《备急千金要方》中绘制了五色"明堂三人图",还首载阿是穴和指寸法。这一时期灸法最为盛行,尤以王焘《外台秘要》、崔知悌《骨蒸病灸方》最享盛名。

唐代杨上善于撰注《黄帝内经太素》（简称《太素》）之外,又将《内经》与《明堂孔穴》的内容汇合编成《黄帝内经明堂类成》十三卷,即十二经脉各一卷,奇经八脉合一卷,现仅存第一卷。从残存的卷一内容看,该书对经脉、腧穴已按气血流注次序排列,并对部分穴名作了释义,开创了循经考穴的先河,对经络腧穴理论体系的完善有重要意义。

（三）宋、金、元时期

宋代政府注重对医书的编纂和校正,早期组织编写《太平圣惠方》,其第九十九卷称《针经》,第一百卷称《明堂灸经》（《明堂》）,后人又称之为"明堂上经"和"明堂下经",其中列有"十二人形"的经穴图;后期组织编写《圣济总录》,其中按经排列腧穴,为元代各书继承。《难经》曾对奇经八脉的分布、功能和病候作了集中论述,《圣济总录》则对奇经八脉的有关腧穴和循行路线作了完整的描述。北宋翰林医官王惟一还奉诏编成《铜人腧穴针灸图经》三卷,共载 354 经穴,次年铸成"铜人"经穴模型两座,并以图经刻石,对统一经穴定位影响甚广。

宋、金时期还将古代"候气而刺""顺时而刺"的思想发展为具体的子午流注针法。金代何若愚写成《流注指微针赋》一篇,阎明广加以注解,并收集有关资料扩展成为《子午流注针经》一书,这是子午流注法的初期著作。明代徐凤《针灸大全》又将其改编成《子午流注逐日按时定穴歌》十首,各书加以转载,影响甚广。此法的特点就是按时选用十二经的井、荥、输、原、经、合穴。其后,又有将八脉交会穴也结合日时选用,称为"飞腾八法"或"灵龟八法",初见于元代王国瑞的《扁鹊神应针灸玉龙经》。

金末元初,窦默（字汉卿）著有《针经指南》一书,内载《标幽赋》《通玄指要赋》及流注八穴、十四手法等内容,并对络脉提出新的观点:"络有一十五,有横络三百余,有丝络一万八千,有孙络不知其纪。"

元代,滑寿（字伯仁）在元代忽泰必烈《金兰循经取穴图解》的基础上编著成《十四经发挥》,将任、督二脉与十二经并论。该书对循经考穴影响甚广,明、清各家注解经脉者多以此书为主要参考,如明代夏英以滑氏注解配合经脉原文编成《灵枢经脉翼》,高武《针灸聚英》也依照此书流注次序排列经穴。

笔记栏

😊 思政元素

肩负历史的重大责任,树立坚定的专业自信

　　北宋"针灸铜人"为北宋天圣五年(1027)宋仁宗诏命翰林医官王惟一所制造,主要作为针灸教学模型和测试医学生及医者针灸能力的工具。现如今,对于针灸推拿学专业的学生,经络腧穴学是基础课程和核心课程,也是学习针灸的入门教程,更应该树立高度的专业自信,以经络腧穴学这一课程作为切入点,培养与坚持中医针灸的科学思维,肩负起历史责任,传承好、发展好与利用好我国传统医学的瑰宝,并结合现代科学技术促进中医针灸学更加标准化、科学化、国际化的可持续发展。

(四)明、清至民国时期

　　明代是针灸学术发展的高潮,名医辈出,理论研究深化,其间以杨继洲《针灸大成》影响最大。此书是以杨继洲原编的《卫生针灸玄机秘要》一书为基础,由靳贤选集有关文献扩充而成,内载经络穴位资料非常丰富,共载经穴 359 个,并载录杨氏的著述和医案等,是继《针灸甲乙经》后对针灸学的第 3 次总结。明代李时珍就奇经八脉文献进行汇集和考证,作《奇经八脉考》,补《十四经发挥》所未备。

　　清代,除了见于注释《内经》和针灸书中的经络内容外,经络专书较少。吴谦《医宗金鉴·刺灸心法要诀》中载有经穴歌诀,分绘经脉图和经穴图。李学川《针灸逢源》一书,共载经穴 361 个,这是对经穴的又一次总结,此经穴数被沿用至今。清代在药物归经和运用方面有所发展,严西亭等人的《得配本草》、赵观澜的《医学指归》及姚澜的《本草分经》,都将经络学说与药物结合起来,认为"何经之病,宜用何经之药",是掌握药物性能的要领。温病学派叶天士等人注重分经辨证用药,于十二经之外更重视奇经,在辨证上创立"初为气结,在经""久则血伤,入络",以及"卫—气—营—血"的分层理论,还有"八脉辨肝肾"和"厥阴之阳"等说,都为经络理论在方药方面的运用作出了贡献。

　　清初至民国时期,针灸医学由兴盛逐渐走向衰退。清朝医者多重药轻针,清王朝竟以"针刺火灸,究非奉君之所宜"为由而废除太医院的针灸科。民国时期政府曾下令废止中医。但针灸疗法仍受广大民众喜爱,在民间广为应用而得以流传。以承淡安先生为代表的许多有识之士为保存和发展针灸学术这一传统医学文化瑰宝,成立了针灸学社,编印针灸书刊,开展针灸函授教育等,为振兴针灸学术作出了贡献。

　　(五)现代针灸

　　中华人民共和国成立以来,针灸医学得到前所未有的普及和提高。针灸医疗、教学、科研等各方面取得了显著发展,同时也加速了针灸医学的对外传播。针灸医学源于中国,几千年来不仅对中国人民的健康事业起了重大作用,而且早在公元 6 世纪就传到朝鲜、日本等国。随着中外文化交流的不断深入,针灸也随之传到东南亚及印度。公元 16 世纪末针灸开始传入欧洲,此后国际上的针灸学术交流甚为频繁,学术团体也日渐增多。在 20 世纪 50 年代,我国曾帮助苏联和东欧国家的一些医疗工作者学习针灸。1975 年,受联合国世界卫生组织(World Health Organization, WHO)委托,在中国北京、上海、南京设立了三大国际针灸培训中心,为许多国家和地区培训了大批针灸从业者。1979 年,WHO 就列出适宜针灸治疗的43 种疾病名称。据统计,目前可用针灸治疗的病症已达 300 多种,包括内、外、妇、儿、五官、皮肤各科,其中针灸对 100 种左右的病证有较好或很好的疗效。1987 年 11 月,世界针灸学会联合会成立大会暨第一届世界针灸学术大会在中国北京召开,至今已召开九届世界针灸学会联合会会员大会暨学术大会。世界针灸学会联合会总部设在北京,由世界 55 个针灸学会联合组成,是覆盖面最广的世界针灸组织。1990 年,WHO 宣布针灸已成为世界医学的一个重要组成部分。同年 11 月,我国颁布了中华人民共和国国家标准《经穴部位》(GB12346—1990),对人体 361 个经穴和 48 个经外奇穴的定位进行审定,制订出标准化方案,这是我国第一部现代经络腧穴国家标准。1997 年,美国国立卫生院(National Institutes of Health,NIH)的专家听证会明确指出,起源于中国的针刺疗法对许多疾病有显著疗效,作用确切而副作用极小,可广泛应用。这对针灸学向世界各国的普及和推广起到了积极的推动作用。2006 年我国颁布了新的国家标准《腧穴名称与部位》(GB/T12346—2006),新标准规定了人体腧穴体表定位的方法和 362 个经穴、46 个经外奇穴的名称与定位。在传统 361 个经穴的基础上,将印堂穴纳入督脉。2010 年,中医针灸被联合国教科文组织列入《人类非物质文化遗产代表作名录》。该名录的设立旨在确保非物质文化遗产的存续,提升对其重要性的认识。中医针灸申遗成功,标志着国际社会对中国作为针灸起源国地位的正式确认,意味着世界对中国传统医学文化的认可,对中国针灸的传承、保护和发展具有重要意义。

思政元素

坚守文化自信,谱写中医针灸新篇章

中医针灸被联合国教科文组织列入《人类非物质文化遗产代表作名录》,使中医针灸被视为中医药走向国际的一张闪亮的名片。中国作为中医针灸的发源地,针灸推拿学专业的医学生更应该坚定民族自信、文化自信;通过凝心聚力,传承创新,拓展中医药文化的内涵,传播中医药文化的精髓,使中医针灸作为中医药瑰宝上的一颗璀璨明珠更加熠熠生辉!

(许能贵 赵百孝 王 琳)

上篇

经络腧穴概论

第一章

经 络 概 述

学习目标

1. 掌握经络的概念及经络系统的组成、分布概况、分布特点及作用。
2. 熟悉经络的作用及经络理论的临床应用。

经络是运行气血、联系脏腑和体表及全身各部的通道,包括经脉和络脉。"经",有路径的含义,为直行的主干;"络",有网络的含义,为经脉所分出的支脉。《灵枢·脉度》说:"经脉为里,支而横者为络,络之别者为孙。"

经络学说是阐述人体经络的循行分布、生理功能、病理变化及其与脏腑相互关系的理论体系,是针灸学的基础,也是中医基础理论的重要组成部分。经络学说贯穿于中医学的生理、病理、诊断和治疗等各个方面,对中医各科的临床实践有重要指导意义。

第一节 经络理论的形成

经络理论的形成经历了一个漫长的历史过程。经络概念的产生源于古代医家对气血运行现象的认识及长期的医疗实践。《灵枢·经脉》说:"人始生,先成精,精成而脑髓生,骨为干,脉为营,筋为刚,肉为墙,皮肤坚而毛发长。谷入于胃,脉道以通,血气乃行。""血气"一词,除《内经》外,在春秋战国时期的不少非医学著作中也有提到,说明那时人们对血气的概念已有较普遍的认识。如《论语·季氏》曰:"少之时,血气未定……及其壮也,血气方刚……及其老也,血气既衰。"《管子·水地》说:"水者地之血气,如筋脉之通流者也",认为"血气"如自然界的水流一样,是在"筋脉"中流通的。

"脉",本义指血管,《说文解字》解释作"血理分衺(斜)行体者"。气血运行现象,既有血流现象,又有复杂多样的气行现象,大大超出了血管的范围。"经络"一词首见于《汉书·艺文志》:"医经者,原人血脉、经络、骨髓、阴阳、表里,以起百病之本……"经络是对"脉"的进一步认识。"经",原意是"纵丝",有路径的含义,就是直行主线的意思,是经络系统中的主干,深而在里,贯通上下,沟通内外;"络",有网络的含义,是经脉别出的分支,入里达表,纵横交错,遍布全身。

据文献资料分析,经络概念的产生可能与以下几方面有关:

(一)针灸推拿等感传现象的观察

针刺时会产生酸、麻、胀、重等感应,这种针感有时沿着一定路线向远部传导。温灸有时也会有热感由施灸部位向远处扩散。推拿在按压的过程中也能出现气行现象。古代医家经过长期观察这种向远处传导与扩散的现象,逐步认识到人体各部存在着复杂而又有一定规律的联系通路,从而提出经络循行分布的轮廓。

（二）气功的体验

气功,古称导引、行气。《灵枢·官能》说:"缓节柔筋而心和调者,可使导引、行气。"在导引、行气过程中,随着呼吸的调整,心神的内守,肢体的舒缓,常能感觉到"气"在体内有规律地流行,这种感觉反复出现,对认识经气、发现经络是有益的。

（三）腧穴主治功效的归纳总结

长期的针灸临床观察发现腧穴不仅能治疗局部病症,还能治疗有关的远隔部位的病症;主治范围相似的腧穴往往有规律地排列在一条路线上,如分布于上肢外侧前缘的腧穴都能治疗头面病症,分布于上肢内侧前缘的腧穴,虽与上述腧穴距离很近,但却以治疗喉、胸、肺病症为主;而同一路线上所出现的病候又同该条路线的腧穴主治基本一致。古代医家把功效相近的穴位归纳分类,逐步形成了经络的连线。

（四）体表病理现象的推理

在临床实践中,有时发现某一脏腑发生病变,在体表相应部位可有压痛、结节、皮疹、色泽改变等异常反应。对体表部位病理现象的观察分析,也是发现经络的依据之一。

（五）解剖生理知识的启发

古代医学家通过解剖直接观察方法,对人体的血脉、筋肉、骨骼和内脏的位置、形状及某些生理功能等都有一定程度的了解。《灵枢·经水》说:"若夫八尺之士,皮肉在此,外可度量切循而得之,其死可解剖而视之。其脏之坚脆,腑之大小,谷之多少,脉之长短,血之清浊,气之多少……皆有大数。"这些观察对认识经络有一定的启发。

（六）切脉实践的启示

经络学说的形成与古代的切脉实践分不开。《灵枢·九针十二原》说"凡将用针,必先诊脉"。全身遍诊法是古人早期的切脉方式,经过长期的临床实践,古人发现人体体表脉动变化不仅可以诊断疾病,而且呈现上下的对应关系。如手足腕踝部的脉不仅可以反映局部病变("本"),还可以反映远隔部位的病变("标"或"末")。通过上下循按所发现的脉动点之间联系便成为最初的经脉依据。如《灵枢·经脉》中说,病变的经脉归属就是通过切按对比人迎脉和寸口脉的大小来确定的。

经络现象的发现途径是多方面的,各种认识又可相互启发,相互佐证,相互补充,从而使人们对经络的认识更加深入。

经络理论的形成,还受到当时盛行的阴阳学说、五行学说、三才学说、表里和天人相应思想的指导。如《灵枢·脉度》言:"气之不得无行也,如水之流,如日月之行不休。"《灵枢·五乱》言:"经脉十二者,以应十二月。"

第二节 经络系统的组成

经络系统,包括十二经脉、奇经八脉、十二经别、十五络脉、十二经筋和十二皮部(图1-2-1)。十二经脉是经络系统的主干,"内属于腑脏,外络于支节"(《灵枢·海论》),将人体内外联系成一个有机的整体。十二经别,是十二经脉在胸、腹及头部的内行支脉。十五络脉,是十二

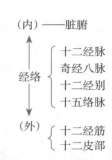

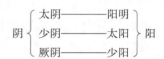

经脉在四肢部及躯干前、后、侧三部的外行支脉。奇经八脉，是具有特殊分布和作用的经脉。此外，经络的外部，筋肉也受经络支配，分为十二经筋；皮部也按经络的分布分为十二皮部。现将经络系统的内容逐一介绍如下。

图 1-2-1　经络系统简图

一、十二经脉

十二经脉按其流注次序分别为手太阴肺经、手阳明大肠经、足阳明胃经、足太阴脾经、手少阴心经、手太阳小肠经、足太阳膀胱经、足少阴肾经、手厥阴心包经、手少阳三焦经、足少阳胆经和足厥阴肝经。十二经脉是经络系统的主体，故又被称为"正经"。

图 1-2-2　三阴三阳表里相合之对应关系

（一）十二经脉的名称和含义

十二经脉的名称由手足、阴阳和脏腑三部分组成。手足，表示经脉在上、下肢分布的不同，手经表示其外行路线分布于上肢，足经表示其外行路线分布于下肢。脏腑，表示经脉的脏腑属性，如肺经表示该经脉属肺脏，胃经表示该经脉属胃腑。阴阳表示经脉的阴阳属性及阴阳之气的多寡。一阴一阳衍化为三阴三阳，以区分阴阳之气的盛衰（多少）：阴气最盛为太阴，其次为少阴，再次为厥阴；阳气最盛为阳明，其次为太阳，再次为少阳。《素问·至真要大论》说："愿闻阴阳之三也，何谓？""气有多少异用也。""阳明何谓也？""两阳合明也。""厥阴何也？""两阴交尽也。"根据阴阳之气的多少，三阴三阳之间组成对应的表里相合关系（图 1-2-2）。三阴三阳的名称广泛应用于经络的命名，经别、络脉、经筋也是如此。

（二）十二经脉的分布

十二经脉是经络系统的主干内容。《灵枢·海论》概括地指出了十二经脉的分布特点："十二经脉者，内属于腑脏，外络于支节。"在内部，十二经脉隶属于脏腑；在外部，分布于四肢、头和躯干。

1. 外行部分　十二经脉"外络于支节"。这里的"支节"，可理解为是经脉在四肢及头和躯干这些体表部位的分支和穴位，其"有穴通路"是经脉的主要循行路线，一般经穴图和经穴模型都表示的是这些内容（图 1-2-3~ 图 1-2-5）。

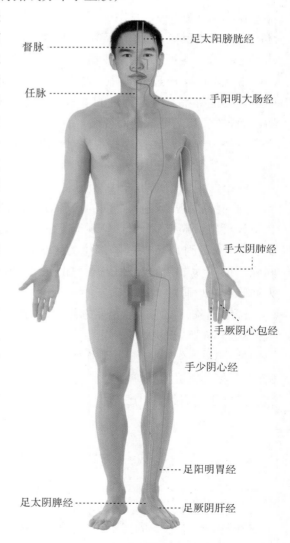

图 1-2-3　十四经分布概况（正面）

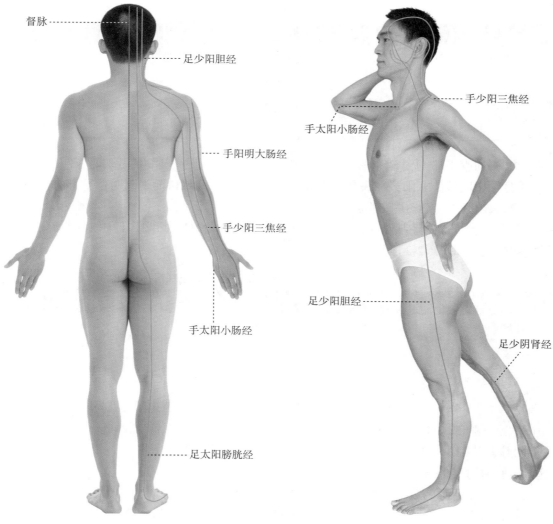

图 1-2-4 十四经分布概况（背面）　　　　图 1-2-5 十四经分布概况（侧面）

（1）四肢部：四肢内侧面为阴，外侧面为阳。手足阴经分布于四肢的内侧，手足阳经分布于四肢的外侧。以大指向前、小指向后的体位描述，手三阴经分布于上肢的内侧，其中，上肢内侧面前缘及大指桡侧端为手太阴，上肢内侧面中间及中指桡侧端为手厥阴，上肢内侧面后缘及小指桡侧端为手少阴；手三阳经分布于上肢的外侧，其中，分布于次指桡侧端至上肢外侧面前缘为手阳明，无名指尺侧端至上肢外侧面中间为手少阳，小指尺侧端至上肢外侧后缘为手太阳。

足三阳经分布于下肢的外侧，其中，下肢外侧面前缘及次趾外侧端为足阳明，下肢外侧面中间及第四趾外侧端为足少阳，下肢外侧面后缘及小趾外侧端为足太阳；足三阴经分布于下肢的内侧，其中，大趾内侧端及下肢内侧面中间转至前缘为足太阴，大趾外侧端及下肢内侧面前缘转至中间为足厥阴，小趾下经足心至下肢内侧面后缘为足少阴。

十二经脉在四肢的分布规律如表 1-2-1 所示：太阴、阳明在前，厥阴、少阳在中（侧），少阴、太阳在后。在小腿下半部及足部，足厥阴有例外的曲折、交叉情况，即排列于足太阴之前，至内踝上八寸处再交叉到足太阴之后而循行于足太阴和足少阴之间。

11

表 1-2-1　十二经脉在四肢部的分布规律

	部位	前	中	后
阴经	上肢内侧	手太阴	手厥阴	手少阴
	下肢内侧	足太阴	足厥阴	足少阴
阳经	上肢外侧	手阳明	手少阳	手太阳
	下肢外侧	足阳明	足少阳	足太阳

（2）头和躯干部：十二经脉在头和躯干部的分布，大致是手三阴联系胸；足三阴联系腹及胸；手足三阳联系头。阳经在头和躯干部的分布较广泛，大致情况是阳明行于身前，少阳行于身侧，太阳行于身后，在头部也是如此。

分布于躯干部的经脉路线由内而外划分成若干侧线，这些侧线距正中线的距离及与经脉的对应关系如表 1-2-2 所示。

表 1-2-2　躯干部侧线的距离及与经脉的对应关系

	第一侧线	第二侧线	第三侧线
背腰部	1.5 寸（膀胱经）	3 寸（膀胱经）	
腹部	0.5 寸（肾经）	2 寸（胃经）	4 寸（脾经）
胸部	2 寸（肾经）	4 寸（胃经）	6 寸（肺经、脾经）

2. 内行部分　十二经脉"内属于腑脏"，即指其内行部分。脏腑中，脏为阴，腑为阳。手三阴联系于胸部，其内属于肺、心包、心；足三阴联系于腹部，其内属于脾、肝、肾，这就是所谓的"阴脉营其脏"。阳经属于腑，足三阳内属于胃、胆、膀胱；手三阳内属于大肠、三焦、小肠，这就是所谓的"阳脉营其腑"。

（三）十二经脉的表里属络

脏腑有表里相合关系，十二经脉内属于脏腑，亦有相应的表里相合关系。阴经为里，属于脏，阳经为表，属于腑。互为表里的阴经与阳经在体内有属络关系，阴经属脏络腑，阳经属腑络脏，如手太阴肺经属肺络大肠，手阳明大肠经属大肠络肺。十二经脉如此构成六对表里属络关系：手太阴肺经与手阳明大肠经，手厥阴心包经与手少阳三焦经，手少阴心经与手太阳小肠经，足太阴脾经与足阳明胃经，足厥阴肝经与足少阳胆经，足少阴肾经与足太阳膀胱经（表 1-2-3）。经脉的表里关系，除经脉一阴一阳的互相衔接、脏与腑的互相属络外，还通过经别和络脉的表里沟通而得到进一步的加强。

表 1-2-3　十二经脉属络脏腑表

阴经	属脏	络腑	阳经	属腑	络脏
手太阴	肺	大肠	手阳明	大肠	肺
手厥阴	心包	三焦	手少阳	三焦	心包
手少阴	心	小肠	手太阳	小肠	心
足太阴	脾	胃	足阳明	胃	脾
足厥阴	肝	胆	足少阳	胆	肝
足少阴	肾	膀胱	足太阳	膀胱	肾

（四）十二经脉的走向和流注

十二经脉的循行有一定的方向,或上行,或下行,形成"脉行之逆顺",其走向规律是:手三阴经从胸走手,手三阳经从手走头,足三阳经从头走足,足三阴经从足走腹(胸)。这就是《灵枢·逆顺肥瘦》所说的"手之三阴从脏走手,手之三阳从手走头,足之三阳从头走足,足之三阴从足走腹(胸)"。这种"脉行之逆顺",也称为"流注"。有了逆顺,十二经脉之间就可连贯起来,构成"如环无端"的气血流注关系。十二经脉主运行气血,营气行于脉中,卫气行于脉外。营气的运行顺序也就是十二经脉的顺序,而且与前后正中的督脉和任脉也相通。这种流注关系如图1-2-6所示。

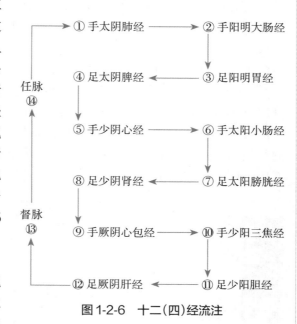

图1-2-6　十二(四)经流注

（五）十二经脉的衔接

十二经脉正常的流注,除逆顺之走向规律外,各经脉亦存在相互衔接。十二经脉之间的连接,除了两经直接相连外,有的是通过分支相互连接的,手足、阴阳经脉衔接有以下三个规律(图1-2-7):

1. 阴经与阳经(表里经)在手足部衔接　手太阴肺经在食指与手阳明大肠经交接;手少阴心经在小指与手太阳小肠经连接;手厥阴心包经在无名指与手少阳三焦经衔接;足阳明胃经在足大趾(内侧)与足太阴脾经相接;足太阳膀胱经在足小趾与足少阴肾经相连;足少阳胆经在足大趾(外侧)与足厥阴肝经连接。

2. 阳经与阳经(同名阳经)在头面部衔接　手阳明大肠经和足阳明胃经在鼻旁连接;手太阳小肠经与足太阳膀胱经在目内眦交接;手少阳三焦经和足少阳胆经在目外眦衔接。

3. 阴经与阴经(手足三阴经)在胸部衔接　足太阴脾经与手少阴心经交接于心中;足少阴肾经与手厥阴心包经交接于胸中;足厥阴肝经与手太阴肺经交接于肺中。

《灵枢·逆顺肥瘦》提出脉有顺逆不同的走行方向,手足各经脉之间互相连接,说明气血运行是"阴阳相贯,如环无端"(《灵

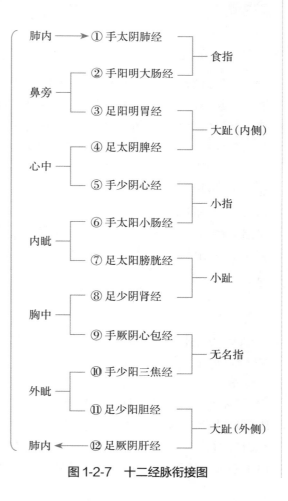

图1-2-7　十二经脉衔接图

枢·营卫生会》)的。

(六) 十二经脉与十二时辰的对应关系

气血在十二经脉相互衔接所形成的圆环内运行,周流不息。古人认为这种气血循环运行现象受自然节律的影响,比如在一日十二时辰之内,气血在每条经脉内的运行各对应一个时辰。

十二经脉与十二时辰对应关系如下:

子时:23时至1时,对应胆经;丑时:1时至3时,对应肝经;寅时:3时至5时,对应肺经;卯时:5时至7时,对应大肠经;辰时:7时至9时,对应胃经;巳时:9时至11时,对应脾经;午时:11时至13时,对应心经;未时:13时至15时,对应小肠经;申时:15时至17时,对应膀胱经;酉时:17时至19时,对应肾经;戌时:19时至21时,对应心包经;亥时:21时至23时,对应三焦经(表1-2-4)。

表1-2-4　十二经脉与十二时辰的对应关系

时辰	子	丑	寅	卯	辰	巳	午	未	申	酉	戌	亥
时间	23—1	1—3	3—5	5—7	7—9	9—11	11—13	13—15	15—17	17—19	19—21	21—23
对应经脉	足少阳胆经	足厥阴肝经	手太阴肺经	手阳明大肠经	足阳明胃经	足太阴脾经	手少阴心经	手太阳小肠经	足太阳膀胱经	足少阴肾经	手厥阴心包经	手少阳三焦经

二、奇经八脉

奇经八脉,包括督脉、任脉、冲脉、带脉、阳跷脉和阴跷脉、阳维脉和阴维脉。它们与十二正经不同,既不直属脏腑,又无表里配合关系,"别道奇行"。这是具有特殊作用的经脉,对经络起统率、联络和调节气血盛衰的作用。奇经八脉的分布部位与十二经脉纵横交互。督脉行于后正中线,任脉行于前正中线,任、督脉各有本经所属穴位,故与十二经合称为"十四经"。其余的冲、带、跷、维六脉的穴位均交会于十二经和任、督脉中。冲脉行于腹部第一侧线,交会足少阴肾经穴。任、督、冲三脉皆起于胞中,同出会阴而异行,称为"一源三歧"。带脉横斜地行于腰腹,交会足少阳经穴。阳跷行于下肢外侧及肩、头部,交会足太阳等经穴。阴跷行于下肢内侧及眼,交会足少阴经穴。阳维行于下肢外侧、肩和头项,交会足少阳等经及督脉穴。阴维行于下肢内侧、腹第三侧线和颈部,交会足少阴等经及任脉穴。

三、十二经别

十二经别,是从十二经脉另行分出,深入体腔,以加强表里相合关系的支脉,又称"别行之正经"。十二经别多从四肢肘膝上下的正经分出,分布于胸腹腔和头部,有"离、入、出、合"的分布特点。从十二经脉分出称"离";进入胸腹腔称"入";在头颈部出来称"出";出头颈部后,阳经经别合于原经脉,阴经经别合于相表里的阳经经脉,称"合",如手阳明经别合于手阳明经脉,手太阴经别也合于手阳明经脉。手足三阴三阳经别,按阴阳表里关系组成六对,称为"六合"。经别通过离、入、出、合的分布,沟通了表里两经,加强了经脉与脏腑的联系,突出了心和头的重要性,扩大了经脉的循行联系和经穴的主治范围。

四、十五络脉

十二经脉在四肢部各分出一络,再加躯干前的任脉络、躯干后的督脉络及躯干侧的脾之大络,共十五条,称"十五络脉"。十二络脉在四肢部从相应络穴分出后均走向相应表里经,躯干部三络则分别分布于身前、身后和身侧。四肢部的十二络,主要起沟通表里两经和加强四肢末端经脉循行联络的作用;躯干部的三络,起渗灌气血的作用。络脉和经别都是经脉的分支,均有加强表里两经的作用,所不同者:经别主内,无所属穴位,也无所主病症;络脉则主外,各有一络穴,并有所主病症。络脉按其形状、大小、深浅等的不同又有不同的名称,"浮络"为浮行于浅表部位的络脉,"孙络"是络脉中最细小的分支,"血络"则指细小的血管。

五、十二经筋

十二经筋,是指与十二经脉相应的筋肉部分,其分布范围与十二经脉大体一致。"筋",《说文解字》解作"肉之力也",意指能产生力量的肌肉;而"腱"是"筋之本",是筋附着于骨骼的部分。全身筋肉按经络分布部位同样分成手足三阴三阳,即十二经筋。经筋各起于四肢末端,结聚于骨骼和关节部,有的进入胸腹腔,但不像经脉那样属络脏腑。手足三阳之筋都到达头目,手三阴之筋到胸膈,足三阴之筋到阴部。经筋的作用是约束骨骼,活动关节,保持人体正常的运动功能,维持人体正常的体位姿势。

六、十二皮部

十二皮部,是指与十二经脉相应的皮肤部分,属十二经脉及其络脉的散布部位。体表皮肤按手足三阴三阳划分,即形成十二皮部。这是十二经脉功能活动于体表的反应部位,也是络脉之气散布之处。由于皮部位于人体最外层,所以是机体的卫外屏障。《素问·皮部论》说:"皮者脉之部也。邪客于皮则腠理开,开则邪入客于络脉,络脉满则注于经脉,经脉满则入舍于腑脏也。"这样,皮—络—经—腑—脏,成为疾病传变的层次;脏腑、经络的病变也可反映到皮部。因此通过外部的诊察和施治可推断和治疗内部的疾病。临床上的皮肤针、刺络、敷贴等法,就是皮部理论的应用。由上可知,皮部具有抗御外邪、保卫机体和反映病候、协助诊断的作用。在诊察或治疗疾病时还可将十二皮部合为"六经皮部"。六经皮部各有专名(表1-2-5),其名称分别以"关"(或误作"开")、"阖(害)""枢"为首,三阳以太阳为"关",阳明为"阖",少阳为"枢";三阴以太阴为"关",厥阴为"阖",少阴为"枢"。皮部名称对于说明六经辨证的机制有重要意义。图1-2-8示六经皮部的大体划分。

表1-2-5　六经皮部名称

六经	太阳	阳明	少阳	太阴	少阴	厥阴
皮部名	关枢	害蜚	枢持	关蛰	枢儒	害肩

六经皮部图例

太阳
阳明
少阳
太阴
少阴
厥阴

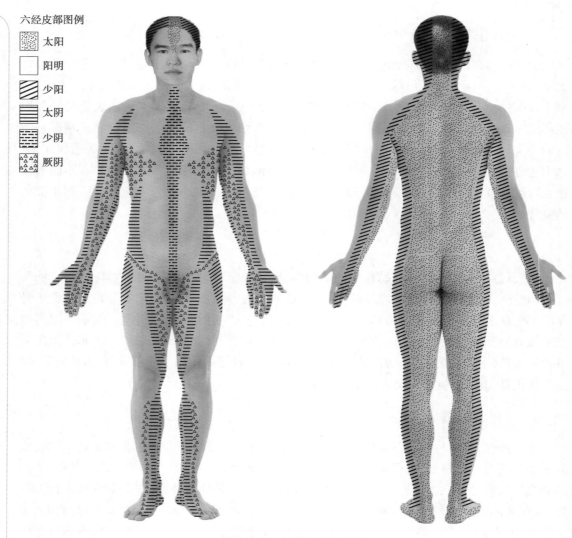

图 1-2-8　六经皮部示意图

第三节　经络的作用及临床应用

《灵枢·经别》说:"夫十二经脉者,人之所以生,病之所以成;人之所以治,病之所以起。学之所始,工之所止也;粗之所易,上之所难也。"说明经络学说具有理论和实践的双重意义,并且两者相互印证、相互为用。

一、经络的作用

《灵枢·经脉》指出:"经脉者,所以决死生,处百病,调虚实,不可不通。"这概括地说明了经络系统在生理、病理和防治疾病等方面的重要性。其之所以能决定人的生和死,是因为具有联系人体内外和运行气血的作用;处治百病,是因其具有抗御病邪、反映症候的作用;调整虚实,是因其具有传导感应而起补虚泻实的作用。

（一）沟通内外，网络全身

《灵枢·海论》说："夫十二经脉者，内属于腑脏，外络于支节。"人体的五脏六腑、四肢百骸、五官九窍、皮肉筋骨等组织器官，虽有各自不同的生理功能，但又互相联系、互相配合，使人体内外、上下、前后、左右构成一个有机的整体，保持协调统一。人体的这种整体联系和整体活动主要是依靠经络系统的联络沟通实现的。十二经脉及经别重在人体体表与脏腑，以及脏腑间的联系；十二经脉和十五络脉，重在体表与体表，以及体表与脏腑间的联系；十二经脉通过奇经八脉，加强了经与经之间的联系；十二经的标本、气街和四海，则加强了人体前后腹背和头身上下的分段联系。经络系统是以头身四海为总纲，以十二经脉为主体，分散为三百六十五络遍布全身，将人体各部位紧密地联系起来，使人体各部的活动保持着完整和统一。

（二）运行气血，协调阴阳

《灵枢·本脏》言经络"行血气而营阴阳，濡筋骨，利关节"，说明经络具有运行气血、濡养周身及协调阴阳的作用。气血是人体生命活动的物质基础。气血在全身各部的输布有赖经络的运行。人体各个脏腑组织器官在气血的温养濡润后才能发挥其正常生理作用。无论是"宗气""原气""营气"还是"卫气"，必经过经络营运于周身内外，使得气血"内溉脏腑，外濡腠理"（《灵枢·脉度》），从而使体内的脏腑和体表的五官七窍、皮肉筋骨，均能息息相通，协调一致。在经络的联系下，气血盛衰和功能动静保持相对平衡，使人体"阴平阳秘，精神乃治"（《素问·生气通天论》）。

（三）抗御病邪，反映症候

《素问·气穴论》说"孙络"能"以溢奇邪，以通营卫"。这是因为孙络分布范围广而浅表，因此当病邪侵犯时，孙络和卫气发挥了重要的抗御作用。如果疾病发展，则可由表及里，从孙络、络脉、经脉等逐步深入，出现相应的症候反应。《素问·缪刺论》说："夫邪之客于形也，必先舍于皮毛，留而不去，入舍于孙脉，留而不去，入舍于络脉，留而不去，入舍于经脉，内连五脏，散于肠胃"，即是此意。

经络反映症候，可以是局部的、一经的、数经的或是整体的。在临床，经络的阴阳气血盛衰可出现寒热虚实等多种症候表现，疾病由表及里，由三阳经传入到三阴经的发展变化过程，体现了经络与经络之间，经络与脏腑之间，存在着相互联系。如太阳病可出现"热结膀胱"和小肠腑证；经络的阴气不足也会出现五心烦热、盗汗等阴虚内热的表现。

（四）传导感应，调整虚实

《灵枢·官能》说："审于调气，明于经隧。"这是说，应用针灸等治法要讲究"调气"，要明了经络的通路。针刺时的"得气"和"行气"现象是经络传导感应现象的表现。《灵枢·九针十二原》还说："刺之要，气至而有效。"要取得疗效，针刺时首先要"得气"，再"行气"，最后"气至"，亦即"气至病所"。得气、行气、气至是针刺传导感应的全过程，是针刺取得疗效的关键。可见，针刺调整虚实是通过传导感应实现的，而针刺感应是通过经络传导的。经络在针或灸等的刺激下，可起到双向调节作用，使之向着有利于机体活动平衡与康复的方向转化。临床及实验研究表明，经络对机体各个系统和器官都能发挥多方面、多环节、多途径的调整作用。如针刺健康人和患者的足三里时，胃弛缓者可加强收缩，而胃紧张者则和缓，这种影响对患者更为明显；针刺有关经络的穴位，对亢进者有抑制作用，对抑制者有兴奋作用。不同的经络穴位具有相对特异性。如针刺心经和心包经的神门、曲泽、内关等穴治疗心律失常有较好的疗效，心电图检查显示心率调整，心肌损伤也有好转，而针刺脾经的三阴交、胃经的足三里和膀胱经的昆仑等穴,则效果较差。通过X线钡餐检查以及胃计波摄影,发现正常人胃蠕动较少者针刺足三里后胃蠕动增多,波幅增大,针刺非穴位则变化不明显,说明经穴较非经穴也有相对特异性。

经络就像是人体四通八达的网络,在正常情况下能运行气血,协调阴阳,传递信息。当发生气血不和及阴阳失衡等时也可以通过经络将疾病的信息反映出来。针灸等治法是通过激发经络本身的功能,疏通经气的传导,使机体阴阳处于平衡状态,即如《灵枢·刺节真邪》所言:"泻其有余,补其不足,阴阳平复。"

二、经络的临床应用

经络理论可说明人体的生理现象和病理变化,其临床应用主要体现在诊断和治疗两个方面。诊断方面为经络诊法和分经辨证,是根据经络来切脉,诊察体表和辨别症候。治疗方面为循经取穴和分经用药,即根据经络来选取腧穴或选择不同治法及药物。

（一）经络诊察

《灵枢·经水》说:"审、切、循、扪、按,视其寒温盛衰而调之。"这些都是就经络部位进行诊察的方法,如审查、指切、推循、扪摸、按压,以及对局部寒温和气血盛衰现象的观察。《素问·三部九候论》说:"视其经络浮沉,以上下逆从循之",亦即此意。"切循而得之"本身就是检查经络的基本方法。

经络诊察多用直接的检查。在诊察某些疾病的过程中,常可发现在经络循行路线上或在经气聚集的某些穴位上有皮肤形态、色泽的变化或有明显的结节、条索状物等阳性反应物,这些都有助于诊断疾病。近代又采用一些客观的检测方法,如以皮肤温度、皮肤电阻、红外热像等现象做观察,使检查探测方法更趋于多样化、客观化和现代化。

分经切脉,原属经络诊法的主要内容。例如《灵枢》以寸口脉诊候阴经病症的虚实,人迎脉诊候阳经病症的虚实。又以阳明脉气最盛,其下部可诊候冲阳(趺阳)脉,肾气盛衰则可诊候太溪脉。

分部诊络,则是指诊察皮部血络的色泽,以辨痛、痹、寒、热等。近人又有从皮疹辨证,也属于诊络法。

压痛的检查,对临床取穴尤为重要。《灵枢·背腧》说:"按其处,应在中而痛解(懈)。"这既是以痛为输,也是经络诊法之一。

（二）分经辨证

全身外至皮脉肉筋骨,内至五脏六腑,都以经络为纲,按经络来分析病症,即称分经辨证。《素问·皮部论》说:"皮有分部,脉有经纪,筋有结络,骨有度量,其所生病各异。"指出皮肤的分部,筋肉的有起有结,骨骼连属和长短,都是以经脉为纲纪,并以此来分析其所发生的不同病症。

十二经脉各有"是动则病"和"是主某所生病"的记载,意指此经脉变动就出现有关的病症,此经脉腧穴能主治其所发生的病症,这就是经脉的主病。各经脉既有其循行所过部位的所称外经病(证),又有其有关的脏腑病(证)。此外,络脉、经筋也各有主病;皮部之病即经络之病的综合反映,总分为六经病。奇经八脉与各经相交会,其所主病症又有其特殊性质。分经辨证,主要是分十二经(合为六经)和奇经八脉,一般以十二经为正经,主疾病之常;奇经为十二经的错综组合,主疾病之变。

通过分经辨证对经气虚实、经气厥逆甚或经气终厥等症候的观察,可明确病位,了解疾病的性质、程度、发展和预后,对于疾病的诊断和治疗有重要意义。

（三）循经取穴

"经气"行于经络中,经气所表现出来的生命现象又称"神气",经络所属的腧穴就是"神气之所游行出入"（《灵枢·九针十二原》）之所在。经络各有所属腧穴,腧穴除有分经,还有不同的类别。腧穴以经络为纲,经络以腧穴为目,经络的分布既有纵向的分线（分行）关系,还有横向的分部（分段）关系,这种纵横关系结合有关腧穴,意义更为明显。循经取穴体现穴位的治疗作用与其所属经脉的分布联系密切相关,经脉所经过的路径,也就是该经脉穴位所主治病症的范围,即杨继洲《针灸大成》归纳总结的"经脉所过,主治所及"。

《内经》所说的"治主病者",就是指取用能主治该病症的经穴。经脉的"是主某所生病",说的就是这一经所属穴的主治症,这主要以四肢部经穴为依据。作为特定类别的四肢经穴就有井、荥、输、原、经、合、络、郄等。在头面、躯干部,则有处于分段关系的脏腑俞募穴及众多的交会穴。对脏腑五官说来,取用头面躯干部的经穴是近取法,取用四肢部的经穴是远取法。循经远取和远近配合,在临床治疗中具有特殊的重要意义。《四总穴歌》所说的"肚腹三里留,腰背委中求,头项寻列缺,面口合谷收"是典型的循经取穴方法的具体应用。

（四）药物归经

药物按其主治性能归入某经或某几经,简称药物归经,此说是在分经辨证的基础上发展起来的。因病症可以分经,主治某些病症的药物也就成为某经和某几经之药。宋、金以来,药物归经之说发展成为系统的中药学理论。张元素编著的《珍珠囊》一书,旨在"辨药性之气味,阴阳,厚薄,升降,浮沉,补泻,六气,十二经,及随证用药之法",为掌握药物主治性能提供方便。清代徐灵胎《医学源流论》说:"如柴胡治寒热往来,能愈少阳之病;桂枝治畏寒发热,能愈太阳之病;葛根治肢体大热,能愈阳明之病。盖其止寒热、已畏寒、除大热,此乃柴胡、桂枝、葛根专长之事。因其能治何经之病,后人即指为何经之药。"近代药物书中多有归经的记载。

经络不仅在人体生理功能的调控上具有重要作用,而且是临床上说明人体病理变化,指导辨证归经和针灸治疗的重要理论依据,故《医学入门》说:"医而不明经络,犹人夜行无烛。业者不可不熟！"

（赵百孝　许安萍）

思维导图

复习思考题

1. 经络系统的组成包括哪些内容？其中十二经脉的体表循行分布规律如何？
2. 试述十二经脉的表里脏腑属络关系。
3. 试述十五络脉的分出部位、走向（散布）与作用。
4 试述经络的作用以及经络理论的临床应用。
5. 如何理解"审于调气,明于经隧"？
6. 如何理解《医学入门》"医而不明经络,犹人夜行无烛"？

扫一扫
测一测

第二章

腧 穴 概 述

腧穴是脏腑经络之气输注、出入的特殊部位,也是疾病的反应点和针灸等治法的刺激点。腧,又作"俞",通"输",有输注、转输之意;穴,即孔隙的意思。腧穴在《内经》中又有"节""会""气穴""气府""骨空"等名称;《针灸甲乙经》称"孔穴",《太平圣惠方》称"穴道",《铜人腧穴针灸图经》通称"腧穴",《神灸经纶》则称为"穴位"。

腧穴与经络有密切关系。《素问·气府论》将腧穴解释为"脉气所发"。《灵枢·九针十二原》说:"节之交,三百六十五会……所言节者,神气之所游行出入也,非皮肉筋骨也。"《灵枢·小针解》作出解释说:"节之交,三百六十五会者,络脉之渗灌诸节者也。"腧穴归于经络,经络属于脏腑,故腧穴与脏腑脉气相通。《素问·调经论》:"五脏之道,皆出于经隧,以行血气。"《灵枢·海论》:"夫十二经脉者,内属于腑脏,外络于支节。"明确指出脏腑、经络、腧穴之间的关系。《千金翼方·针灸下》进一步指出:"凡孔穴者,是经络所行往来处,引气远入抽病也。"说明如果在体表的穴位上施以针或灸,就能够"引气远入"而治疗病症。脏腑病变又可从经络反映到相应的腧穴。《灵枢·九针十二原》说:"五脏有疾也,应出十二原,十二原各有所出,明知其原,睹其应,而知五脏之害矣。"

经络腧穴学是在经络学说指导下论述腧穴的具体内容和应用,腧穴部分将分述其定位、主治、刺灸方法、解剖及古今文献选录等。

第一节　腧穴的分类和命名

一、腧穴的分类

腧穴的类别,一般将归属于十四经脉的称"经穴",未归入十四经脉的补充穴称"经外奇穴",还有按压痛点或其他反应点取穴的,则称为"阿是穴"。

（一）经穴

凡归属于十二经脉和任、督脉的腧穴，亦即归属于十四经的穴位，总称"经穴"。经穴都有具体的穴名和固定的位置，分布在十四经循行路线上，有明确的主治证。经络学说就是以这些腧穴为主要依据，就其主治规律、疾病证候等进行总结，使分散的腧穴系统化，并由早期的基本穴逐步发展到全部经穴。《灵枢·本输》论列各经五输穴，《素问·气府论》论列各经"脉气所发"穴，《灵枢·经脉》论列各络穴，这是经络在四肢的基本穴，说明《内经》书中已为腧穴的分经奠定了基础。《内经》多处提到"三百六十五穴"之数，但实际其载有穴名者约 160 穴；《针灸甲乙经》载古代《明堂孔穴针灸治要》共 349 穴（与《千金翼方》所载相同）；宋代《铜人腧穴针灸图经》穴数有所增加，穴名数达 354 穴（《十四经发挥》同）；明代《针灸大成》载有 359 穴；至清代《针灸逢源》，经穴总数才达 361 穴。国家标准《腧穴名称与定位》（GB/T 12346—2006）经穴总数为 362 个，目前经穴总数即以此为准。穴位有单穴和双穴之分，任、督脉位于正中，是一名一穴；十二经脉左右对称分布，是一名双穴。历代代表性针灸医籍所载经穴数见下表（表 2-1-1）。

表 2-1-1 历代医籍记载的十四经穴数

年代（公元）	作者	书名	穴名数		
			正中单穴	两侧双穴	穴名总数
战国（公元前 475—前 221）		《内经》	约 25	约 135	约 160
三国魏晋（256—260）	皇甫谧	《针灸甲乙经》转载《明堂孔穴针灸治要》	49	300	349
唐（682）	孙思邈	《千金翼方》			
宋（1026）	王惟一	《铜人腧穴针灸图经》	51	303	354
元（1341）	滑 寿	《十四经发挥》			
明（1601）	杨继洲	《针灸大成》	51	308	359
清（1742）	吴 谦	《医宗金鉴》	52	308	360
清（1817）	李学川	《针灸逢源》	52	309	361

（二）奇穴

凡未归入十四经穴范围，而有具体的位置和名称的经验效穴，统称"经外奇穴"，简称"奇穴"。奇穴是在"阿是穴"的基础上发展起来的，这类腧穴的主治范围比较单一，多数对某些病症有特殊疗效，如百劳穴治瘰疬、四缝穴治小儿疳积等。

历代文献有关奇穴的记载很多，如《备急千金要方》载有奇穴 187 个，均散见于各类病症的治疗篇中。但当时没有"奇穴"这一称法，只因其取穴法不同于经穴，近人都把它作为奇穴。明代《奇效良方》才专列"奇穴"，收集了 26 穴。《针灸大成》始列"经外奇穴"一门，载有 35 穴。《类经图翼》也专列"奇俞类集"一篇，载有 84 穴。《针灸集成》汇集了 144 穴。可见，历代医家对奇穴颇为重视。奇穴的分布较为分散，有的在十四经循行路线上；有的虽不在十四经循行路线上，但却与经络系统有着密切联系；有的奇穴并不是指一个穴位，而是多个穴位的组合，如十宣、八邪、八风、华佗夹脊等；有些虽名为奇穴，但实际上就是经穴，如胞门、子户，实际就是水道穴，四花就是胆俞、膈俞四穴，灸瘰穴就是心俞二穴（据《针灸聚英》说）。

笔记栏

(三) 阿是穴

阿是穴，又称天应穴、不定穴等，通常是指该处既不是经穴，又不是奇穴，只是按压痛点取穴。这类穴既无具体名称，又无固定位置，而是以压痛或其他反应点作为刺灸的部位。阿是穴多位于病变附近，也可在与病变距离较远处。

"阿是"之名见于唐代《备急千金要方·灸例》："有阿是之法，言人有病痛，即令捏（掐）其上，若里（果）当其处，不问孔穴，即得便快成（或）痛处，即云阿是，灸刺皆验，故曰阿是穴也。"因其没有固定的部位，故《扁鹊神应针灸玉龙经》称"不定穴"，《医学纲目》称"天应穴"。其名虽异，意义则同。这种取穴法，实即出自《内经》所说之"以痛为输"。《灵枢·五邪》说："以手疾按之，快然乃刺之。"《素问·缪刺论》也说："疾按之应手如痛，刺之。"《素问·骨空论》还说："切之坚痛如筋者，灸之。"说明或痛、或快、或特殊反应处，都有阿是之意。取经穴或奇穴时也应注意压痛等反应。如《灵枢·背腧》："……皆挟脊相去三寸所，则欲得而验之，按其处，应在中而痛解（懈），乃其腧也。"又如奇穴中的阑尾穴、胆囊穴等，初时也是以所在部位的压痛或特殊反应作取穴根据的。临床上对于压痛取穴，凡符合经穴或奇穴位置者，应称之以经穴或奇穴名，都不符合者才可称"阿是穴"，用此名以补充经穴、奇穴的不足。

二、腧穴的命名

腧穴各有一定的部位和命名。《素问·阴阳应象大论》说："气穴所发，各有处名。"腧穴的名称都有一定的意义。故孙思邈《千金翼方》说："凡诸孔穴，名不徒设，皆有深意。"有关腧穴命名含义的解释在古代文献中早有记载。如《素问·骨空论》："𩖃𩖃在背下侠脊旁三寸所，厌之令病者呼𩖃𩖃，𩖃𩖃应手。"故称𩖃𩖃穴。隋唐杨上善《黄帝内经太素》对十五络穴的穴名也有较完整的释义，如通里，"里，居处也，此穴乃是手少阴脉气别通为络居处，故曰通里也"；内关，"手心主至此太阴少阴之内，起于别络内通心包，入于少阳，故曰内关也"。唐代王冰注《素问》对鸠尾穴的释义："鸠尾，其正当心蔽骨之端，言其垂下，如鸠鸟尾形，故以为名也。"穴名意义常反映腧穴的部位和功用。

古人对腧穴的命名，取义十分广泛，可谓上察天文，下观地理，中通人事，远取诸物，近取诸身，结合腧穴的分布特点、作用、主治等内容赋予一定的名称。清代程知（扶生）著《医经理解》对腧穴命名意义曾作以下概括："经曰：肉之大会为谷，小会为溪，谓经气会于孔穴，如水流之行而会于溪谷也。海，言其所归也。渊、泉，言其深也。狭者为沟、渎。浅者为池、渚也。市、府，言其所聚也。道、里，言其所由也。室、舍，言其所居也。门、户，言其所出入也。尊者为阙、堂。要会者为关、梁也。丘、陵，言其骨肉之高起也。髎，言其骨之空阔者也。俞，言其气之传输也。天以言乎其上，地以言乎其下也……"现将腧穴命名归纳介绍如下：

(一) 天象地理类

1. 以日月星辰命名　如日月、上星、璇玑、华盖、太乙、太白、天枢等。

2. 以山、谷、丘、陵命名　如承山、合谷、大陵、梁丘、丘墟等。

3. 以大小水流命名　如后溪、支沟、四渎、少海、尺泽、曲池、曲泉、经渠、太渊等。

4. 以交通要冲命名　如气冲、水道、关冲、内关、风市等。

(二) 人事物象类

1. 以动植物名称命名　如鱼际、鸠尾、伏兔、犊鼻、攒竹、禾髎等。

2. 以建筑居处命名　如天井、玉堂、巨阙、曲垣、库房、府舍、天窗、地仓、梁门、紫宫、内庭、气户等。

3. 以生活用具命名　如大杼、地机、阳辅、缺盆、天鼎、悬钟等。

4. 以人事活动命名　如人迎、百会、归来、三里等。

（三）形态功能类

1. 以解剖部位命名　如腕骨、完骨、大椎、曲骨、京骨、巨骨等。

2. 以脏腑功能命名　如脏腑背俞和神堂、魄户、魂门、意舍、志室等。

3. 以经络阴阳命名　如三阴交、三阳络、阴都（腹）、阳纲（背）、阴陵泉、阳陵泉等。

4. 以穴位作用命名　如承浆、承泣、听会、迎香、廉泉、劳宫、气海、血海、光明、水分等。

第二节　腧穴的作用及主治规律

一、腧穴的作用

腧穴作为脏腑经络气血输注、出入的特殊部位，其作用与脏腑、经络有着密切关系，主要体现在诊断和治疗两方面。

（一）诊断

腧穴有反映病症、协助诊断的作用。《灵枢·邪客》说："肺心有邪，其气留于两肘；肝有邪，其气留于两腋；脾有邪，其气留于两髀；肾有邪，其气留于两腘。"张介宾《类经》注："凡病邪久留不移者，必于四肢八溪之间有所结聚，故当于节之会处索而刺之。"可知，腧穴在病理状态下具有反映病候的作用，如胃肠疾患的人常在足三里、地机等穴出现压痛或过敏，有时可在第 5 至第 8 胸椎附近触到软性异物；患有肺脏疾患的人，常可以在肺俞、中府等穴有压痛、过敏及皮下结节。因此，临床上常用指压背俞穴、募穴、郄穴、原穴的方法，察其腧穴的压痛、过敏、肿胀、硬结、凉、热及局部肌肉的坚实虚软程度，并审其皮肤的色泽、瘀点、丘疹、脱屑、肌肉的隆起、凹陷等来协助诊断。这就是《灵枢·官能》"察其所痛，左右上下，知其寒温，何经所在"及《灵枢·刺节真邪》"用针者，必先察其经络之实虚，切而循之，按而弹之，视其应动者，乃后取之而下之"的具体应用。

近年来，应用声、光、电、磁、热等物理学方法，对腧穴进行探查以协助诊断方面又有新的发展，如经络穴位测定仪、生命信息诊断仪等。通过仪器对腧穴的探测，可以在一定程度上反映经络、脏腑、组织器官的病变，为协助诊断增添了新的内容。

（二）治疗

腧穴有接受刺激、防治疾病的作用。《素问·五脏生成》说："人有大谷十二分，小溪三百五十四名，少十二俞，此皆卫气所留止，邪气之所客也，针石缘而去之。"这表明腧穴不仅是气血输注的部位，也是邪气所客之处所，又是针灸防治疾病的刺激点。通过针刺、艾灸等对腧穴的刺激以通其经脉，调其气血，使阴阳归于平衡，脏腑趋于和调，从而达到扶正祛邪的目的。腧穴的治疗作用有以下三个方面的特点：

1. 邻近作用　这是经穴、奇穴和阿是穴所共有的主治作用特点，即腧穴都能治疗其所在部位及邻近部位的病症，如眼区的睛明、承泣、四白、球后各穴，均能治眼病；耳区的听宫、听会、翳风、耳门诸穴，均能治疗耳病；胃部的中脘、建里、梁门等穴，均能治疗胃病。邻近作用还可包括较宽的范围,头和躯干部、分段选穴,都属于腧穴的邻近作用。如脏腑俞募穴的应用等。

2. 远道作用　这是经穴,尤其是十二经脉在四肢肘、膝关节以下腧穴的主治作用特点。这些要穴不仅能治局部病症,而且能治本经循行所到达的远隔部位的病症。此所谓"经络所过,主治所及"。如合谷穴,不仅能治上肢病症,而且能治颈部和头面部病症;足三里穴不但能治下肢病症,而且能治胃肠以及更高部位的病症等。近代耳穴、头穴大有发展,这些在高部取穴的治法,也可归入远道作用范围。

3. 特殊作用　除了上述近治和远治作用外,腧穴还具有双向调整、整体调整和相对的特异治疗作用。不少腧穴具有双向调整作用,如泄泻时针刺天枢穴能止泻,便秘时针刺则可通便。有些穴位还能调治全身性的病症,这在手足阳明经穴和任督脉经穴中更为多见,如合谷、曲池、大椎可治外感发热;足三里、关元、膏肓俞作为强壮穴,具有提高人体防卫和免疫功能的作用。有些穴位的治疗作用还具有相对的特异性,如至阴穴可矫正胎位,阑尾穴可治阑尾炎等。

二、腧穴的主治规律

每个腧穴都有较广泛的主治范围,这与其所属经络和所在部位的不同有直接关系。无论是腧穴的局部治疗作用,还是远隔部位的治疗作用,都是以经络学说为依据的,简而言之,即"经络所过,主治所及"。如要掌握腧穴的主治规律,一般可以从腧穴的分经、分部两方面来归纳。

(一) 分经主治规律

十二经脉在四肢部的五输、原、络、郄穴对于头身部及脏腑病症有特殊治疗作用,这是腧穴分经主治的基础,也是古人所总结的"四根三结"主治规律的由来。四肢是经脉的"根"和"本"部,对于头身的"结"和"标"部有远道主治作用。各经有其主要治症(主病),邻近的经又有类似作用,或两经相同,或三经相同,这是"三阴""三阳"在治疗作用上的共性。现归纳成手足三阴三阳经穴主治表,表中只列远道主治病症而不是四肢部病症,因为腧穴的局部治疗作用不言而喻,故不多罗列(表 2-2-1~ 表 2-2-4)。

表 2-2-1　手三阴经穴主治

经名	本经主病	二经相同	三经相同
手太阴经	肺、喉病		
手厥阴经	心、胃病	神志病	胸部病
手少阴经	心病		

表 2-2-2　手三阳经穴主治

经名	本经主病	二经相同	三经相同
手阳明经	前头、鼻、口齿病		
手少阳经	侧头、胁肋病	耳病	眼病、咽喉病、热病
手太阳经	后头、肩胛、神志病		

表2-2-3 足三阳经穴主治

经名	本经主病	二经相同	三经相同
足阳明经	前头、口、齿、咽喉、胃肠病		
足少阳经	侧头、耳病、项、胁肋、胆病	眼病	神志病、热病
足太阳经	后头、项、背腰、肛肠病		

表2-2-4 足三阴经穴主治

经名	本经主病	二经相同	三经相同
足太阴经	脾胃病		
足厥阴经	肝病	前阴病	腹部病
足少阴经	肾、肺、咽喉病		

（二）分部主治规律

任脉、督脉行于头身前后正中，为手足阴阳经脉所交会，是各经的总纲。头身部从上而下分为头、胸、上下腹，各与背腰部前后对应，这就是四海和气街所在部位。胸和上下腹，又属三焦的分布。这是十二经脉的"结"和"标"部，对于该部的脏腑、器官有邻近主治作用。主要腧穴有脏腑俞募穴和任督脉上的交会穴，"脏腑腹背，气相通应"（《难经本义》），这是分部主治的规律，体现经脉在纵行分经的基础上又有横行分部的关系。任督脉由于地位的特殊，对于整体有更为重要的作用。督脉以头项部为重点，任脉以下腹部为重点，体现阴升阳降的作用。各部经穴主治，分别列表如后（表2-2-5~表2-2-7）。

表2-2-5 任督二脉经穴主治

经名	本经主病	二经相同
任脉	中风脱证、虚寒、下焦病	神志病、脏腑病
督脉	中风昏迷、热病、头部病	

表2-2-6 头面颈项部经穴主治

分部	主治	分部	主治
前头、侧头区	眼、鼻病	眼区	眼病
后头区	神志、头部病	鼻区	鼻病
项区	神志、咽喉、眼、头项病	颈区	舌、咽喉、气管、颈部病

表2-2-7 胸腹背腰部经穴主治

前	后	主治
胸膺部	上背部	肺、心（上焦病）
胁腹部	下背部	肝、胆、脾、胃（中焦病）
少腹部	腰尻部	前后阴、肾、肠、膀胱（下焦病）

再如颈项和肩胛区，主局部病症，颈项当头与背之间，还主咽喉、热病和上肢病症；侧胁部对于肝胆，侧腹对于脾胃，与中焦范围相类；腰骶部对下焦脏腑之外，主要用于下肢病症，可参考经穴图所示，不另列表。

笔记栏

第三节 特 定 穴

十四经中具有特殊治疗作用，并按特定称号归类的腧穴，称为特定穴。包括在四肢肘、膝以下的五输穴、原穴、络穴、郄穴、八脉交会穴、下合穴；在胸腹、背腰部的背俞穴、募穴；在四肢躯干的八会穴以及全身经脉的交会穴。这些腧穴在十四经中不仅在数量上占有相当的比例，而且在针灸学的基本理论和临床应用方面也有着极其重要的意义。

一、五输穴

十二经脉在肘膝关节以下各有称为井、荥、输、经、合的五个腧穴，合称"五输穴"。有关记载首见于《灵枢·九针十二原》："所出为井，所溜为荥，所注为输，所行为经，所入为合。"这是按经气的由小到大、由浅而深所作的排列。《灵枢·本输》详细载述了十一经的井、荥、输、经、合各穴的名称和具体位置，唯独缺手少阴心经的五输穴，在《针灸甲乙经》中才补充完备（表2-3-1、表2-3-2）。

表2-3-1 六阴经五输穴及与五行配属表

	六阴经	井（木）	荥（火）	输（土）	经（金）	合（水）
手三阴	肺（金）	少商	鱼际	太渊	经渠	尺泽
	心包（相火）	中冲	劳宫	大陵	间使	曲泽
	心（火）	少冲	少府	神门	灵道	少海
足三阴	脾（土）	隐白	大都	太白	商丘	阴陵泉
	肝（木）	大敦	行间	太冲	中封	曲泉
	肾（水）	涌泉	然谷	太溪	复溜	阴谷

表2-3-2 六阳经五输穴及与五行配属表

	六阳经	井（金）	荥（水）	输（木）	经（火）	合（土）
手三阳	大肠（金）	商阳	二间	三间	阳溪	曲池
	三焦（相火）	关冲	液门	中渚	支沟	天井
	小肠（火）	少泽	前谷	后溪	阳谷	小海
足三阳	胃（土）	厉兑	内庭	陷谷	解溪	足三里
	胆（木）	足窍阴	侠溪	足临泣	阳辅	阳陵泉
	膀胱（水）	至阴	通谷	束骨	昆仑	委中

古人把经气运行过程用自然界的水流由小到大、由浅入深的变化来形容，把五输穴按井、荥、输、经、合的顺序，从四肢末端向肘、膝方向依次排列。"井"穴多位于手足之端，喻作水的源头，是经气所出的部位，即"所出为井"。"荥"穴多位于掌指或跖趾关节之前，喻作水流尚微，萦迂未成大流，是经气流行的部位，即"所溜为荥"。"输"穴多位于掌指或跖趾关节之后，喻作水流由小而大，由浅注深，是经气渐盛，由此注彼的部位，即"所注为输"。"经"穴多位于腕踝关节以上，喻作水流变大，畅通无阻，是经气正盛、运行经过的部位，即"所行为经"。"合"穴位于肘膝关节附近，喻作江河水流汇入湖海，是经气由此深入，进而会合于脏腑

的部位,即"所入为合"。

五输穴又配属五行,《灵枢·本输》指出阴经井穴属木,阳经井穴属金。《难经·六十四难》补全了阴阳各经脉五输穴的五行属性,即"阴井木,阳井金;阴荥火,阳荥水;阴俞土,阳俞木;阴经金,阳经火;阴合水,阳合土",均依五行相生的顺序。同时,又按阴阳相合,刚柔相济的关系,将阴井乙木与阳井庚金配合起来,成为子午流注针法按时取穴及合日互用开穴规律的理论基础。

五输穴是常用要穴,为古今医家所重视。临床上如井穴可用来治疗神志昏迷;荥穴可用来治疗热病;输穴可用来治疗关节痛;经穴可用来治疗喘咳;合穴可用来治疗六腑病症等。这就是《灵枢·顺气一日分为四时》提出的"病在脏者取之井;病变于色者取之荥;病时间时甚者取之输;病变于音者取之经;经满而血者,病在胃,及以饮食不节得病者,取之于合"。《难经·六十八难》则说"井主心下满,荥主身热,俞主体重节痛,经主喘咳寒热,合主逆气而泄"。此外,还有根据季节因时而刺的记载,如《难经·七十四难》指出:"春刺井,夏刺荥,季夏刺俞,秋刺经,冬刺合。"也可根据《难经·六十九难》"虚者补其母,实者泻其子"的理论,按五输穴五行属性以"生我者为母,我生者为子"的原则进行选穴,虚证选用母穴,实证选用子穴。这就是临床上所称的补母泻子法,如肺属金,虚则取太渊(土),实则取尺泽(水)此为本经补母泻子法;肺虚取脾经(土经)的太白(土穴),肺实取肾经(水经)的阴谷(水穴),此为异经补母泻子法。

附:井荥输原经合歌

少商鱼际与太渊,经渠尺泽肺相连,商阳二三间合谷,阳溪曲池大肠牵。
隐白大都太白脾,商丘阴陵泉要知,厉兑内庭陷谷胃,冲阳解溪三里随。
少冲少府属于心,神门灵道少海寻,少泽前谷后溪腕,阳谷小海小肠经。
涌泉然谷与太溪,复溜阴谷肾所宜,至阴通谷束京骨,昆仑委中膀胱知。
中冲劳宫心包络,大陵间使传曲泽,关冲液门中渚焦,阳池支沟天井索。
大敦行间太冲看,中封曲泉属于肝,窍阴侠溪临泣胆,丘墟阳辅阳陵泉。

二、原穴

十二经脉在腕、踝关节附近各有一个腧穴,是脏腑原气经过和留止的部位,称为"原穴",合称"十二原"。"原"即本原、原气之意,是人体生命活动的原动力。

原穴名称,首载于《灵枢·九针十二原》,篇中提出了五脏原穴:肺原出于太渊,心原出于大陵,肝原出于太冲,脾原出于太白,肾原出于太溪。《灵枢·本输》补充了六腑原穴:大肠原过于合谷,胃原过于冲阳,小肠原过于腕骨,膀胱原过于京骨,三焦原过于阳池,胆原过于丘墟,并指出了各原穴的位置。《针灸甲乙经》补充了心经的原穴神门(表 2-3-3)。

表 2-3-3　十二经原穴表

	经脉　　穴位	经脉　　穴位	经脉　　穴位
手三阴经	肺　经——太渊	心　经——神门	心包经——大陵
手三阳经	大肠经——合谷	小肠经——腕骨	三焦经——阳池
足三阴经	脾　经——太白	肾　经——太溪	肝　经——太冲
足三阳经	胃　经——冲阳	膀胱经——京骨	胆　经——丘墟

阴经五脏之原穴,即是五输穴中的输穴,所谓"阴经之输并于原"(《类经图翼》),或说成"以输为原"。《难经·六十二难》指出:"三焦行诸阳,故置一输名曰原。"意思是说,三焦散布原气运行于外部,阳经的脉气较阴经盛长,故于输穴之外立一原穴。阴经的输穴与原穴合一,阳经则输穴与原穴分立。据《难经》所论,原气代表原穴,原气导源于肾间动气,是人体生命活动的原动力,通过三焦运行于脏腑,是十二经的根本。原穴是脏腑原气留止之处,因此脏腑发生病变时,就会相应地反映到原穴上来,正如《灵枢·九针十二原》所说:"五脏有疾也,应出十二原,十二原各有所出,明知其原,睹其应而知五脏之害矣。"

在治疗方面,《灵枢·九针十二原》说:"五脏有疾也,当取之十二原。"针刺原穴能使三焦原气通达,从而发挥其维护正气,抗御病邪的作用,说明原穴有调整其脏腑经络虚实各证的功能。

三、络穴

络脉由经脉分出之处各有一穴,称络穴。络穴名称首载于《灵枢·经脉》。十二经在肘膝关节以下各有一络穴,加上躯干前的任脉络穴、躯干后的督脉络穴和躯干侧的脾之大络,合称"十五络穴"(表2-3-4)。《素问·平人气象论》另载有"胃之大络"名虚里,故又有"十六络穴"之说。

表2-3-4 十五络穴表

	经脉	穴位	经脉	穴位	经脉	穴位
手三阴经	肺 经——列缺		心 经——通里		心包经——内关	
手三阳经	大肠经——偏历		小肠经——支正		三焦经——外关	
足三阴经	脾 经——公孙		肾 经——大钟		肝 经——蠡沟	
足三阳经	胃 经——丰隆		膀胱经——飞扬		胆 经——光明	
任、督、脾大络	任 脉——鸠尾		督 脉——长强		脾大络——大包	

络穴各主治其络脉的病症,如手少阴络穴通里可治"实则支膈,虚则不能言"之络脉病症。十二络穴能沟通表里两经,故有"一络通两经"之说。因此,络穴不仅能治本经病,也能治其相表里之经的病症,如手太阴经的络穴列缺,既能治肺经的咳嗽、喘息,又能治手阳明大肠经的齿痛、头项强痛等疾患。

原穴和络穴在临床上既可单独使用,也可相互配合使用。原络合用称"原络配穴",如肺病取肺经的原穴太渊和大肠经的络穴偏历。

附:十五络穴歌

人身络脉一十五,我今逐一从头举:手太阴络为列缺,手少阴络即通里,
手厥阴络为内关,手太阳络支正是,手阳明络偏历当,手少阳络外关位,
足太阳络号飞扬,足阳明络丰隆记,足少阳络为光明,足太阴络公孙寄,
足少阴络名大钟,足厥阴络蠡沟配。阳督之络号长强,阴任之络为鸠尾,
脾之大络为大包,十五络名君须记。

四、郄穴

郄穴是各经脉在四肢经气深聚的部位,郄与"隙"通,是空隙、间隙的意思。大多分布于四肢肘膝关节以下。十二经脉、阴阳跷脉和阴阳维脉各有一郄穴,合为十六郄穴(表2-3-5)。

郄穴的名称和位置首载于《针灸甲乙经》。临床上郄穴常用来治疗本经循行部位及所属脏腑的急性病症。阴经郄穴多治血证，如孔最治咳血，中都治崩漏等。阳经郄穴多治急性疼痛，如颈项痛取外丘，胃脘痛取梁丘等。此外，当脏腑发生病变时，可按压郄穴进行检查，作协助诊断之用。

表2-3-5　十六郄穴表

阴经	郄穴	阳经	郄穴
手太阴肺经	孔最	手阳明大肠经	温溜
手厥阴心包经	郄门	手少阳三焦经	会宗
手少阴心经	阴郄	手太阳小肠经	养老
足太阴脾经	地机	足阳明胃经	梁丘
足厥阴肝经	中都	足少阳胆经	外丘
足少阴肾经	水泉	足太阳膀胱经	金门
阴维脉	筑宾	阳维脉	阳交
阴跷脉	交信	阳跷脉	跗阳

附：十六郄穴歌

郄义为孔隙，气血深部聚。肺郄孔最取，大肠温溜别；胃经是梁丘，脾经属地机；
心则取阴郄，小肠养老列；膀胱金门守，肾向水泉施；心包郄门穴，三焦会宗持；
胆郄在外丘，肝经中都是；阳跷跗阳走，阴跷交信期；阳维阳交穴，阴维筑宾知。

五、背俞穴

背俞穴，是脏腑之气输注于背腰部的腧穴。背俞穴位于背腰部足太阳膀胱经的第一侧线上，大体依脏腑位置而上下排列。背俞穴首见于《灵枢·背腧》，篇中载有五脏背俞穴的名称和位置。《素问·气府论》有"六府之俞各六"的记载，但未列穴名。至《脉经》才明确了肺俞、肾俞、肝俞、心俞、脾俞、大肠俞、膀胱俞、胆俞、小肠俞、胃俞十个背俞穴的名称和位置。《针灸甲乙经》补充了三焦俞，《备急千金要方》又补充了厥阴俞。背俞穴的名称按上下部列表如下（表2-3-6）。

表2-3-6　脏腑背俞穴表

上部	背俞	下部	背俞
肺	肺俞	胃	胃俞
心包	厥阴俞	三焦	三焦俞
心	心俞	肾	肾俞
肝	肝俞	大肠	大肠俞
胆	胆俞	小肠	小肠俞
脾	脾俞	膀胱	膀胱俞

《素问·长刺节论》："迫藏刺背，背俞也。"《难经·六十七难》："阴病行阳……俞在阳。"《素问·阴阳应象大论》："阴病治阳。"这些均说明背俞穴可治疗五脏病症。背俞穴不但可以治疗与其相应的脏腑病症，也可以治疗与五脏相关的五官九窍、皮肉筋骨等病症。如肝俞既

能治疗肝病,又能治疗与肝有关的目疾、筋急等病;肾俞既能治疗肾病,也可治疗与肾有关的耳鸣、耳聋、阳痿及骨病等。

附:十二背俞穴歌

三椎肺俞四厥阴,心五肝九十胆俞,十一脾俞十二胃,

十三三焦十四肾,大肠十六小十八,膀胱俞与十九平。

六、募穴

脏腑之气结聚于胸腹部的腧穴,称募穴。五脏六腑各有一募穴。募穴部位都接近其脏腑所在,有的在正中任脉(单穴),有的在两旁各经(双穴)。分布于肺经的有肺募中府;分布于肝经的有肝募期门,脾募章门;分布于胆经的有胆募日月,肾募京门;分布于胃经的有大肠募天枢。以上均为双穴。其余都分布于任脉:心包募膻中,心募巨阙,胃募中脘,三焦募石门,小肠募关元,膀胱募中极,均为单穴。募穴,始见于《素问·奇病论》:"胆虚气上溢而口为之苦,治之以胆募俞。"《难经·六十七难》:"五脏募在阴而俞在阳。"指募穴分布于胸腹,而俞穴分布在背部。《脉经》具体记载了期门、日月、巨阙、关元、章门、太仓(中脘)、中府、天枢、京门、中极十个募穴的名称和位置。《针灸甲乙经》补充了三焦募石门,后人又补充了心包募膻中,始臻完备(表2-3-7)。

表2-3-7　脏腑募穴表

两侧募穴	正中募穴	
肺——中府	心包——膻中	
肝——期门	心——巨阙	
胆——日月	胃——中脘	
脾——章门	三焦——石门	
肾——京门	小肠——关元	
大肠——天枢	膀胱——中极	

《难经·六十七难》说:"阳病行阴,故令募在阴。"《素问·阴阳应象大论》亦载:"阳病治阴。"说明治六腑病症多取募穴,如胃病取中脘,大肠病取天枢,膀胱病取中极等。滑伯仁《难经本义》说:"阴阳经络,气相交贯,脏腑腹背,气相通应。"说明脏腑之气与俞募穴是相互贯通的。当脏腑发生病变时,常在其相应的俞募穴出现疼痛或过敏等病理反应。因此,临床上可通过观察、触扪俞募穴处的异常变化,诊断相应脏腑疾病,又可刺灸俞募穴来治疗相应的脏腑疾病。募穴的主治性能与背俞穴有共同之处,募穴对于脏腑病症属于邻近取穴,临床上多与四肢远道穴配用,如脏病配用原穴,腑病配用下合穴等,又可与背俞穴配合使用,俞募同用属"前后配穴"。

附:十二募穴歌

大肠天枢肺中府,小肠关元心巨阙,膀胱中极肾京门,肝募期门胆日月,

脾募章门胃中脘,气化三焦石门针,心包募穴在何处?胸前正中膻中寻。

七、八会穴

八会穴,是指脏、腑、气、血、筋、脉、骨、髓所会聚的八个腧穴(表2-3-8)。八会穴首载于《难

经·四十五难》："腑会太仓(中脘),脏会季胁(章门),筋会阳陵泉,髓会绝骨(悬钟),血会膈俞,骨会大杼,脉会太渊,气会三焦外一筋直两乳内(膻中)也。"就原有一些重要腧穴,按其特殊治疗作用进行归纳,定出八会的名称。如章门原是脾之募,因为五脏皆秉气于脾,故称为脏会;中脘为胃之募穴,因六腑皆禀于胃,故为腑会;膻中为宗气之所聚,故为气会;膈俞位于心俞、肝俞穴之间,心主血,肝藏血,故为血会;大杼近于椎骨,是柱骨之根,故为骨会;阳陵泉位于膝下,膝为筋之府,故为筋会;太渊居于寸口,为脉之大会处,故为脉会;悬钟属于胆经,主骨所生病,骨生髓,故以此为髓会。临床上,凡与此八者有关的病症均可选用相关的八会穴来治疗。另外,《难经·四十五难》另载有:"热病在内者,取其会之气穴也。"说明八会穴还能治某些热病。

表2-3-8　八会穴表

八会	脏会	腑会	气会	血会	筋会	脉会	骨会	髓会
穴位	章门	中脘	膻中	膈俞	阳陵泉	太渊	大杼	悬钟

附:八会穴歌

腑会中脘脏章门,筋会阳陵髓绝骨;骨会大杼气膻中,血会膈俞脉太渊。

八、八脉交会穴

八脉交会穴,原称"交经八穴""流注八穴"和"八脉八穴"。这是指四肢部通向奇经八脉的八个经穴。八穴均分布于肘膝以下,原属于五输穴和络穴,因称为"流注",通过十二经脉以交(通)于奇经八脉,因称"交经"。后来又称此为"八脉交会穴",其交会意义与十四经交会穴的相互会合不同。

八穴的记载首见于窦汉卿《针经指南》,据说,是"少室隐者之所传",得之于"山人宋子华"之手。因窦氏善用此法,故又称"窦氏八穴"(表2-3-9)。

表2-3-9　八脉交会穴表

经属	八穴	通八脉	会合部位
足太阴	公孙	冲脉	胃、心、胸
手厥阴	内关	阴维脉	
手少阳	外关	阳维脉	目外眦、颊、颈、耳后、肩
足少阳	足临泣	带脉	
手太阳	后溪	督脉	目内眦、项、耳、肩胛
足太阳	申脉	阳跷脉	
手太阴	列缺	任脉	胸、肺、膈、喉咙
足少阴	照海	阴跷脉	

八穴与八脉的相会(通)关系是:公孙从足太阴脾经入腹,与冲脉相通;内关从手厥阴心包经,于胸中与阴维脉相通;外关从手少阳三焦经上肩,与阳维脉相通;足临泣从足少阳胆经过季胁,与带脉相通;申脉从足太阳膀胱经,与阳跷脉相通;后溪从手太阳小肠经交肩,会于大椎,与督脉相通;照海从足少阴肾经,与阴跷脉相通;列缺从手太阴肺经循喉咙,与任脉相通。由于八穴与八脉相会通,所以此八穴既能治本经病,还能治奇经病。如公孙通冲脉,能治足太阴脾经病,又能治冲脉病;内关通阴维脉,能治手厥阴心包经病,又能治阴维脉病,都

属主治范围的扩展。

八脉交会穴,临床上可作为远道取穴单独选用,再配上头身部的邻近穴,成为远近配穴,又可上下配合应用,如公孙配内关,治疗胃、心、胸部病症;后溪配申脉,治内眼角、耳、项、肩胛部位病及发热恶寒等表证;外关配足临泣,治疗外眼角、耳、颊、颈、肩部病及寒热往来证;列缺配照海,治咽喉、胸膈、肺病和阴虚内热等症。

八脉交会穴在临床上应用甚为广泛,李梴《医学入门》说:"八法者,奇经八穴为要,乃十二经之大会也。"又说:"周身三百六十穴统于手足六十六穴,六十六穴又统于八穴",强调了八脉交会穴的重要意义。

附:八脉交会八穴歌

公孙冲脉胃心胸,内关阴维下总同;临泣胆经连带脉,阳维目锐外关逢;

后溪督脉内眦颈,申脉阳跷络亦通;列缺任脉行肺系,阴跷照海膈喉咙。

九、下合穴

下合穴,即六腑下合穴,是六腑之气下合于足三阳经的六个腧穴(表2-3-10)。《灵枢·本输》指出:"六府皆出足之三阳,上合于手者也。"说明六腑之气都通向下肢,在足三阳经上各有合穴,而手足三阳经又有上下相合的关系。《灵枢·邪气脏腑病形》又提出了"合治内府"的理论,说明六腑病应取用其下合穴:"胃合于三里,大肠合于巨虚上廉,小肠合入于巨虚下廉,三焦合入于委阳,膀胱合入于委中央,胆合入于阳陵泉。"胃、胆、膀胱三腑的下合穴,即本经五输穴中的合穴,而大肠、小肠、三焦三腑在下肢则另有合穴。《灵枢·本输》说:"大肠、小肠皆属于胃",三焦是"太阳之别""入络膀胱"。《针灸甲乙经》也指出:"委阳,三焦下辅俞也……此足太阳之别络也。"膀胱主藏津液,三焦主水液代谢,二者关系密切。因此,大肠、小肠下合于胃经,三焦下合于膀胱经。

《素问·咳论》说:"治府(腑)者,治其合。"说明下合穴是治疗六腑病症的主要穴位。如足三里治胃脘痛,下巨虚治泄泻,上巨虚治肠痈、痢疾,阳陵泉治胆痛,委阳、委中治三焦气化失常而引起的癃闭、遗尿等。

表2-3-10 下合穴表

六腑	胃	大肠	小肠	三焦	膀胱	胆
下合穴	足三里	上巨虚	下巨虚	委阳	委中	阳陵泉

附:下合穴歌

胃经下合足三里,上下巨虚大小肠,

膀胱当合委中穴,三焦下合属委阳,

胆经之合阳陵泉,腑病用之效显彰。

十、交会穴

交会穴是指两经或数经相交、会合的腧穴。交会穴的记载始见于《针灸甲乙经》。交会穴多分布于头面、躯干部。交会穴不但能治本经病,还能兼治所交经脉的病症。如关元、中极是任脉经穴,又与足三阴经相交会,故既可治任脉病症,又可治足三阴经的病症;大椎是督脉经穴,又与手足三阳相交会,既可治督脉的疾患,又可治诸阳经的全身性疾患;三阴交是足太阴脾经穴,又与足少阴肾经和足厥阴肝经相交会,故不但能治脾经病,又能治肝、肾两经的疾病。

第四节 腧穴定位法

腧穴定位法,又称取穴法,是指确定腧穴位置的基本方法。确定腧穴位置,要以体表标志为主要依据,在距离标志较远的部位,则于两标志之间折合一定的比例寸,称"骨度分寸",用此"寸"表示上下左右的距离;取穴时,用手指比量这种距离,则有手指"同身寸"的应用。以下就分体表标志、骨度分寸和手指比量三法进行介绍。

一、体表标志法

体表标志,主要指分布于全身体表的骨性标志和肌性标志,可分为固定标志和活动标志两类,分述如下:

（一）固定标志

固定标志定位,是指利用五官、毛发、爪甲、乳头、脐窝和骨节凸起、凹陷及肌肉隆起等固定标志来取穴的方法。比较明显的标志,如鼻尖取素髎;两眉中间取印堂;两乳中间取膻中;脐旁二寸取天枢;腓骨小头前下缘取阳陵泉;俯首显示最高的第七颈椎棘突下取大椎等。在两骨分歧处,如锁骨肩峰端与肩胛冈分歧处取巨骨;胸骨下端与肋软骨分歧处取中庭等。此外,肩胛冈平第三胸椎棘突,肩胛骨下角平第七胸椎棘突,髂嵴平第四腰椎棘突,这些可作为背腰部穴的取穴标志。

（二）活动标志

活动标志定位,是指利用关节、肌肉、皮肤随活动而出现的孔隙、凹陷、皱纹等活动标志来取穴的方法。如耳门、听宫、听会等应张口取;下关应闭口取。又如,宜屈肘于横纹头处取曲池;外展上臂时肩峰前下方的凹陷中取肩髃;取阳溪穴时应将拇指翘起,当拇长、短伸肌腱之间的凹陷中取之;取养老穴时,应正坐屈肘,掌心向胸,当尺骨小头桡侧骨缝中取之。

人体全身各部主要体表标志见表 2-4-1。

表 2-4-1　全身各部主要体表标志

分部	体表标志	定位方法
头部	前发际正中	头部有发部位的前缘正中
	后发际正中	头部有发部位的后缘正中
	额角发际	前发际额部曲角处
	耳尖	在耳向前折时的最高点处
面部	眉间	两眉头之间的中点
胸部	第 2 肋	平胸骨角水平,锁骨下可触及的肋骨即第 2 肋
	第 4 肋间隙	男性乳头平第 4 肋间隙
背腰骶部	第 3 胸椎棘突	直立,两手下垂时,两肩胛冈内侧端连线与后正中线的交点
	第 7 胸椎棘突	直立,两手下垂时,两肩胛骨下角度水平线与后正中线的交点
	第 4 腰椎棘突	两髂嵴最高点连线与后正中线的交点
	第 2 骶椎	两髂后上棘连线与后正中线的交点
	骶管裂孔	取尾骨上方左右的骶角,与两骶角平齐的后正中线上

续表

分部	体表标志	定位方法
上肢部	腋后纹头	腋窝皱襞的后端
下肢部	内踝尖	内踝最凸起处
	外踝尖	外踝最凸起处

二、骨度分寸法

骨度分寸法,古称"骨度法",即以骨节为主要标志测量周身各部的大小、长短,并依其尺寸按比例折算,作为定穴的标准。杨上善说:"以此为定分,立经脉,并取空穴。"分部折寸以患者本人的身材为依据。此法的记载,最早见于《灵枢·骨度》篇,其所测量的人体高度为七尺五寸,其横度(两臂外展,两手平伸,以中指端为准)也是七尺五寸。取用时,将设定的骨节两端之间的长度折成为一定的等分,每一等分为一寸。不论男女老幼,肥瘦高矮,一概以此标准折量,作为量取腧穴的依据。现将全身各部骨度折量寸列表,图示如下(表2-4-2,图2-4-1)。

表2-4-2　常用骨度表

部位	起止点	折量寸	度量法	说明
头面部	前发际正中→后发际正中	12	直寸	用于确定头部腧穴的纵向距离
	眉间(印堂)→前发际正中	3	直寸	用于确定前或后发际及其头部腧穴的纵向距离
	两额角发际(头维)之间	9	横寸	用于确定头前部腧穴的横向距离
	耳后两乳突(完骨)之间	9	横寸	用于确定头后部腧穴的横向距离
胸腹胁部	胸骨上窝(天突)→剑胸结合中点(歧骨)	9	直寸	用于确定胸部任脉穴的纵向距离
	剑胸结合中点(歧骨)→脐中	8	直寸	用于确定上腹部腧穴的纵向距离
	脐中→耻骨联合上缘(曲骨)	5	直寸	用于确定下腹部腧穴的纵向距离
	两肩胛骨喙突内侧缘之间	12	横寸	用于确定胸部腧穴的横向距离
	两乳头之间	8	横寸	用于确定胸腹部腧穴的横向距离
背腰部	肩胛骨内侧缘→后正中线	3	横寸	用于确定背腰部腧穴的横向距离
上肢部	腋前、后纹头→肘横纹(平尺骨鹰嘴)	9	直寸	用于确定上臂部腧穴的纵向距离
	肘横纹(平尺骨鹰嘴)→腕掌(背)侧远端横纹	12	直寸	用于确定前臂部腧穴的纵向距离
下肢部	耻骨联合上缘→髌底	18	直寸	用于确定大腿部腧穴的纵向距离
	髌底→髌尖	2	直寸	
	髌尖(膝中)→内踝尖	15	直寸	用于确定小腿内侧部腧穴的纵向距离
	胫骨内侧髁下方阴陵泉→内踝尖	13	直寸	用于确定小腿内侧部腧穴的纵向距离
	股骨大转子→腘横纹(平髌尖)	19	直寸	用于确定大腿部前外侧部腧穴的纵向距离
	臀沟→腘横纹	14	直寸	用于确定大腿后部腧穴的纵向距离
	腘横纹(平髌尖)→外踝尖	16	直寸	用于确定小腿外侧部腧穴的纵向距离
	内踝尖→足底	3	直寸	用于确定足内侧部腧穴的纵向距离

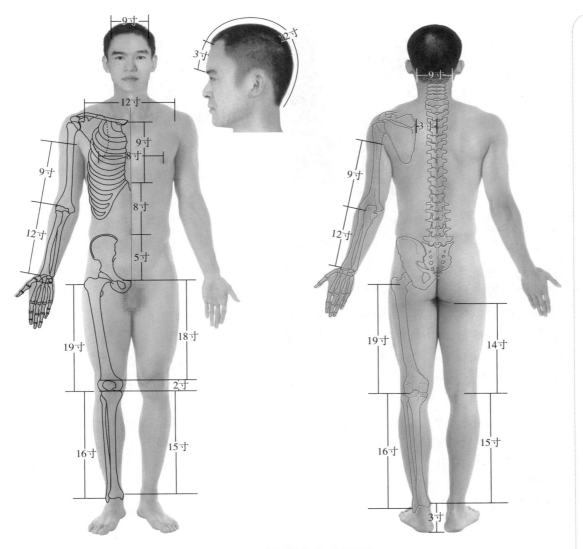

图 2-4-1 常用骨度分寸示意图

三、手指比量法

手指比量,原是指以患者本人的手指为标准度量取穴,称为"同身寸"。唐宋时有中指同身寸、拇指同身寸和横指寸的应用。手指寸只是对骨度分寸的一种比拟,不能以此为准而不按骨度规定。现称为"手指比量",就是为了避免对"同身寸"的误解。下分直指寸和横指寸介绍。

(一) 直指寸(中指同身寸)

直指寸,是以指节的直度作为标准。早期,《备急千金要方》和《外台秘要》是以中指末节的长度作为一寸;后来,宋代《太平圣惠方》开始提出"手中指第二节内度两横纹相去为一寸",《针灸大全》作了更具体的描述:"大指与中指相屈如环,取中指中节横纹上下相去长短为一寸。"即以患者中指屈曲时中节内侧两端纹头之间的距离为 1 寸,称"中指同身寸"(图 2-4-2a)。这种"同身寸"法与骨度分寸相比偏长,只可用于小腿部和下腹部的直量,不适合普遍使用。

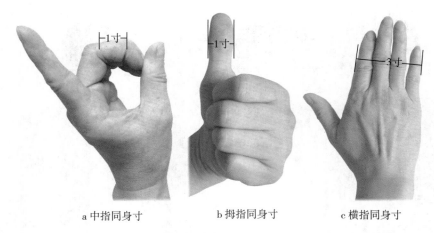

a 中指同身寸　　　b 拇指同身寸　　　c 横指同身寸

图 2-4-2　直指寸、横指寸

（二）横指寸

临床取穴有"一横指""两横指""四横指"的应用，即用横指比拟骨度分寸。一横大拇指作一寸，两横指（次指和中指）作一寸半，四横指（次指至小指）作三寸。《备急千金要方》："手中指上第一节为一寸，亦有长短不定者，即取手大拇指第一节横度为一寸。"即以患者拇指指间关节之宽度为 1 寸（图 2-4-2b），称"拇指同身寸"。这表明，中指的末节、中节的长度及大拇指的横度，都可作为骨度分寸的比拟寸使用。

古时以一横指为一寸，四横指为一夫，合三寸。夫，通"扶"，《礼记·投壶》载："铺四指曰扶。"医书中"扶"作"夫"，义通。《肘后备急方·治风毒脚弱痹满上气方》云："次灸三里二百壮，以病人手横掩，下并四指，名曰一夫，指至膝头骨下，指中节是其穴，附胫骨外边捻之，凹凹然也。次灸上廉一百壮，又在（足）三里下一夫。次灸下廉一百壮，又在上廉下一夫。"《备急千金要方》："凡量一夫之法，覆手并舒四指，对度四指上中节上横过为一夫。"即以患者第 2~5 指并拢时，中指近侧指间关节横纹水平的 4 指宽度为 3 寸（图 2-4-2c），称"一夫法"，即"四指同身寸"。

手指比量寸只能在骨度法的基础上运用，不能以指寸悉量全身各部，否则长短失度。故明代张介宾《类经图翼》说："同身寸者，谓同于人身之尺寸也。人之长短肥瘦各自不同，而穴之横直尺寸亦不能一。如今以中指同身寸法一概混用，则人瘦而指长，人肥而指短，岂不谬误？故必因其形而取之，方得其当。"

以上说明，体表标志和骨度分寸是确定腧穴位置的基本方法，手指比量，只能说是应用上法时的一种配合"手法"。

此外，临床上还有一些被称作"简便取穴"的方法，实际是"手指比量"或"活动标志"范围的扩展，一种体位姿势和动作的配合。常用的简便取穴方法有：两手伸开，于虎口交叉，当食指端处取列缺；半握拳，掌心当中指端所指处取劳宫；两手自然下垂，在股外侧于中指端处取风市；垂肩屈肘于平肘尖处取章门；两耳角直上连线中点取百会等。这些取穴方法只是作为取穴法的参考，同样要以骨度标志为准。

思政元素

注重伦理规范,培养具有仁心仁术的医学人才

在选取腧穴时,应遵循医学伦理中尊重患者的原则。尤其在定位隐私部位腧穴时,需要尊重患者的隐私权。诊疗过程中患者隐私部位的暴露,以及病史、病情等信息的泄露,不仅会给患者带来巨大的心理压力,还有可能会对患者的社会生活造成影响。作为一名针灸推拿学专业的医学生,不仅要用中医针灸技术来缓解患者身体的病痛,更要理解、体贴、关心患者,进而解除患者心理上的疾苦。因此,注重伦理规范,以仁心仁术为己任是需要每一位医学生时刻谨记的!

(张永臣　袁 恺)

思维导图

复习思考题

1. 何谓腧穴,其治疗作用有哪些?试分别举例说明。

2. 何谓特定穴,常用特定穴有哪几种?

3. 试述五输穴的定义及其"井、荥、输、经、合"的含义与分布特点。

4. 腧穴定位的基本原则是什么?

5. 骨度分寸中为 8、9 寸的各有哪些?

6. 如何理解《灵枢·海论》"夫十二经脉者,内属于腑脏,外络于支节"?

扫一扫
测一测

中篇

经络腧穴各论

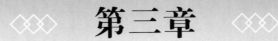

第三章

十二经络与腧穴

PPT 课件

手太阴经脉 循行动画

> **学习目标**
>
> 1. 掌握《灵枢·经脉》经脉循行的原文以及十二经常用腧穴的定位、归经、主治和操作。
> 2. 熟悉十二经病候,络脉的内容以及非常用穴的定位和归经。
> 3. 了解经别和经筋的内容以及穴位的局部层次解剖。

第一节 手太阴经络与腧穴

本节包括经络和腧穴两部分。第一部分为经络,包括手太阴经脉、手太阴络脉、手太阴经别和手太阴经筋。第二部分为腧穴,首穴是中府,末穴是少商,左右各 11 穴。

一、手太阴经络

(一) 手太阴经脉

1. 经脉循行

肺手太阴之脉,起于中焦,下络[1]大肠,还循[2]胃口[3],上膈属[4]肺。从肺系[5],横出腋下[6],下循臑[7]内,行少阴、心主[8]之前,下肘中,循臂内上骨下廉[9],入寸口[10],上鱼[11],循鱼际,出大指之端。

其支者[12],从腕后,直出次指内廉,出其端(《灵枢·经脉》)(图 3-1-1)。

【注释】

[1] 络:联络、网络、散络的意思。如作动词,意为网络样分布。

[2] 还循:还,回来;循,顺、沿,意为顺着走。

[3] 胃口:指贲门部。

[4] 属:隶属、统属。

[5] 肺系:指气管、喉咙。系,系带、悬系的意思。

[6] 腋下:此处所说"腋下"当是指腋前方,其穴为中府、云门。

[7] 臑:音闹(nào),指上臂部。

[8] 少阴、心主:指手少阴、手厥阴二经。

[9] 臂内上骨下廉:臂内上骨,指桡骨。廉,指侧边,棱角部。上边应称"上廉",下边应称"下廉"。

[10] 寸口:桡动脉搏动处。

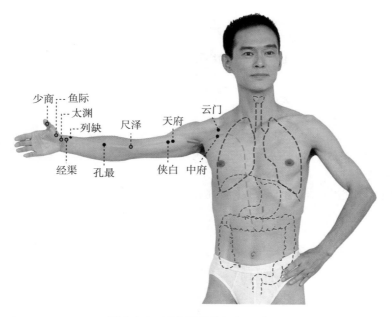

图 3-1-1　手太阴经脉循行示意图

［11］鱼：指大鱼际部，又称"手鱼"。

［12］支者：指支脉，仍属经脉部分。

手太阴肺经，起始于中焦，向下联络大肠，回过来沿着胃上口，穿过膈肌，属于肺脏，从肺系——气管、喉咙部横出腋下（中府、云门），下循上臂内侧，行于手少阴、手厥阴经之前（天府、侠白），下过肘中（尺泽），沿前臂内侧桡骨边缘（孔最），进入寸口——桡动脉搏动处（经渠、太渊），上行至大鱼际部，沿其边际，出大指的末端（少商）。其支脉，从腕后（列缺）走向食指内（桡）侧，出其末端，接手阳明大肠经。

2. 经脉病候

是动则病[1]，肺胀满，膨膨而喘咳，缺盆[2]中痛，甚则交两手而瞀[3]，此为臂厥[4]。

是主肺所生病[5]者，咳，上气，喘喝[6]，烦心，胸满，臑臂内前廉痛厥，掌中热。

气盛有余，则肩背痛，风寒汗出中风，小便数而欠[7]；气虚，则肩背痛、寒，少气不足以息，溺色变[8]（《灵枢·经脉》）。

【注释】

［1］是动则病：原意指经脉变动异常，此指这一经脉发生异常变化就可能出现有关病症。

［2］缺盆：锁骨上窝部。缺盆中，指两侧缺盆之间，当天突穴部，深部为喉咙。

［3］瞀：音茂（mào），指心胸闷乱，视力模糊。

［4］臂厥：前臂经脉所过处发生气血阻逆的见症。

［5］是主肺所生病：这一经脉（腧穴）能主治有关肺的病症。各经仿此。

［6］喘喝：气喘声粗。

［7］欠：原指呵欠。后人有作小便量少解，不合古义。此处属实证，当是指张口出气。

［8］溺色变：小便颜色异常。

（二）手太阴络脉

手太阴之别[1]，名曰列缺。起于腕上分间[2]，并[3]太阴之经，直入掌中，散入于鱼际（图 3-1-2）。

其病：实，则手锐[4]掌热；虚，则欠㰦[5]，小便遗数[6]。取之去腕一寸半，别走阳明也

（《灵枢·经脉》）。

【注释】

[1] 别：分支，此即指络脉。从本经分出的络脉，由此走向相表里的经脉。

[2] 分间：分，分肉。分间，即分肉之间。

[3] 并：指与经脉并列而行。

[4] 手锐：手的锐骨部，在鱼际后方。

[5] 欠㰦：欠，呵欠；㰦，同"呿"，张口的样子。欠㰦，张口出气，肺气不足所致。

[6] 遗数：遗，小便失禁；数，小便频数。此属虚证，经脉"小便数而欠"属实证。

（三）手太阴经别

手太阴之正[1]，别入渊腋[2]少阴之前，入走肺，散之大肠，上入缺盆，循喉咙，复合阳明[3]（《灵枢·经别》）（图 3-1-3）。

【注释】

[1] 正：十二经别又称为别行之正经，意指从十二经脉分出。

[2] 别入渊腋：指分支进入腋窝。"渊腋"不宜作穴名解。

[3] 复合阳明：又合于手阳明经，约当扶突穴部。经别无所属穴，为说明其出入所在，结合穴位表示。

（四）手太阴经筋

手太阴之筋，起于大指之上，循指上行，结于鱼后[1]；行寸口外侧，上循臂，结肘中；上臑内廉，入腋下，出缺盆，结肩前髃[2]；上结缺盆，下结胸里，散贯贲[3]，合贲下，抵季胁（图 3-1-4）。

其病：所过者支转筋痛[4]，其成息贲[5]者，胁急、吐血（《灵枢·经筋》）。

【注释】

[1] 鱼后：鱼际的后边。

[2] 肩前髃：即肩髃部，肩峰前方。

[3] 贲：膈肌。

[4] 支转筋痛：支，支撑、牵拉不适；转筋，肌肉拘紧痉挛。

[5] 息贲：贲，音奔（bēn）。息贲，古病名，为五积之一，属肺之积。主要症状为胁下有积块而气逆上奔。

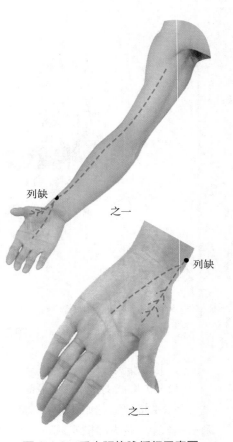

之一

列缺

列缺

之二

图 3-1-2　手太阴络脉循行示意图

二、手太阴腧穴

本经腧穴一侧 11 穴，2 穴分布于胸前外上部，9 穴分布于上肢掌面桡侧（图 3-1-5）。

1. 中府 *　Zhōngfǔ（LU1）　肺募穴，手、足太阴交会穴

【定位】在胸部，横平第 1 肋间隙，锁骨下窝外侧，前正中线旁开 6 寸（图 3-1-6）。

【取法】先确定云门，中府即在云门下 1 寸。

【解剖】皮肤→皮下组织→胸大肌→胸小肌→胸腔。浅层布有锁骨上中间神经、第一肋间神经外侧皮支，头静脉等。深层有胸肩峰动、静脉和胸内、外侧神经。

【主治】

① 咳嗽，气喘。

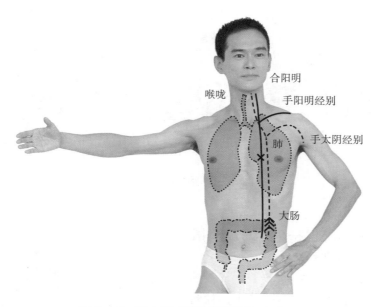

图 3-1-3 手太阴、手阳明经别循行示意图

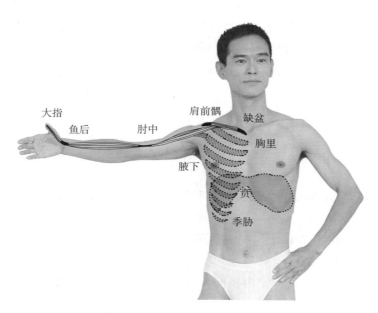

图 3-1-4 手太阴经筋分布示意图

② 胸痛,肩背痛。

【操作】向外斜刺或平刺 0.5~0.8 寸,不可向内深刺,以免伤及脏器。

【文献链接】

①《备急千金要方·头面·喉痹》:"中府、阳交,主喉痹,胸满塞,寒热。"

②《千金翼方·肝病》:"身体烦热,针中府。"

③《针灸大成·手太阴肺经》:"主腹胀,四肢肿,食不下,喘气胸满,肩背痛,呕哕,咳逆上气,肺系急,肺寒热,胸悚悚,胆热呕逆,咳唾浊涕,风汗出,皮痛面肿,少气不得卧,伤寒胸中热,飞尸遁疰,瘿瘤。"

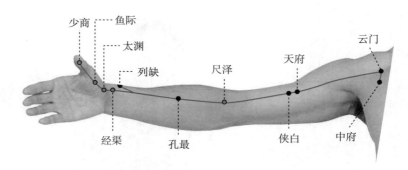

图 3-1-5　手太阴肺经穴

④ 治疗哮喘试试穴位按摩和食疗，《中国中医药报》，2018 年 7 期。

2. 云门　Yúnmén（LU2）

【定位】在胸部，锁骨下窝凹陷中，肩胛骨喙突内缘，前正中线旁开 6 寸（图 3-1-6）。

【解剖】皮肤→皮下组织→三角肌→锁胸筋膜→喙锁韧带。浅层布有锁骨上中间神经、头静脉。深层有胸肩峰动、静脉支和胸内、外侧神经的分支。

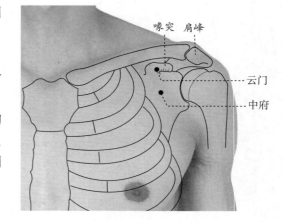

图 3-1-6

【主治】

① 咳嗽，气喘。

② 胸痛，肩痛。

【操作】向外斜刺 0.5~0.8 寸，不可向内侧深刺，以免伤及肺脏。

【文献链接】

①《针灸甲乙经·经络受病入肠胃五脏积发伏梁息贲肥气痞气奔豚》："暴心腹痛，疝横发上冲心，云门主之。"

②《千金翼方·脱肛》："瘿，上气胸满，灸云门五十壮。"

③ 肺结核患者肺经体表经脉与经穴红外温度显著性变化比较研究，《辽宁中医药大学学报》，2018 年 7 期。

3. 天府　Tiānfǔ（LU3）

【定位】在臂前区，腋前纹头下 3 寸，肱二头肌桡侧缘处（图 3-1-7）。

【解剖】皮肤→皮下组织→肱肌。浅层布有臂外侧皮神经，头静脉等。深层有肱动、静脉的肌支和肌皮神经的分支。

【主治】

① 鼻衄，咳嗽，气喘。

② 肩及上肢内侧疼痛。

【操作】直刺 0.5~1.0 寸。

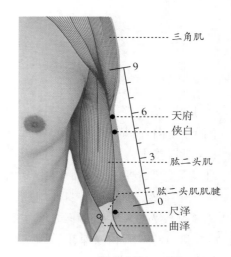

图 3-1-7

44

【文献链接】

①《备急千金要方·解毒并杂治·瘿瘤》：“瘿恶气，灸天府五十壮。”

②《千金翼方·肝病》：“身重，嗜眠不自觉，灸天府五十壮，针入三分补之。”

③《针灸甲乙经·邪在肺五脏六腑受病发咳逆上气》：“咳上气，喘不得息，暴瘅内逆，肝肺相传，鼻口出血，身胀，逆息不得卧，天府主之。”

④脉诊发现手太阴肺经，《中华中医药杂志》，2020 年 8 期。

4. 侠白 Xiábái（LU4）

【定位】在臂前区，腋前纹头下 4 寸，肱二头肌桡侧缘处（图 3-1-7）。

【解剖】皮肤→皮下组织→肱肌。浅层布有臂外侧皮神经，头静脉等。深层有肱动、静脉的肌支和肌皮神经的分支。

【主治】

① 咳嗽，气喘。

② 上臂内侧痛。

【操作】直刺 0.5~1.0 寸。

【文献链接】

①《针灸甲乙经·邪在肺五脏六腑受病发咳逆上气》：“咳，干呕满，侠白主之。”

②《针灸大成·手太阴肺经》：“主心痛，短气，干呕逆，烦满。”

③《针灸甲乙经·手太阴及臂凡一十八穴》：“在天府下，去肘五寸动脉中，手太阴之别，刺入四分，留三呼，灸五壮。”

④ 基于《黄帝内经》气机理论浅析杨骏教授针药并治慢性泄泻临床特色，《中国针灸》，2020 年 2 期。

5. 尺泽 * Chǐzé（LU5） 合穴

【定位】在肘区，肘横纹上，肱二头肌腱桡侧缘凹陷中（图 3-1-7）。

【解剖】皮肤→皮下组织→肱桡肌→桡神经→肱肌。浅层布有前臂外侧皮神经，头静脉等。深层有桡神经，桡侧副动、静脉前支，桡侧返动、静脉等。

【主治】

① 咳嗽，气喘，咳血，潮热，胸部胀满，咽喉肿痛。

② 急性腹痛吐泻。

③ 肘臂挛痛。

【操作】直刺 0.8~1.2 寸，或点刺出血。

【文献链接】

①《针灸聚英·肘后歌》：“鹤膝肿劳难移步，尺泽能舒筋骨疼。”

②《针灸大成·玉龙歌》：“筋急不开手难伸，尺泽从来要认真。”

③《针灸大全·灵光赋》：“吐血定喘补尺泽。”

④ 针灸在新型冠状病毒肺炎治疗中的应用，《中医药导报》，2020 年 10 期。

⑤ 针刺尺泽穴为主治疗乳腺增生的临床观察，《按摩与康复医学》，2020 年 19 期。

6. 孔最 * Kǒngzuì（LU6） 郄穴

【定位】在前臂前区，腕掌侧远端横纹上 7 寸，尺泽（LU5）与太渊（LU9）连线上（图 3-1-8）。

【解剖】皮肤→皮下组织→肱桡肌→桡侧腕屈肌→指浅层肌与旋前圆肌之间→拇长屈肌。浅层布有前臂外侧皮神经，头静脉等。深层有桡动、静脉，桡神经浅支等结构。

笔记栏

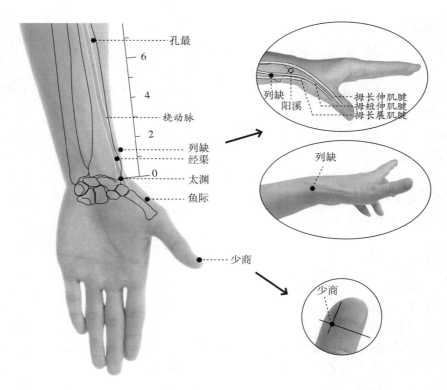

图 3-1-8

【主治】

① 咳血,鼻衄,咳嗽,气喘,咽喉肿痛,热病无汗。

② 痔血。

③ 肘臂挛痛。

【操作】 直刺 0.5~1.0 寸。

【文献链接】

①《针灸甲乙经·大寒内薄骨髓阳逆发头痛》:"(臂)厥头痛,孔最主之。"

②《备急千金要方·热病》:"孔最,主臂厥热痛汗不出,皆灸刺之,此穴可以出汗。"

③《针灸大成·手太阴肺经》:"主热病汗不出,咳逆,肘臂厥痛屈伸难,手不及头,指不握,吐血,失音,咽肿头痛。"

④ 针刺双侧孔最穴治疗痔疮 76 例,《世界针灸杂志》,2018 年 1 期。

⑤ 宣肺利气法针刺治疗促进胃肠癌术后胃肠功能恢复的临床观察,《广州中医药大学学报》,2019 年 10 期。

7. 列缺 * Lièquē(LU7) 络穴,八脉交会穴,通任脉

【定位】在前臂,腕掌侧远端横纹上 1.5 寸,拇短伸肌腱与拇长展肌腱之间,拇长展肌腱沟的凹陷中(图 3-1-8)。

【取法】两手伸开,于虎口交叉,当食指端处。

【解剖】皮肤→皮下组织→拇长展肌腱→拇短伸肌腱→旋前方肌。浅层布有头静脉,前臂外侧皮神经和桡神经浅支。深层有桡动、静脉的分支。

【主治】

① 外感头痛,项强,咳嗽,气喘,咽喉肿痛。

② 口㖞,齿痛。

【操作】向上斜刺 0.3~0.5 寸。

【文献链接】

①《针灸甲乙经·五脏传病发寒热》:"主汗出,四肢暴肿。"

②《备急千金要方·精极·灸法》:"男子阴中疼痛溺血,精出,灸列缺五十壮。"

③《四总穴歌》:"头项寻列缺。"

④ 电针扶突、列缺穴应用于喉镜麻醉 11 例,《中国针灸》,2020 年 7 期。

⑤ 从气机升降角度浅谈列缺治疗偏头痛,《中国针灸》,2017 年 2 期。

8. 经渠　Jīngqú(LU8)　经穴

【定位】在前臂前区,腕掌侧远端横纹上 1 寸,桡骨茎突与桡动脉之间(图 3-1-8)。

【解剖】皮肤→皮下组织→肱桡肌腱尺侧缘→旋前方肌。浅层布有前臂外侧皮神经和桡神经浅支。深层有桡动、静脉。

【主治】

① 咳嗽,气喘,胸痛,咽喉肿痛。

② 手腕痛。

【操作】避开桡动脉,直刺 0.3~0.5 寸。

【文献链接】

①《针灸甲乙经·手太阴及臂凡一十八穴》:"刺入三分,留三呼,不可灸,灸之伤人神明。"

②《针灸资生经·足杂病》:"经渠,治足心痛。"

③《针灸大成·手太阴肺经》:"主疟寒热,胸背拘急,胸满膨,喉痹,掌中热,咳逆上气,伤寒,热病汗不出,暴痹喘促,心痛呕吐。"

④ "形神并调"针灸论治过敏性鼻炎,《四川中医》,2020 年 4 期。

9. 太渊 *　Tàiyuān(LU9)　输穴,原穴,八会穴(脉会)

【定位】在腕前区,桡骨茎突与舟状骨之间,拇长展肌腱尺侧凹陷中(图 3-1-8)。

【取法】在腕掌侧远端横纹桡侧,桡动脉搏动处。

【解剖】皮肤→皮下组织→桡侧腕屈肌腱与拇长展肌腱之间。浅层布有前臂外侧皮神经,桡神经浅支和桡动脉掌浅支。深层有桡动、静脉等。

【主治】

① 外感,咳嗽,气喘,咽喉肿痛,胸痛。

② 无脉症。

③ 腕臂痛。

【操作】避开桡动脉,直刺 0.3~0.5 寸。

【文献链接】

①《针灸甲乙经·动作失度内外伤发崩中瘀血呕血唾血》:"唾血振寒嗌干,太渊主之。"

②《针灸聚英·玉龙赋》:"咳嗽风痰,太渊、列缺宜刺。"

③《医宗金鉴·外科卷下·刺灸心法要诀》:"主治牙齿疼痛,手腕无力疼痛及咳嗽风痰,偏正头疼等症。"

④ 基于文献计量学探讨八会穴敏化特征与临床诊治的相关性,《中国中医基础医学杂志》,2019 年 11 期。

笔记栏

⑤激光针灸太渊穴对手太阴肺经循行线温度变化的研究,《时珍国医国药》,2016年9期。

10. 鱼际 * Yújì(LU10) 荥穴

【定位】在手外侧,第1掌骨桡侧中点赤白肉际处(图3-1-8)。

【解剖】皮肤→皮下组织→拇短展肌→拇对掌肌→拇短屈肌。浅层有正中神经掌皮支及桡神经浅支。深层有正中神经肌支和尺神经肌支等结构。

【主治】

① 咳嗽,哮喘,咳血。

② 咽喉肿痛,失音,发热。

【操作】直刺0.5~0.8寸。

【文献链接】

①《针灸甲乙经·五脏传病发寒热》:"唾血,时寒时热,泻鱼际,补尺泽。"

②《医宗金鉴·外科卷下·刺灸心法要诀·手部主病针灸要穴歌》:"主治牙齿痛,疟疾初起先觉发寒,伤寒汗不出等证。"

③《备急千金要方·心腹》:"鱼际,主痹走胸背不得息。"

④针刺鱼际、内关促进"一气周流"的脉证体会及临床举隅,《中国针灸》,2019年8期。

11. 少商 * Shàoshāng(LU11) 井穴

【定位】在手指,拇指末节桡侧,指甲根角侧上方0.1寸(指寸)(图3-1-8)。

【取法】拇指桡侧指甲根角侧上方(即沿角平分线方向)0.1寸。相当于沿爪角桡侧画一直线与爪角基底缘水平线交点处取穴。

【解剖】皮肤→皮下组织→指甲根。有正中神经的指掌侧固有神经之指背支和拇主要动、静脉与第一掌背动、静脉分支所形成的动、静脉网。

【主治】

① 咽喉肿痛,发热,咳嗽,失音,鼻衄。

② 昏迷,癫狂。

③ 指肿、麻木。

【操作】浅刺0.1~0.2寸,或点刺出血。

【文献链接】

①《备急千金要方·心腹·咳逆上气病》:"少商、大陵主咳逆喘。"

②《针灸大成·咽喉门》:"咽喉肿痛,闭塞,水粒不下:合谷、少商,兼以三棱针刺手大指背头节上甲根下,排刺三针。"

③《类经图翼·手太阴肺经穴》:"泄诸脏之热""项肿""雀目不明""中风"。

④针刺配合少商刺血治疗痰凝血瘀型喉痹30例,《中国针灸》,2020年9期。

第二节　手阳明经络与腧穴

本节包括经络和腧穴两部分。第一部分为经络,包括手阳明经脉、手阳明络脉、手阳明经别和手阳明经筋。第二部分为腧穴,首穴是商阳,末穴是迎香,左右各20穴。

思维导图

PPT课件

一、手阳明经络

（一）手阳明经脉

1. 经脉循行

大肠手阳明之脉，起于大指次指[1]之端，循指上廉[2]，出合谷两骨[3]之间，上入两筋[4]之中，循臂上廉[5]，入肘外廉[6]，上臑外前廉，上肩，出髃骨[7]之前廉，上出于柱骨之会[8]上，下入缺盆[9]，络肺，下膈，属大肠。

其支者，从缺盆上颈，贯颊，入下齿中；还出挟口，交人中[10]——左之右、右之左，上挟鼻孔（《灵枢·经脉》）（图 3-2-1）。

【注释】

[1] 大指次指：大指侧的次指，即食指。

[2] 指上廉：食指的桡侧边。此按屈肘立拳位描述，故称上廉。

[3] 合谷两骨：指第一、第二掌骨，因其分歧，合称歧骨。中间为合谷穴，即以其开合凹陷如谷而得名。

[4] 两筋：指拇长伸肌腱与拇短伸肌腱。

[5] 臂上廉：前臂桡侧，此按屈肘立拳体位，故称上廉，即阳溪至曲池穴之间。

[6] 肘外廉：肘横纹外侧，约曲池穴部。

[7] 髃骨：肩胛骨肩峰部。

[8] 柱骨之会：柱骨，指颈椎，或指锁骨；会，此指大椎穴。

[9] 缺盆：锁骨上窝部；缺盆骨即锁骨，其上有缺盆穴。

[10] 交人中：经脉在人中左右交叉。

手阳明大肠经，从食指末端（商阳）起始，沿食指桡侧缘（二间、三间），出第1、第2掌骨间（合谷），进入两筋（指拇长伸肌腱与拇短伸肌腱）之间（阳溪），沿前臂桡侧（偏历、温溜、下廉、上

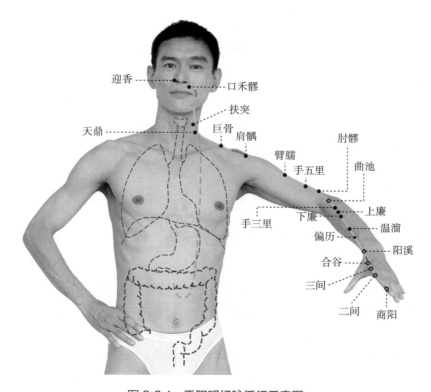

图 3-2-1　手阳明经脉循行示意图

廉、手三里),进入肘外侧(曲池、肘髎),经上臂外侧前边(手五里、臂臑),上肩,出肩峰部前边(肩髃、巨骨,会秉风),向上交会颈部(会大椎),下入缺盆部(锁骨上窝),络于肺,通过横膈,属于大肠。

颈部支脉,从缺盆部上行颈旁(天鼎、扶突),通过面颊,进入下齿槽,出来夹口旁(会地仓),交会人中部(会水沟)——左边的向右,右边的向左,上夹鼻孔旁(口禾髎、迎香),接足阳明胃经。

2. 经脉病候

是动则病,齿痛,颈肿[1]。

是主津[2]所生病者,目黄[3],口干,鼽衄[4],喉痹[5],肩前臑痛,大指次指痛不用。

气有余,则当脉所过者[6]热肿;虚,则寒栗不复[7](《灵枢·经脉》)。

【注释】

[1]颈肿:据《脉经》《太素》《铜人腧穴针灸图经》和《素问》林亿新校正引文及《脉书》文字应作"颐肿"。颐,音拙(zhuō),指眼眶下颧骨部。

[2]津:此后原有"液"字,《太素》《脉经》等无。

[3]目黄:指眼睛昏黄,不同于黄疸。

[4]鼽衄:鼽,为鼻流清涕。衄,指鼻出血。

[5]喉痹:指咽喉肿痛,壅闭不通。

[6]脉所过者:指本经脉外行所过之处。

[7]寒栗不复:发冷颤抖,难以回温。

(二)手阳明络脉

手阳明之别,名曰偏历,去腕三寸,别走太阴;其别者,上循臂,乘肩髃,上曲颊偏齿[1];其别者,入耳,合于宗脉[2](图3-2-2)。

其病:实,则龋[3]、聋;虚,则齿寒、痹膈[4],取之所别也(《灵枢·经脉》)。

【注释】

[1]曲颊偏齿:指下颌角呈弯曲处,络脉上行到下颌角,偏络于下齿龈。

[2]宗脉:意指总脉、大脉。耳中为手、足少阳、手太阳脉所总会。

[3]龋:龋齿。

[4]痹膈:指胸膈痹阻。

(三)手阳明经别

手阳明之正,从手循膺乳[1],别于肩髃[2],入柱骨[3],下走大肠,属于肺,上循喉咙,出缺盆[4]。合于阳明也(《灵枢·经别》)(图3-1-3)。

【注释】

[1]膺乳:膺,胸旁。乳,乳部。

[2]肩髃:此指肩峰部。

[3]柱骨:此处指锁骨。

[4]出缺盆:约当扶突穴部。

(四)手阳明经筋

手阳明之筋,起于大指次指之端,结于腕;上循臂,上结于肘外;上臑,结于肩髃。其支者,绕肩胛,挟脊;其直者从肩髃上颈。其支者上颊,结于頄[1];直者上出于手太阳之前,上左角[2],络头,下右颔[3](图3-2-3)。

其病:当所过者支痛及转筋,肩不举,颈不可左右视(《灵枢·经筋》)。

【注释】

[1]頄:音求(qiú),颧部。《针灸甲乙经》《太素》作"䪼"(qiú),杨注:"鼻形谓之䪼也。"䪼,原意指鼻

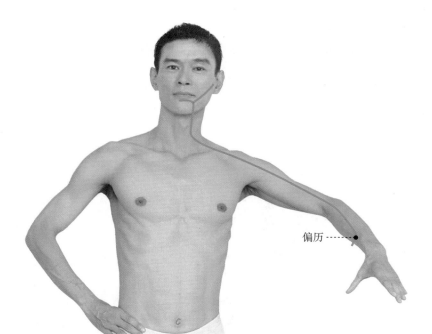

偏历

图 3-2-2　手阳明络脉循行示意图

流清涕,作为部位名,解释为鼻旁。

　　[2] 角:额角,额骨结节部。

　　[3] 颌:此指颞颌关节部。

二、手阳明腧穴

本经腧穴一侧 20 穴,14 穴分布于上肢背面桡侧,6 穴在肩、颈和面部(图 3-2-4)。

1. 商阳 *　Shāngyáng(LI1)　井穴

【定位】在手指,食指末节桡侧,指甲根角侧上方 0.1 寸(指寸)(图 3-2-5)。

【取法】食指桡侧指甲根角侧上方(即沿角平分线方向)0.1 寸,相当于沿爪甲桡侧画一直线与爪甲基底缘水平线交点处取穴。

【解剖】皮肤→皮下组织→指甲根。有正中神经的指掌侧固有神经之指背支和食指桡侧动、静脉与第一掌背动、静脉分支所形成的动、静脉网。

【主治】

①咽喉肿痛,齿痛,耳聋。

②热病,昏迷。

③手指麻木。

【操作】浅刺 0.1~0.2 寸,或点刺出血。

【文献链接】

①《针灸大成·杂病穴法歌》:"两井两商二三间,手上诸风得其所。"

②《医宗金鉴·外科卷下·刺灸心法要诀·手部主病针灸要穴歌》:"商阳主刺卒中风,暴仆昏沉痰塞壅。"

笔记栏

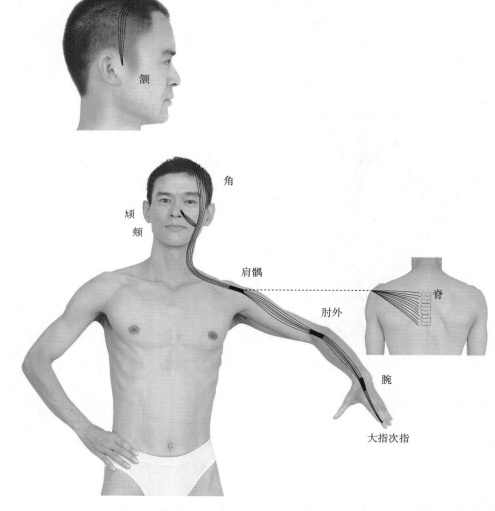

图 3-2-3　手阳明经筋分布示意图

③《素问·缪刺论》："邪客于手阳明之络,令人耳聋,时不闻音,刺手大指次指爪甲上,去端如韭叶各一痏,立闻……左刺右,右刺左。"

④ 少商、商阳穴放血在急性扁桃体炎的临床研究,《光明中医》,2016 年 24 期。

2. 二间　Èrjiān(LI2)　荥穴

【定位】在手指,第 2 掌指关节桡侧远端赤白肉际处(图 3-2-5)。

【解剖】皮肤→皮下组织→第一蚓状肌腱→食指近节指骨基底部。浅层神经由桡神经的指背神经与正中神经的指掌侧固有神经双重分布。血管有第一掌背动、静脉的分支和食指桡侧动、静脉的分支。深层有正中神经的肌支。

【主治】

① 咽喉肿痛,齿痛,目痛,鼻衄。

② 热病。

【操作】直刺 0.2~0.3 寸。

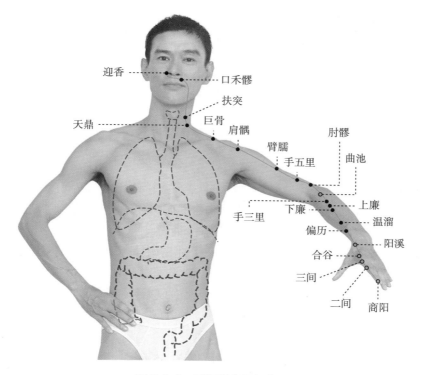

图 3-2-4　手阳明大肠经穴

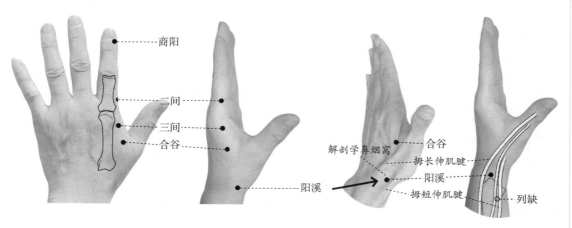

图 3-2-5

【文献链接】

①《针灸甲乙经·六经受病发伤寒热病第一（下）》："多卧善睡，肩髃痛寒，鼻鼽赤多血，浸淫起面，身热，喉痹如梗，目眦伤，忽振寒，肩疼，二间主之。"

②《扁鹊神应针灸玉龙经·六十六穴治证·庚手阳明大肠经》："治肩背强痛以惊，喉痹，鼻衄，牙痛。"

③《针灸大全·席弘赋》："牙齿肿痛并咽痹，二间阳溪疾怎逃。"

④ 浅谈古今医家对二间穴临床应用的认识，《上海中医药杂志》，2014 年 3 期。

3. 三间 *　Sānjiān（LI3）　输穴

【定位】在手背，第 2 掌指关节桡侧近端凹陷中（图 3-2-5）。

【解剖】皮肤→皮下组织→第一骨间背侧肌→第一蚓状肌与第二掌骨之间→食指的指

浅、深屈肌腱与第一骨间掌侧肌之间。浅层神经由桡神经的指背神经与正中神经的指掌侧固有神经双重分布。血管有手背静脉网,第一掌背动、静脉和食指桡侧动、静脉的分支。深层有尺神经深支和正中神经的肌支。

【主治】

① 目痛,齿痛,咽喉肿痛。

② 身热。

③ 手背肿痛。

【操作】直刺 0.5~0.8 寸。

【文献链接】

①《针灸甲乙经·肝受病及卫气留积发胸胁满痛》:"多卧善唾,胸满肠鸣,三间主之。"

②《神应经·鼻口部》:"唇干饮不下,三间、少商。"

③《医宗金鉴·外科卷下·刺灸心法要诀·手部主病针灸要穴歌》:"三里、三间、二间三穴主治牙齿疼痛,食物艰难,及偏风眼目诸疾。"

④ 醒脑开窍针法结合三间交叉透刺法治疗中风后手指拘挛 30 例,《中国针灸》,2020 年 9 期。

4. 合谷 * Hégǔ(LI4) 原穴

【定位】在手背,第 2 掌骨桡侧的中点处(图 3-2-5)。

【解剖】皮肤→皮下组织→第一骨间背侧肌→拇收肌。浅层布有桡神经浅支、手背静脉网桡侧部和第一掌背动、静脉的分支或属支。深层分布有尺神经深支的分支等。

【主治】

① 头痛,齿痛,目赤肿痛,咽喉肿痛,鼻衄,耳聋,疟腮,牙关紧闭,口喎。

② 热病,无汗,多汗。

③ 滞产,经闭,腹痛,便秘。

④ 上肢疼痛、不遂。

【操作】直刺 0.5~1.0 寸。孕妇慎用。

【文献链接】

①《千金翼方·针灸上·妇人》:"产后脉绝不还,针合谷入三分,急补之。"

②《太平圣惠方》:"目不明,生白翳,皮肤痂疥,遍身风疹。"

③《圣济总录·针灸门·手阳明大肠经》:"若妇人妊娠不可刺之,刺则损胎气。"

④《标幽赋》:"寒热痹痛,开四关而已之。"

⑤ 合谷穴针刺深浅与疗效关系的探讨,《中国中医基础医学杂志》,2018 年 3 期。

5. 阳溪 * Yángxī(LI5) 经穴

【定位】在腕区,腕背侧远端横纹桡侧,桡骨茎突远端,解剖学"鼻烟窝"凹陷中(图 3-2-5)。

【取法】手拇指充分外展和后伸时,手背外侧部拇指长伸肌腱与拇指短伸肌腱之间形成一明显的凹陷——解剖学"鼻烟窝",其最凹陷处即本穴。

【解剖】皮肤→皮下组织→拇长伸肌腱与拇短伸肌腱之间→桡侧腕长伸肌腱的前方。浅层布有头静脉和桡神经浅支。深层分布桡动、静脉的分支或属支。

【主治】

① 头痛,目赤肿痛,齿痛,咽喉肿痛。

② 手腕痛。

【操作】直刺 0.5~0.8 寸。

【文献链接】

①《备急千金要方·针灸下·四肢》:"主臂腕外侧痛不举。"

②《针灸聚英·百症赋》:"肩髃、阳溪,消瘾风之热极。"

③《医宗金鉴·外科卷下·针灸心法要诀·手部主病针灸要穴歌》:"主治热病烦心,瘾疹痂疥,厥逆头痛,牙疼,咽喉肿痛及狂妄,惊恐见鬼等证。"

④ 肩髃、阳溪穴阴中隐阳法治疗慢性顽固性荨麻疹 78 例,《四川中医》,2019 年 1 期。

⑤ 针刺阳溪穴为主治疗痉挛型脑瘫患儿异常拇指内收 130 例,《时珍国医国药》,2015 年 9 期。

6. 偏历 * Piānlì(LI6) 络穴

【定位】在前臂,腕背侧远端横纹上 3 寸,阳溪(LI5)与曲池(LI11)连线上(图 3-2-6)。

【解剖】皮肤→皮下组织→拇短伸肌→桡侧腕长伸肌腱→拇长展肌腱。浅层布有头静脉的属支,前臂外侧皮神经和桡神经浅支。深层有桡神经的骨间后神经分支。

【主治】

① 目赤,耳聋,鼻衄,喉痛。

② 水肿,小便不利。

③ 手臂酸痛。

【操作】直刺或斜刺 0.5~0.8 寸。

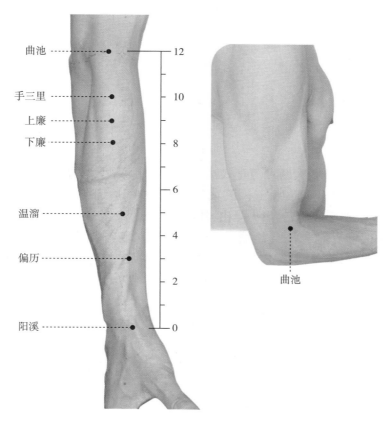

图 3-2-6

【文献链接】

①《针灸甲乙经·阴阳相移发三疟》:"风疟汗不出,偏历主之。"

②《针灸甲乙经·手足阳明脉动发口齿病》:"口僻,偏历主之。"

③《标幽赋》:"刺偏历利小便。"

④ 偏历穴的临床运用举隅,《中医临床研究》,2020 年 22 期。

7. 温溜 Wēnliū(LI7) 郄穴

【定位】在前臂,腕背侧远端横纹上 5 寸,阳溪(LI5)与曲池(LI11)连线上(图 3-2-6)。

【解剖】皮肤→皮下组织→桡侧腕长伸肌腱→桡侧腕短伸肌。浅层布有头静脉,前臂外侧皮神经和前臂后皮神经。深层在桡侧腕长伸肌和桡侧腕短伸肌腱之前有桡神经浅支。

【主治】

①头痛,面肿,咽喉肿痛。

②肠鸣腹痛。

③肩背酸痛。

【操作】直刺 0.5~1.0 寸。

【文献链接】

①《备急千金要方·大肠腑·大肠虚实》:"肠鸣而痛,温溜主之。"

② 辨经刮痧配合针灸治疗桡骨茎突狭窄性腱鞘炎 30 例,《中国针灸》,2020 年 5 期。

8. 下廉 Xiàlián(LI8)

【定位】在前臂,肘横纹下 4 寸,阳溪(LI5)与曲池(LI11)连线上(图 3-2-6)。

【解剖】皮肤→皮下组织→肱桡肌→桡侧腕短伸肌→旋后肌。浅层布有前臂外侧皮神经和前臂后皮神经。深层有桡神经深支的分支。

【主治】

①头痛,眩晕、目痛。

②腹胀,腹痛。

③肘臂痛。

【操作】直刺 0.5~1.0 寸。

【文献链接】

①《针灸大成·手阳明大肠经考正穴法》:"飧泄,劳瘵,小腹满,小便黄,便血,狂言,偏风,热风,冷痹不遂,风湿痹,小肠气不足,面无颜色,痃癖,腹痛若刀刺不可忍,腹胁痛满,狂走,夹脐痛,食不化,喘息不能行,唇干涎出,乳痈。"

②《现代中医针灸推拿学·经络腧穴各论·手阳明大肠经》(吉林科学技术出版社,2016年):"下廉主治:头痛,眩晕,肘臂痛,食物不化,腹痛,腹胀……应用简介:临床用于网球肘,肘关节炎,脑卒中偏瘫,腰扭伤,腹痛,肠鸣的治疗。"

9. 上廉 Shànglián(LI9)

【定位】在前臂,肘横纹下 3 寸,阳溪(LI5)与曲池(LI11)连线上(图 3-2-6)。

【解剖】皮肤→皮下组织→桡侧腕长伸肌腱后方→桡侧腕短伸肌→旋后肌→拇长展肌。浅层布有前臂外侧皮神经、前臂后皮神经和浅静脉。深层有桡神经深支穿旋后肌。

【主治】

①手臂麻木,肩膊酸痛,半身不遂。

②腹痛,肠鸣。

【操作】直刺 0.5~1.0 寸。

【文献链接】

①《针灸大成·手阳明大肠经考正穴法》："小便难黄赤,肠鸣,胸痛,偏风,半身不遂,骨髓冷,手足不仁,喘息,大肠气,脑风头痛。"

② 上廉穴短刺治疗桡神经浅支卡压综合征 52 例,《世界针灸杂志》,2018 年 4 期。

10. 手三里 *　Shǒusānlǐ(LI 10)

【定位】在前臂,肘横纹下 2 寸,阳溪(LI5)与曲池(LI11)连线上(图 3-2-6)。

【解剖】皮肤→皮下组织→桡侧腕长伸肌→桡侧腕短伸肌→指伸肌的前方→旋后肌。浅层布有前臂外侧皮神经、前臂后皮神经。深层有桡侧返动、静脉的分支或属支及桡神经深支。

【主治】①手臂麻痛,上肢不遂。②腹痛,腹泻。③齿痛颊肿。

【操作】直刺 0.8~1.2 寸。

【文献链接】

①《针灸甲乙经·脾胃大肠受病发腹胀满肠中鸣短气》："肠腹时寒,腰痛不得卧,手三里主之。"

②《圣济总录·针灸门·手阳明大肠经》："治手臂不仁,肘挛不伸。"

③《卫生宝鉴·通玄指要赋》："肩背患,责肘前之三里。"

④ 针刺手三里、后溪结合刺络拔罐疗法治疗急性腰扭伤 36 例,《中国民间疗法》,2020年 7 期。

11. 曲池 *　Qūchí(LI11)　合穴

【定位】在肘区,尺泽(LU5)与肱骨外上髁连线的中点处(图 3-2-6)。

【取法】90° 屈肘,在肘横纹外侧端外凹陷中;或极度屈肘,肘横纹桡侧端凹陷中。

【解剖】皮肤→皮下组织→桡侧腕长伸肌和桡侧腕短伸肌→肱桡肌。浅层布有头静脉的属支和前臂后皮神经。深层有桡神经,桡侧返动、静脉和桡侧副动、静脉间的吻合支。

【主治】

① 热病,咽喉肿痛,齿痛,目赤痛,头痛,眩晕,癫狂。

② 上肢不遂,手臂肿痛,瘰疬。

③ 瘾疹。

④ 腹痛,吐泻。

【操作】直刺 1.0~1.5 寸。

【文献链接】

①《针灸甲乙经·五脏传病发寒热第一(下)》："胸中满,耳前痛,齿痛,目赤痛,颈肿,寒热,渴饮辄汗出,不饮则皮干热。"

②《千金翼方·针灸下·瘰疬》："瘰疬,灸曲池二穴,随年壮。"

③《针灸大成·杂病十一穴歌》："肘膝疼时刺曲池,进针一寸是相宜,左病针右右针左,依此三分泻气奇。"

④《医宗金鉴·外科卷下·刺灸心法要诀·手部主病针灸要穴歌》："主治中风,手挛筋急,痹风疟疾,先寒后热等证。"

⑤《针灸甲乙经·阳厥大惊发狂痫第二》："目不明,腕急,身热,惊狂,躄瘘痹,瘈疭""癫疾吐舌"。

12. 肘髎 Zhǒuliáo（LI12）

【定位】在肘区，肱骨外上髁上缘，髁上嵴的前缘（图3-2-7）。

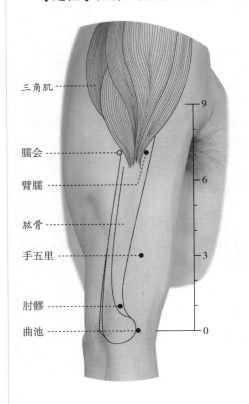
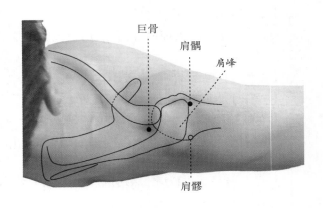

图 3-2-7

【解剖】皮肤→皮下组织→肱桡肌→肱肌。浅层布有前臂后皮神经等结构。深层有桡侧副动、静脉的分支或属支。

【主治】肘臂酸痛、麻木、挛急。

【操作】直刺 0.5~1.0 寸。

【文献链接】

①《针灸大成·手阳明大肠经考正穴法》："风劳嗜卧，肘节风痹，臂痛不举，屈伸挛急，麻木不仁。"

② 点按肘髎穴联合 Maitland 肘关节松动降低卒中后偏瘫患者上肢屈肌痉挛 I ~+ 的临床研究，《河北中医》，2016 年 8 期。

13. 手五里 Shǒuwǔlǐ（LI13）

【定位】在臂部，肘横纹上 3 寸，曲池（LI11）与肩髃（LI15）连线上。（图 3-2-7）。

【解剖】皮肤→皮下组织→肱肌。浅层布有臂外侧下皮神经和前臂后皮神经。深层有桡侧副动、静脉和桡神经。

【主治】肘臂挛痛，瘰疬。

【操作】避开动脉，直刺 0.5~1.0 寸。

【文献链接】

①《针灸甲乙经·阴阳相移发三疟第五》："痎疟，心下胀满痛，上气，灸手五里，左取右，右取左。"

② 《针灸聚英·百症赋》："五里、臂臑、生疬疮而能治。"

③ 铜砭刮痧对肩周炎患者疼痛及肩关节功能的干预疗效观察，《山西医药杂志》，2020年16期。

14. 臂臑 * Bì'nào(LI14)

【定位】在臂部，曲池(LI11)上7寸，三角肌前缘处(图3-2-7)。

【取法】曲池与肩髃连线上，横平臑会。

【解剖】皮肤→皮下组织→三角肌。浅层布有臂外侧上、下皮神经。深层有肱动脉的肌支。

【主治】

① 肩臂痛，瘰疬。

② 目疾。

【操作】直刺或向上斜刺0.8~1.5寸。

【文献链接】

①《针灸甲乙经·五脏传病发寒热第一(下)》："寒热，颈疬，适肩臂(痛)不可举，臂臑主之。"

②《类经图翼·经络》："臂痛无力，寒热瘰疬，颈项拘急。"

③ 曲池臂臑透刺法治疗头颈部腺体疾病的临床应用，《中医杂志》，2019年5期。

15. 肩髃 * Jiānyú(LI15) 手阳明、阳跷交会穴

【定位】在三角肌区，肩峰外侧缘前端与肱骨大结节两骨间凹陷中(图3-2-7)。

【取法】屈臂外展，肩峰外侧缘前后端呈现两个凹陷，前一较深凹陷即本穴，后一凹陷为肩髎。

【解剖】皮肤→皮下组织→三角肌→三角肌下囊→冈上肌腱。

【主治】

① 上肢不遂，肩痛不举，瘰疬。

② 瘾疹。

【操作】直刺或向下斜刺，0.8~1.5寸。

【文献链接】

①《金针秘传·肩膊背各部各经穴主治病症》："若灸偏风不遂，七七壮止，不宜多灸，恐手臂细，若风病筋骨无力久不差，当灸不畏细也。"

②《针灸大成·胜玉歌》："两手酸疼难执物，曲池、合谷共肩髃。"

③ 肩髃穴埋线配合康复训练对脑卒中后肩关节半脱位的疗效分析，《中国医药科学》，2019年24期。

④ 肩髃、阳溪穴阴中隐阳法治疗慢性顽固性荨麻疹78例，《四川中医》，2019年1期。

16. 巨骨 Jùgǔ(LI16) 手阳明、阳跷交会穴

【定位】在肩胛区，锁骨肩峰端与肩胛冈之间凹陷中(图3-2-7)。

【解剖】皮肤→皮下组织→肩锁韧带→冈上肌。浅层布有锁骨上外侧神经。深层布有肩胛上神经的分支和肩胛上动、静脉的分支或属支。

【主治】

① 肩臂挛痛不遂。

② 瘰疬，瘿气。

【操作】直刺,微斜向外下方,进针 0.5~1.0 寸。

【文献链接】

①《金针秘传·肩膊背各部各经穴主治病症》:"治肩膊痛,胸中有瘀血,肩臂不得屈伸而痛。"

② 热性针灸治疗冈上肌钙化性肌腱炎的临床研究,《北京中医药大学学报》,2019 年 7 期。

17. 天鼎 Tiāndǐng(LI17)

【定位】在颈部,横平环状软骨,胸锁乳突肌后缘(图 3-2-8)。

【取法】扶突直下,横平水突。

【解剖】皮肤→皮下组织→胸锁乳突肌后缘→斜角肌间隙。浅层内有颈横神经、颈外静脉和颈阔肌。深层布有颈升动、静脉分支或属支,在斜角肌间隙内分布着臂丛神经等结构。

【主治】

① 咽喉肿痛,暴喑。

② 瘰疬,瘿气。

【操作】直刺 0.5~0.8 寸。

【文献链接】

①《备急千金要方·针灸下·喉痹病》:"天鼎、气舍、膈俞,主喉痹哽噎咽肿不得消,食饮不下。"

② 电针对卒中后气管切开患者膈肌功能的影响,《中国针灸》,2020 年 3 期。

18. 扶突 Fútū(LI18)

【定位】在胸锁乳突肌区,横平喉结,胸锁乳突肌前、后缘中间(图 3-2-8)。

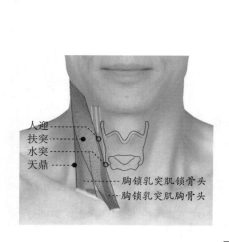
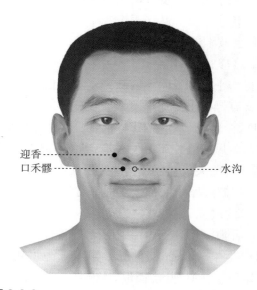

图 3-2-8

【解剖】皮肤→皮下组织→胸锁乳突肌的胸骨头与锁骨头之间→颈血管鞘的后缘。浅层内有颈横神经、颈阔肌。深层有颈血管鞘。

【主治】

① 瘿气,暴瘖,咽喉肿痛。

② 咳嗽,气喘。

【操作】直刺 0.5~0.8 寸。

【文献链接】

①《针灸大成·手阳明大肠经考正穴法》:"咳嗽多唾,上气,咽引喘息,喉中如水鸡声,暴喑气哽。"

②《备急千金要方·针灸下·舌病》:"扶突、大钟、窍阴,主舌本出血。"

③ 应用肌骨超声观察电子灸对卒中后环咽肌失弛缓症患者咽侧壁活动度的影响,《中国针灸》,2020 年 7 期。

④ 电针扶突、列缺穴应用于喉镜麻醉 11 例,《中国针灸》,2020 年 7 期。

19. 口禾髎　Kǒuhéliáo(LI19)

【定位】在面部,横平人中沟上 1/3 与下 2/3 交点,鼻孔外缘直下(图 3-2-8)。

【解剖】皮肤→皮下组织→口轮匝肌。浅层有上颌神经的眶下神经分支等结构。深层有上唇动、静脉和面神经颊支等分布。

【主治】

① 鼻塞,鼽衄。

② 口㖞,口噤。

【操作】平刺或斜刺 0.3~1.0 寸。

【文献链接】

①《针灸甲乙经·血溢发衄第七(鼻鼽息肉着附)》:"鼻窒,口僻,清涕出,不可止,鼻衄有痈。"

② 透刺、散刺结合推拿等方法综合治疗顽固性面瘫 41 例,《中国针灸》,2019 年 2 期。

③ "拔河对刺、补泻兼施法" 治疗顽固性周围性面瘫 120 例,《中国针灸》,2018 年 4 期。

20. 迎香 *　Yíngxiāng(LI20)　手、足阳明交会穴

【定位】在面部,鼻翼外缘中点旁,鼻唇沟中(图 3-2-8)。

【解剖】皮肤→皮下组织→提上唇肌。浅层有上颌神经的眶下神经分支。深层有面动、静脉的分支或属支,面神经颊支。

【主治】

① 鼻塞,鼽衄,口㖞,面痒。

② 胆道蛔虫症。

【操作】斜刺或平刺,0.3~0.5 寸。

【文献链接】

①《针灸甲乙经·血溢发衄第七(鼻鼽息肉着附)》:"鼻鼽不利,窒洞气塞,喎僻多洟,鼽衄有痈,迎香主之。"

②《针灸聚英·百症赋》:"面上虫行有验,迎香可取。"

③ 针灸治疗嗅觉障碍的临床应用及机制探讨,《中国针灸》,2020 年 4 期。

④ "迎香""印堂"穴位注射对变应性鼻炎大鼠鼻黏膜组胺受体 H1、H4 表达的影响,《针刺研究》,2018 年 4 期。

思维导图

第三节　足阳明经络与腧穴

本节包括经络和腧穴两部分。第一部分为经络,包括足阳明经脉、足阳明络脉、足阳明经别和足阳明经筋。第二部分为腧穴,首穴是承泣,末穴是厉兑,左右各45穴。

一、足阳明经络

(一)足阳明经脉

1. 经脉循行

胃足阳明之脉,起于鼻,交頞[1]中,旁约[2]太阳之脉,下循鼻外,入上齿中,还出挟口,环唇,下交承浆,却循颐后[3]下廉,出大迎,循颊车,上耳前,过客主人[4],循发际,至额颅[5]。

其支者,从大迎前,下人迎,循喉咙,入缺盆,下膈,属胃,络脾。

其直者,从缺盆下乳内廉,下挟脐,入气街[6]中。

其支者,起于胃下口[7],循腹里,下至气街中而合——以下髀关,抵伏兔,下入膝膑中,下循胫外廉[8],下足跗[8],入中指内间[9]。

其支者,下膝三寸而别,以下入中指外间[10]。

其支者,别跗上,入大指间[11],出其端(《灵枢·经脉》)(图3-3-1)。

【注释】

[1]頞:音遏(è),指鼻根凹陷处。

[2]约:原误作"纳",此指与足太阳经交会于眼睛。

[3]却循颐后:却,退却;颐,下颌部。

[4]客主人:即上关穴。

[5]额颅:指前额正中部。

[6]气街:腹股沟动脉部,穴名气冲。

[7]胃下口:即幽门部。原作"胃口,下。""下"字属下句。

[8]足跗:即足背。

[9]中指内间:"指"通"趾"。内间,指中趾与次趾间。

[10]以下入中指外间:"以"字据《针灸甲乙经》《脉经》《黄帝内经太素》《备急千金要方》《素问·阴阳离合论》王冰注引文及《铜人腧穴针灸图经》《十四经发挥》补。此支应是从足三里分出,下经丰隆,出于中指外侧端。

[11]大指间:指大趾与次趾之间。

足阳明胃经,起于鼻(会迎香),交鼻根部,与旁边足太阳经交会(会睛明),向下沿鼻外侧(承泣、四白),进入上齿中(巨髎),回出来夹口旁(地仓),环绕口唇(会水沟),向下交会于颏唇沟(会承浆);

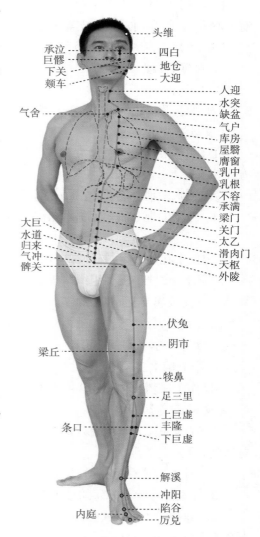

图3-3-1　足阳明经脉循行示意图

退回来沿下颌出面动脉部(大迎),再沿下颌角(颊车),上耳前(下关),经颧弓上(会上关、悬厘、颔厌),沿发际(头维),至额颅中部(会神庭)。

面部的支脉,从大迎前向下,经颈动脉部(人迎),沿着喉咙(水突、气舍,一说会大椎),进入缺盆(锁骨上窝部),向下通过横膈,属于胃(会上脘、中脘),联络于脾脏。

缺盆部主干,从锁骨上窝(缺盆)向下,经乳中(气户、库房、屋翳、膺窗、乳中、乳根),向下夹脐旁(不容、承满、梁门、关门、太乙、滑肉门、天枢、外陵、大巨、水道、归来),进入气街(腹股沟动脉部气冲穴)。

腹内支脉,从胃口向下,沿腹里,至腹股沟动脉部与前外行主干会合。由此下行,经髋关节前(髀关),到股四头肌隆起处(伏兔、阴市、梁丘),下向膝髌中(犊鼻),胫骨外侧前缘(足三里、上巨虚、条口、下巨虚),下行足背(解溪、冲阳),进入中趾内侧趾缝(陷谷、内庭),出次趾末端(厉兑)。

胫部支脉,从膝下三寸处(足三里)分出(丰隆),向下进入中趾外侧趾缝,出中趾末端。

足部支脉,从足背部(冲阳)分出,进入大趾趾缝间,出大趾末端,接足太阴脾经。

2. 经脉病候

是动则病,洒洒振寒,善伸,数欠,颜黑,病至则恶人与火,闻木声则惕然而惊,心欲动,独闭户塞牖[1]而处;甚则欲上[2]高而歌,弃衣而走;贲响[3]腹胀,是为骭厥[4]。

是主血[5]所生病者,狂,疟,温淫[6],汗出,鼽衄,口喎,唇胗[7],颈肿,喉痹,大腹水肿,膝髌肿痛;循膺、乳、气街、股、伏兔、骭外廉、足跗上皆痛,中指不用。

气盛,则身以前皆热,其有余于胃,则消谷善饥,溺色黄;气不足,则身以前皆寒栗,胃中寒则胀满(《灵枢·经脉》)。

【注释】

[1]牖:音友(yǒu),指窗口。

[2]上:《素问·阳明脉解》篇作"登",《素问·脉解》篇作"乘",义同。

[3]贲响:当指胸膈肠胃部作响,肠鸣之症均属此。

[4]骭厥:指足胫部气血阻逆。

[5]主血:胃为水谷之海,化生精微之气而为血,其经脉多气多血,故主血所生病。

[6]温淫:指热性病症。

[7]唇胗:"胗"与"疹"(zhěn)通,指唇疡。

(二)足阳明络脉

足阳明之别,名曰丰隆,去踝八寸,别走太阴;其别者,循胫骨外廉,上络头项,合诸经之气,下络喉嗌(图3-3-2)。

其病:气逆则喉痹卒喑[1]。实,则狂癫;虚,则足不收,胫枯[2]。取之所别也(《灵枢·经脉》)。

【注释】

[1]卒喑:卒,通"猝",突然;喑,失音,音哑。

[2]足不收,胫枯:指下肢弛缓、松软无力,胫部肌肉萎缩,气血亏虚的见症。

(三)足阳明经别

足阳明之正,上至髀,入于腹里[1],属胃,散之脾,上通于心,上循咽,出于口,上頞𫑡[2],还系目系[3],合于阳明也(《灵枢·经别》)(图3-3-3)。

【注释】

[1]腹里:腹腔之内。

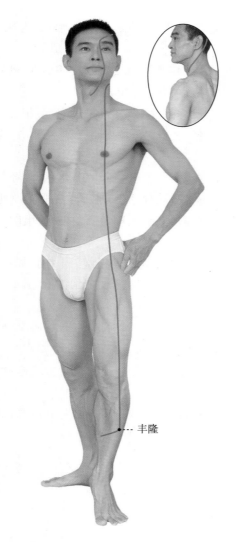

图 3-3-2　足阳明络脉循行示意图

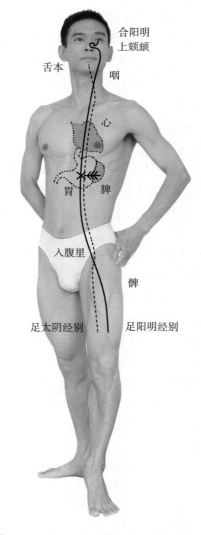

图 3-3-3　足阳明、足太阴经别循行示意图

[2] 颃颡:颃,鼻根;颡,眼眶下部。参见前注。

[3] 目系:眼后内连于脑的组织。

（四）足阳明经筋

足阳明之筋,起于中三指[1],结于跗上;邪（斜）外上加于辅骨,上结于膝外廉;直上结于髀枢;上循胁,属脊。其直者,上循骬,结于膝。其支者,结于外辅骨,合少阳。其直者,上循伏兔,上结于髀,聚于阴器,上腹而布,至缺盆而结。上颈,上挟口,合于颏,下结于鼻,上合于太阳。太阳为目上纲[2],阳明为目下纲。其支者,从颊结于耳前（图 3-3-4）。

其病:足中指支,胫转筋,脚跳坚[3],伏兔转筋,髀前肿,㿉疝[4],腹筋急,引缺盆及颊。卒口僻[5],急者目不合;热则筋纵、目不开。颊筋有寒则急,引颊移口;有热则筋弛纵,缓不胜收,故僻（《灵枢·经筋》）。

【注释】

[1] 中三指:中间三趾之意,即足次趾、中趾及无名趾。

[2] 纲:原作"网",此据《针灸甲乙经》《黄帝内经太素》改。

[3] 脚跳坚:下肢跳动,感觉僵硬不舒适。

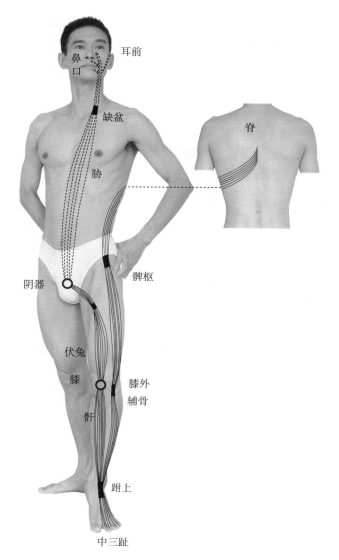

图 3-3-4 足阳明经筋分布示意图

［4］癫疝:癫,音颓(tuí)。又作"㿗"。因疝气下颓,故名。

［5］口僻:指口角歪斜。

二、足阳明腧穴

本经腧穴一侧45穴,12穴分布于头面颈部,18穴在胸腹部,15穴在下肢的前外侧面和足部(图3-3-5)。

1. 承泣 * Chéngqì（ST1） 足阳明、阳跷、任脉交会穴

【定位】在面部,眼球与眶下缘之间,瞳孔直下(图3-3-6)。

【解剖】皮肤→皮下组织→眼轮匝肌→眶脂体→下斜肌。浅层布有眶下神经的分支,面神经的颧支。深层有动眼神经的分支,眼动、静脉的分支或属支。

【主治】

① 目赤肿痛,流泪,夜盲,近视,眼睑𥆧动。

② 口㖞，面肌痉挛。

【操作】嘱患者闭目，医者押手轻轻固定眼球，刺手持针，于眶下缘和眼球之间缓慢直刺 0.5~1.0 寸，不宜提插捻转，以防刺破血管引起血肿，出针后以棉签按压针孔片刻。禁灸。

【文献链接】

①《针灸甲乙经·足太阳阳明手少阳脉动发目病》："目不明，泪出，目眩瞀，瞳子痒，远视䀮䀮，昏夜无见，目瞤动，与项口参相引，㖞僻口不能言，刺承泣。"

②《外台秘要·孔穴主对法》："禁不宜灸，无问多少，三日以后眼下大如拳，息肉长桃许大，至三十日即定，百日都不见物，或如升大。"

③《针灸大成·足阳明胃经》："主目冷泪出，上观，瞳子痒，远视䀮䀮，昏夜无见，目瞤动与项口相引，口眼㖞斜，口不能言，面叶叶牵动，眼赤痛，耳鸣耳聋。"

④ 火针点刺承泣穴治疗周围性面瘫后遗溢泪症的临床观察，《世界针灸杂志》，2020 年 3 期。

⑤ 晨起流泪案，《中国针灸》，2018 年 9 期。

2. 四白 * Sìbái（ST2）

【定位】在面部，眶下孔处（图 3-3-6）。

【解剖】皮肤→皮下组织→眼轮匝肌、提上唇肌→眶下孔或上颌骨。浅层布有眶下神经的分支，面神经的颧支。深层在眶下孔内有眶下动、静脉和神经穿出。

【主治】

① 目赤肿痛，目翳，眼睑瞤动，近视。

② 面痛，口㖞，胆道蛔虫症。

③ 头痛、眩晕。

【操作】直刺 0.3~0.5 寸；或沿皮透刺睛明；或向外上方斜刺 0.5 寸入眶下孔。

【文献链接】

①《铜人腧穴针灸图经》："凡用针稳审方得下针，若针深即令人目乌色。"

②《针灸甲乙经·足太阳阳明手少阳脉动发目病》："目痛，口僻，戾（一作'泪出'）目不明，四白主之。"

③《针灸大成·足阳明胃经》："主头痛，目眩，目赤痛，僻泪不明，目痒，目肤翳，口㖞僻不

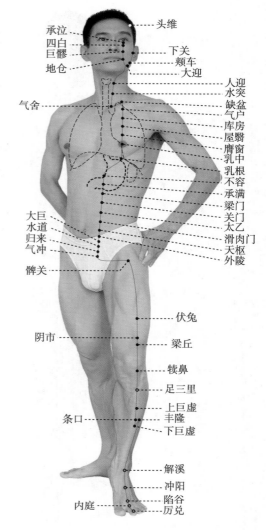

图 3-3-5　足阳明胃经穴

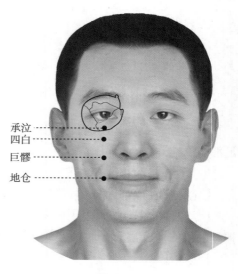

图 3-3-6

能言。"

④白内障术后倒睫案,《中国针灸》,2019 年 7 期。

⑤浅析严洁教授针灸治疗功能性消化不良学术思想,《中国针灸》,2016 年 1 期。

3. 巨髎 Jùliáo(ST3) 足阳明、阳跷之会

【定位】在面部,横平鼻翼下缘,瞳孔直下。(图 3-3-6)

【解剖】皮肤→皮下组织→提上唇肌→提口角肌。布有上颌神经的眶下神经,面神经的颊支,面动、静脉和眶下动、静脉分支或属支的吻合支。

【主治】

①口㖞,面痛,齿痛,鼻衄,唇颊肿。

②眼睑𥆧动。

【操作】直刺 0.5~0.8 寸。

【文献链接】

①《针灸大成·足阳明胃经》:"主瘛疭,唇颊肿痛,口㖞㖞斜,目障无见,远视䀮䀮,淫肤白膜,翳覆瞳子,面风鼻颊肿痈痛,招摇视瞻,脚气膝肿。"

②《针灸甲乙经·阳受病发风(下)》:"面目恶风寒,肿臃痛,招摇视瞻,瘈疭口僻,巨髎主之。"

③《针灸资生经·唇颊肿痛(颐颔肿)》:"巨髎,天窗,主颊肿痛。"

④杨兆勤教授经验穴验案撷萃,《中国针灸》,2020 年 11 期。

4. 地仓 * Dìcāng(ST4)

【定位】在面部,口角旁开 0.4 寸(指寸)(图 3-3-6)。

【取法】口角旁,在鼻唇沟或鼻唇沟延长线上。

【解剖】皮肤→皮下组织→口轮匝肌→降口角肌。布有三叉神经的颊支和眶下支,面动、静脉的分支或属支。

【主治】

①口㖞,流涎。

②眼睑𥆧动。

【操作】斜刺或平刺 0.5~0.8 寸,或向迎香、颊车方向透刺 1.0~2.0 寸。

【文献链接】

①《针灸甲乙经·热在五脏发痿》:"口缓不收,不能言语,手足痿躄不能引,地仓主之。"

②《针灸大成·足阳明胃经》:"主偏风口㖞,目不得闭,脚肿,失音不语,饮水不收,水浆漏落,眼𥆧动不止,瞳子痒,远视䀮䀮,昏夜无见。病左治右,病右治左,宜频针灸,以取尽风气。口眼㖞斜者,以正为度。"

③不同深度针刺地仓、颊车穴对周围性面瘫患者生活质量及面神经功能的影响,《中医杂志》,2019 年 2 期。

5. 大迎 Dàyíng(ST5)

【定位】在面部,下颌角前方,咬肌附着部的前缘凹陷中,面动脉搏动处(图 3-3-7)。

【解剖】皮肤→皮下组织→降口角肌与颈阔肌→咬肌前缘。浅层布有三叉神经第三支下颌神经的颊神经,面神经的下颌缘支。深层有面动、静脉。

【主治】

①颊肿,齿痛。

② 口喝,口噤。

【操作】避开动脉直刺 0.3~0.5 寸,或斜向地仓方向刺。

【文献链接】

①《针灸大成·足阳明胃经》:"主风痉,口噤不开,唇吻瞤动,颊肿牙疼,寒热颈痛瘰疬,口喝,齿龋痛,数欠气,恶寒,舌强不能言,风壅面浮肿,目痛不得闭。"

②《针灸甲乙经·手足阳明脉动发口齿病》:"厥口僻,失欠,下牙痛,颊肿,恶寒,口不收,舌不能言,不得嚼,大迎主之。"

③ 非典型面痛案,《中国针灸》,2019 年 5 期。

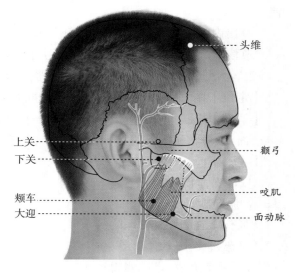

图 3-3-7

6. 颊车 *　Jiáchē(ST6)

【定位】在面部,下颌角前上方一横指(中指)(图 3-3-7)。

【取法】沿下颌角角平分线上一横指,闭口咬紧牙时咬肌隆起,放松时按之有凹陷处。

【解剖】皮肤→皮下组织→咬肌。布有耳大神经的分支,面神经下颌缘支的分支。

【主治】

① 口喝,颊肿。

② 齿痛,口噤不语。

【操作】直刺 0.3~0.5 寸,或向地仓方向透刺 1.5~2.0 寸。

【文献链接】

①《针灸甲乙经·手足阳明脉动发口齿病》:"颊肿,口急,颊车痛,齿不可以嚼,颊车主之。"

②《针灸大成·治症总要》:"中风口噤不开:颊车、人中、百会、承浆、合谷。"

③《类经图翼·诸证灸法要穴》:"主口眼㖞斜:颊车、地仓、水沟、承浆、听会、合谷。"

④ 不同深度针刺地仓、颊车穴对周围性面瘫患者生活质量及面神经功能的影响,《中医杂志》,2019 年 2 期。

⑤ 基于复杂网络的电针治疗急性期周围性面瘫用穴规律分析,《针灸临床杂志》,2020 年 10 期。

7. 下关 *　Xiàguān(ST7)　足阳明、少阳交会穴

【定位】在面部,颧弓下缘中央与下颌切迹之间凹陷中(图 3-3-7)。

【取法】闭口,上关直下,颧弓下缘凹陷中。

【解剖】皮肤→皮下组织→腮腺→咬肌与颞骨颧突之间→翼外肌。浅层布有耳颞神经的分支,面神经的颧支,面横动、静脉等。深层有上颌动、静脉,舌神经,下牙槽神经,脑膜中动脉和翼丛等。

【主治】

① 耳聋,耳鸣,聍耳。

② 齿痛,口喝,面痛。

【操作】直刺或斜刺 0.5~1.0 寸。

【文献链接】

①《针灸甲乙经·手足阳明脉动发口齿病》："失欠,下齿龋,下牙痛,颞肿,下关主之。"

②《备急千金要方·头面·齿病》："下关,大迎,翳风,完骨主牙齿龋痛。"

③ 深刺下关穴配合电疗法治疗三叉神经痛的疗效,《中国老年学杂志》,2017 年 9 期。

8. 头维 *　Tóuwéi(ST8)　足阳明、少阳,阳维交会穴

【定位】在头部,额角发际直上 0.5 寸,头正中线旁开 4.5 寸(图 3-3-7)。

【解剖】皮肤→皮下组织→颞肌上缘的帽状腱膜→腱膜下疏松结缔组织→颅骨外膜。布有耳颞神经的分支,面神经的颞支,颞浅动、静脉的额支等。

【主治】

① 头痛,眩晕。

② 目痛,迎风流泪,眼睑瞤动。

【操作】向后平刺 0.5~0.8 寸或横刺透率谷。

【文献链接】

①《针灸甲乙经·五脏传病发寒热(上)》："寒热,头痛如破,目痛如脱,喘逆烦满,呕吐,流汗难言,头维主之。"

②《针灸大成·玉龙歌》："眉间疼痛苦难当,攒竹沿皮刺不妨,若是眼昏皆可治,更针头维即安康。"

③《医宗金鉴·外科卷下·刺灸心法要诀·头部主病针灸要穴歌》："头维主刺头风疼,目痛如脱泪不明,禁灸随皮三分刺,兼刺攒竹更有功。"

④ 颅内毛细血管扩张症案,《中国针灸》,2017 年 10 期。

9. 人迎 *　Rényíng(ST9)　足阳明、少阳交会穴

【定位】在颈部,横平喉结,胸锁乳突肌前缘,颈总动脉搏动处(图 3-3-8)。

【解剖】皮肤→皮下组织和颈阔肌→颈固有筋膜浅层及胸锁乳突肌前缘→颈固有筋膜深层和肩胛舌骨肌后缘→咽缩肌。浅层布有颈横神经,面神经颈支。深层有甲状腺上动、静脉的分支或属支,舌下神经袢的分支等。

【主治】

① 咽喉肿痛,胸满喘息,瘰疬,瘿气。

② 头痛,眩晕。

【操作】避开动脉直刺 0.3~0.8 寸。慎灸。

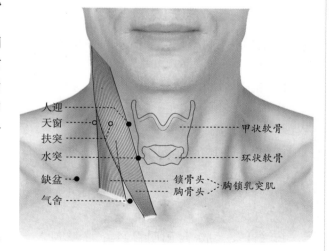

图 3-3-8

【文献链接】

①《灵枢·寒热病》："阳迎头痛,胸满不得息,取之人迎。"

②《备急千金要方·热病·霍乱》："凡霍乱头痛胸满,呼吸喘鸣,穷窘不得息,人迎主之。"

③ 针刺人迎穴对缺血性脑卒中伴原发性高血压患者血压的影响,《中国针灸》,2019 年 11 期。

④ 肌电引导下人迎穴穴位注射治疗脑卒中后吞咽困难疗效观察,《中国针灸》,2018 年 8 期。

⑤ 人迎穴改良针刺提插法对椎动脉型颈椎病患者血浆 NPY 及 UⅡ浓度的影响,《中华中医药杂志》,2018 年 9 期。

10. 水突 Shuǐtū(ST10)

【定位】在颈部,横平环状软骨,胸锁乳突肌前缘(图 3-3-8)。

【解剖】皮肤→皮下组织和颈阔肌→颈固有筋膜浅层及胸锁乳突肌→颈固有筋膜深层及肩胛舌骨肌,胸骨甲状肌。浅层布有颈横神经。深层有甲状腺。

【主治】

① 咳嗽,哮喘。

② 咽喉肿痛,瘿瘤,瘰疬。

【操作】直刺 0.3~0.5 寸。

【文献链接】

①《针灸甲乙经·邪在肺五脏六腑受病发咳逆上气》:"咳逆上气,咽喉痛肿,呼吸短气,喘息不通,水突主之。"

②《备急千金要方·头面·喉咽病》:"水突,主喉咽肿。"

③ 水突穴体表电刺激联合耳穴贴压治疗围绝经期综合征临床疗效观察,《中国针灸》,2018 年 10 期。

④ 水突穴体表电刺激联合指趾端刺治疗偏头痛临床效果随机对照研究,《针灸临床杂志》,2017 年 10 期。

11. 气舍 Qìshě(ST11)

【定位】在胸锁乳突肌区,锁骨上小窝,锁骨胸骨端上缘,胸锁乳突肌胸骨头与锁骨头中间的凹陷中(图 3-3-8)。

【解剖】皮肤→皮下组织和颈阔肌→胸锁乳突肌的胸骨头与锁骨头之间。浅层布有锁骨上内侧神经,颈横神经的分支和面神经颈支。深层有联络两侧颈前静脉的颈前静脉弓和头臂静脉。

【主治】

① 咳嗽,哮喘,呃逆。

② 咽喉肿痛,瘿瘤,瘰疬。

【操作】直刺 0.3~0.5 寸。

【文献链接】

①《针灸甲乙经·手太阴阳明太阳少阳脉动发肩背痛肩前臑皆痛肩似拔》:"肩肿不得顾,气舍主之。"

②《针灸大成·足阳明胃经》:"主咳逆上气,颈项强不得回顾,喉痹哽噎,咽肿不消,瘿瘤。"

③ 内关穴膻中穴配伍气舍穴治疗延髓背外侧综合征顽固呃逆的临床效果,《世界最新医学信息文摘》,2019 年 48 期。

12. 缺盆 Quēpén(ST12)

【定位】在颈外侧区,锁骨上大窝,锁骨上缘凹陷中,前正中线旁开 4 寸(图 3-3-8)。

【解剖】皮肤→皮下组织和颈阔肌→锁骨与斜方肌之间→肩胛舌骨肌(下腹)与锁骨

下肌之间→臂丛。浅层布有锁骨上中间神经,深层有颈横动、静脉,臂丛的锁骨上部等重要结构。

【主治】

① 咳嗽,哮喘。

② 缺盆中痛,咽喉肿痛,瘰疬,颈肿。

【操作】直刺或向后背横刺 0.3~0.5 寸,不可深刺以防刺伤胸膜引起气胸。

【文献链接】

①《针灸甲乙经·五脏传病发寒热(下)》:"外溃不死,肩引项,不举,缺盆中痛,汗不出,喉痹,咳嗽血,缺盆主之。"

②《素问·刺禁论》:"刺缺盆中内陷,气泄,令人喘咳逆。"

③《类经图翼·经络·足阳明胃经穴》:"孕妇禁针。"

④ 经筋理论指导下点按缺盆等穴联合牵伸抗阻训练治疗颈椎病后伸功能障碍的临床效果,《临床医学研究与实践》,2020 年 20 期。

⑤ 点按缺盆穴治疗咳嗽之机理浅探,《中国民族民间医药》,2017 年 22 期。

13. 气户 Qìhù(ST13)

【定位】在胸部,锁骨下缘,前正中线旁开 4 寸(图 3-3-9)。

【解剖】皮肤→皮下组织→胸大肌。浅层布有锁骨上中间神经。深层有腋动脉和其分支胸肩峰动脉。

【主治】

① 咳嗽,哮喘,呃逆。

② 胸胁胀满。

【操作】斜刺或平刺 0.5~0.8 寸。

【文献链接】

①《针灸甲乙经·肝受病及卫气留积发胸胁满痛第四》:"胸胁支满,喘满上气,呼吸肩息,不知食味。"

②《针灸大成·足阳明胃经》:"主咳逆上气,胸背痛,咳不得息,不知味,胸胁支满,喘急。"

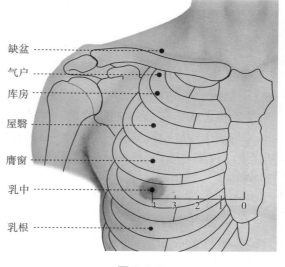

图 3-3-9

③《类经图翼·经络·足阳明胃经穴》:"主治咳逆上气,胸背痛,支满喘急不得息,不知味。"

④ 民间推拿疗法治疗呃逆,《中国民间疗法》,2017 年 8 期。

14. 库房 Kùfáng(ST14)

【定位】在胸部,第 1 肋间隙,前正中线旁开 4 寸(图 3-3-9)。

【解剖】皮肤→皮下组织→胸大肌→胸小肌。浅层布有锁骨上神经,肋间神经的皮支。深层有胸肩峰动、静脉的分支和属支,胸内、外侧神经的分支。

【主治】

① 咳嗽,哮喘,咳唾脓血。

② 胸胁胀痛。

【操作】斜刺或平刺 0.5~0.8 寸。

【文献链接】

①《针灸甲乙经·邪在肺五脏六腑受病发咳逆上气》:"胸胁支满,咳逆上气,呼吸多喘,浊沫脓血,库房主之。"

②《针灸大成·足阳明胃经》:"主胸胁满,咳逆上气,呼吸不至息,唾脓血浊沫。"

③ 刮痧拔罐法治疗乳腺增生的临床疗效观察,《广州中医药大学学报》,2016 年 1 期。

15. 屋翳　Wūyì(ST15)

【定位】在胸部,第 2 肋间隙,前正中线旁开 4 寸(图 3-3-9)。

【解剖】皮肤→皮下组织→胸大肌→胸小肌。浅层布有第二肋间神经外侧皮支。深层有胸肩峰动、静脉的分支或属支,胸内、外侧神经的分支。

【主治】

① 咳嗽,哮喘。

② 胸胁胀满,乳痈。

【操作】斜刺或平刺 0.5~0.8 寸。

【文献链接】

①《备急千金要方·心腹·水肿病》:"主身肿,皮痛不可近衣。"

②《针灸大成·足阳明胃经》:"主咳逆上气,唾血多浊沫脓血,痰饮,身体肿,皮肤痛不可近衣,淫泺,瘛疭不仁。"

③ 穴位埋线治疗乳腺增生病 28 例,《湖北中医杂志》,2016 年 11 期。

16. 膺窗　Yīngchuāng(ST16)

【定位】在胸部,第 3 肋间隙,前正中线旁开 4 寸(图 3-3-9)。

【解剖】皮肤→浅筋膜→胸大肌→肋间肌。浅层布有肋间神经的外侧皮支,胸腹壁静脉的属支。深层有胸内、外侧神经,胸肩峰动、静脉的分支或属支,第三肋间神经和第三肋间后动、静脉。

【主治】

① 咳嗽,哮喘。

② 胸肋胀痛,乳痈。

【操作】斜刺或平刺 0.5~0.8 寸。

【文献链接】

①《针灸甲乙经·妇人杂病》:"寒热,短气,卧不安,膺窗主之。"

②《备急千金要方·心腹·胸胁病》:"膺窗,主胸胁痛肿。"

③《针灸大成·足阳明胃经》:"主胸满短气,唇肿,肠鸣注泄,乳痈,寒热卧不安。"

④ 按揉挤捏手法为主治疗急性乳腺炎早期 39 例临床观察,《浙江中医杂志》,2019 年 2 期。

17. 乳中　Rǔzhōng(ST17)

【定位】在胸部,乳头中央(图 3-3-9)。

【解剖】乳头皮肤→皮下组织→胸大肌。浅层有第四肋间神经外侧皮支,皮下组织内男性主要由结缔组织构成,只有腺组织的迹象,而无腺组织的实质。深层有胸内、外侧神经的分支,胸外侧动、静脉的分支或属支。

【操作】多用作胸腹部穴位的定位标志,一般不作刺灸。

【文献链接】

①《素问·刺禁论》："刺乳上,中乳房,为肿根蚀。"

②《针灸甲乙经·胸自气户侠输府两傍各二寸下行至乳根凡十二穴》："禁不可刺灸,灸刺之,不幸生蚀疮,疮中有脓血清汁者可治。疮中有息肉,若蚀疮者死。"

③《针灸甲乙经·针灸禁忌(下)》："乳中禁不可灸。"

④ 产后乳中穴穴位按摩配合缩宫素对产后出血的预防作用研究,《临床医药实践》,2019 年 1 期。

18. 乳根 Rǔgēn(ST18)

【定位】在胸部,第 5 肋间隙,前正中线旁开 4 寸(图 3-3-9)。

【解剖】皮肤→皮下组织→胸大肌。浅层有第五肋间神经外侧皮支,胸腹壁静脉的属支。深层有胸外侧动、静脉的分支或属支,胸内、外侧神经的分支,第五肋间神经,第五肋间后动、静脉。

【主治】

① 咳嗽,哮喘,胸闷,胸痛。

② 乳痈,乳汁少。

【操作】斜刺或平刺 0.5~0.8 寸。

【文献链接】

①《针灸甲乙经·妇人杂病》："乳痈,凄索寒热,痛不可按,乳根主之。"

②《备急千金要方·心腹·胸胁病》："乳根,主胸下满痛。"

③《针灸大成·足阳明胃经》："主胸下满闷,胸痛膈气,不下食,噎病,臂痛肿,乳痈,乳痛,凄惨寒痛,不可按抑,咳逆,霍乱转筋,四厥。"

④ 温和灸联合穴位按摩对气血虚弱型缺乳产妇泌乳启动的影响,《解放军护理杂志》,2020 年 2 期。

19. 不容 Bùróng(ST19)

【定位】在上腹部,脐中上 6 寸,前正中线旁开 2 寸(图 3-3-10)。

【解剖】皮肤→皮下组织→腹直肌鞘前壁→腹直肌。浅层布有第六、七、八胸神经前支的外侧皮支和前皮支及腹壁浅静脉。深层有腹壁上动、静脉的分支或属支,第六、七胸神经前支的肌支。

【主治】

① 呕吐,胃痛,腹胀。

② 食欲不振。

【操作】直刺 0.5~1.0 寸。对于某些肋弓角较狭小的人,此穴下可能正当肋骨,可采用斜刺的方法。

【文献链接】

①《针灸甲乙经·动作失度内外伤发崩中瘀血呕血唾血》："呕血有息,胁下痛,口

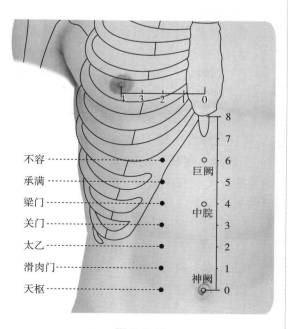

图 3-3-10

干,心痛与背相引,不可咳,咳则肾痛,不容主之。"

②《备急千金要方·心腹·吐血病》:"上脘,不容,大陵主呕血。"

③《针灸大成·足阳明胃经》:"主腹满痃癖,吐血,肩胁痛,口干,心痛,胸背相引痛,喘咳,不嗜食,腹虚鸣,呕吐,痰癖,疝瘕。"

20. 承满　Chéngmǎn(ST20)

【定位】在上腹部,脐中上 5 寸,前正中线旁开 2 寸(图 3-3-10)。

【解剖】皮肤→皮下组织→腹直肌鞘前壁→腹直肌。浅层布有第六、七、八胸神经前支的外侧皮支和前皮支及腹壁浅静脉。深层有腹壁上动、静脉的分支或属支,第六、七、八胸神经前支的肌支。

【主治】

① 胃痛,腹胀,食欲不振。

② 吐血。

【操作】直刺 0.5~1.0 寸。

【文献链接】

①《针灸甲乙经·脾胃大肠受病发腹胀满肠中鸣短气》:"肠鸣相逐,不可倾倒。"

②《备急千金要方·大肠腑方·大肠虚实》:"肠中雷鸣,相逐痢下,灸承满五十壮。"

③《备急千金要方·心腹·胸胁病》:"中脘,承满,主胁下坚痛。"

21. 梁门 *　Liángmén(ST21)

【定位】在上腹部,脐中上 4 寸,前正中线旁开 2 寸(图 3-3-10)。

【解剖】皮肤→皮下组织→腹直肌鞘前壁→腹直肌。浅层布有第七、八、九胸神经前支的外侧皮支和前皮支及腹壁浅静脉。深层有腹壁上动、静脉的分支或属支,第七、八、九胸神经前支的肌支。

【主治】胃痛,呕吐,食欲不振,腹胀,泄泻。

【操作】直刺 0.5~1.0 寸。

【文献链接】

①《针灸甲乙经·肝受病及卫气留积发胸胁满痛》:"腹中积气结痛,梁门主之。"

②《针灸大成·足阳明胃经》:"主胁下积气,食饮不思,大肠滑泄,完谷不化。"

③ 艾灸"足三里""梁门"对胃热证、胃寒证模型大鼠脑皮质代谢的影响,《中医杂志》,2020 年 11 期。

22. 关门　Guānmén(ST22)

【定位】在上腹部,脐中上 3 寸,前正中线旁开 2 寸(图 3-3-10)。

【解剖】皮肤→皮下组织→腹直肌鞘前壁→腹直肌。浅层布有第七、八、九胸神经前支的外侧皮支和前皮支及腹壁浅静脉。深层有腹壁上动、静脉的分支或属支,第七、八、九胸神经前支的肌支。

【主治】

① 腹痛,腹胀,肠鸣,泄泻。

② 水肿。

【操作】直刺 0.5~1.0 寸。

【文献链接】

①《针灸甲乙经·脾胃大肠受病发腹胀满肠中鸣短气第七》:"腹胀善满,积气,关门

主之。"

②《针灸大成·足阳明胃经》:"善满积气,肠鸣卒痛,泄利,不欲食,腹中气走,侠脐急痛,身肿,痎疟振寒,遗溺。"

③《备急千金要方·心腹·水肿病》:"关门,主身肿身重。"

④ 运用经络腧穴诊察法治疗功能性胃肠病,《江西中医药》,2019 年 1 期。

23. 太乙　Tàiyǐ(ST23)

【定位】在上腹部,脐中上 2 寸,前正中线旁开 2 寸(图 3-3-10)。

【解剖】皮肤→皮下组织→腹直肌鞘前壁→腹直肌。浅层布有第八、九、十胸神经前支的外侧皮支和前皮支及腹壁浅静脉。深层有腹壁上动、静脉的分支或属支,第八、九、十胸神经前支的肌支。

【主治】

① 胃痛。

② 癫狂,心烦。

【操作】直刺 0.8~1.2 寸。

【文献链接】

①《铜人腧穴针灸图经》:"治癫疾狂走,心烦吐舌。"

②《针灸大成·足阳明胃经》:"主癫疾狂走,心烦吐舌。"

③《类经图翼·足阳明胃经穴》:"主治心烦,癫狂,吐舌。"

24. 滑肉门　Huáròumén(ST24)

【定位】在上腹部,脐中上 1 寸,前正中线旁开 2 寸(图 3-3-10)。

【解剖】皮肤→皮下组织→腹直肌鞘前壁→腹直肌。浅层布有第八、九、十胸神经前支的外侧皮支和前皮支及脐周静脉网。深层有腹壁上动、静脉的分支或属支,第八、九、十胸神经前支的肌支。

【主治】

① 胃痛,呕吐。

② 癫狂,吐舌。

【操作】直刺 0.8~1.2 寸。

【文献链接】

①《类经图翼·足阳明胃经穴》:"癫狂,呕逆,吐血,重舌舌强。"

②《针灸大成·足阳明胃经》:"主癫狂,呕逆,吐舌,舌强。"

③ 不同间隔时间穴位埋线干预代谢综合征的对比研究,《针刺研究》,2020 年 1 期。

25. 天枢 *　Tiānshū(ST25)　大肠募穴

【定位】在腹部,横平脐中,前正中线旁开 2 寸(图 3-3-10)。

【解剖】皮肤→皮下组织→腹直肌鞘前壁→腹直肌。浅层布有第九、十、十一胸神经前支的外侧皮支和前皮支及脐周静脉网。深层有腹壁上、下动、静脉的吻合支,第九、十、十一胸神经前支的肌支。

【主治】

① 腹胀肠鸣,绕脐腹痛,便秘,泄泻,痢疾。

② 癥瘕,月经不调,痛经。

【操作】直刺 1.0~1.5 寸。

【文献链接】

①《针灸甲乙经·脾胃大肠受病发腹胀满肠中鸣短气》:"腹胀肠鸣,气上冲胸,不能久立,腹中(切)痛(而鸣)濯濯。冬月重感于寒则泄,当脐而痛,肠胃间游气切痛,食不化,不嗜食,身肿,侠脐急,天枢主之。"

②《针灸大成·足阳明胃经》:"妇人女子癥瘕,血结成块,漏下赤白,月事不时。"

③《千金翼方·肝病》:"体重,四肢不举,灸天枢五十壮。"

④中药贴敷双侧"天枢"穴对功能性便秘大鼠结肠肌间神经丛血管活性肠肽、P物质的影响,《针刺研究》,2019年12期。

⑤电针"天枢"穴对感染后肠易激综合征内脏高敏感模型大鼠结肠肥大细胞活化和P物质的影响,《针刺研究》,2018年7期。

26. 外陵　Wàilíng(ST26)

【定位】在下腹部,脐中下1寸,前正中线旁开2寸(图3-3-11)。

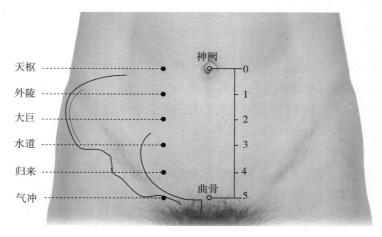

图3-3-11

【解剖】皮肤→皮下组织→腹直肌鞘前壁→腹直肌。浅层布有第十、十一、十二胸神经前支的外侧皮支和前皮支及腹壁浅静脉。深层有腹壁下动、静脉的分支或属支。第十、十一、十二胸神经前支的肌支。

【主治】腹痛,痛经,疝气。

【操作】直刺1.0~1.5寸。

【文献链接】

①《针灸甲乙经·脾胃大肠受病发腹胀满肠中鸣短气》:"腹中尽痛,外陵主之。"

②《备急千金要方·心腹·腹病》:"外陵主腹中尽痛。"

③《针灸大成·足阳明胃经》:"主腹痛,心下如悬,下引脐痛。"

④腹针治疗黄褐斑验案2则,《中西医结合心血管病电子杂志》,2019年28期。

27. 大巨　Dàjù(ST27)

【定位】在下腹部,脐中下2寸,前正中线旁开2寸(图3-3-11)。

【解剖】皮肤→皮下组织→腹直肌鞘前壁→腹直肌。浅层布有第十、十一、十二胸神经前支的外侧皮支和前皮支,腹壁浅动脉及腹壁浅静脉。深层有腹壁下动、静脉的分支或属支,第十、十一、十二胸神经前支的肌支。

【主治】

①小腹胀,小便不利,疝气。

②遗精,早泄。

【操作】直刺 1.0~1.5 寸。

【文献链接】

①《针灸甲乙经·阳受病发风(下)》:"偏枯,四肢不用,善惊,大巨主之。"

②《针灸大成·足阳明胃经》:"主小腹胀满,烦渴,小便难,㿉疝,偏枯,四肢不收,惊悸不眠。"

③按揉天枢、大巨、归来穴改善精神疾病患者排便困难效果临床观察,《内科》,2017 年 6 期。

28. 水道　Shuǐdào(ST28)

【定位】在下腹部,脐中下 3 寸,前正中线旁开 2 寸(图 3-3-11)。

【解剖】皮肤→皮下组织→腹直肌鞘前壁外侧缘→腹直肌外侧缘。浅层布有第十一、十二胸神经前支和第一腰神经前支的前皮支及外侧皮支,腹壁浅动、静脉。深层有第十一、十二胸神经前支的肌支。

【主治】

①水肿,小便不利,小腹胀满。

②痛经,不孕,疝气。

【操作】直刺 1.0~1.5 寸。

【文献链接】

①《针灸甲乙经·三焦约内闭发不得大小便》:"三焦约,大小便不通,水道主之。"

②《备急千金要方·三焦虚实·灸法》:"三焦、膀胱,肾中热气,灸水道随年壮。"

③秩边透水道为主针刺治疗多囊卵巢综合征疗效观察,《中国针灸》,2015 年 5 期。

④快速按摩刺激水道穴预防产后尿潴留临床疗效观察,《中国针灸》,2019 年 3 期。

29. 归来 *　Guīlái(ST29)

【定位】在下腹部,脐中下 4 寸,前正中线旁开 2 寸(图 3-3-11)。

【解剖】皮肤→皮下组织→腹直肌鞘前壁外侧缘→腹直肌外侧缘。浅层布有第十一、十二胸神经前支和第一腰神经前支的外侧皮支及前皮支,腹壁浅动、静脉的分支或属支。深层有腹壁下动、静脉的分支或属支和第十一、十二胸神经前支的肌支。

【主治】

①腹痛,疝气,奔豚气。

②闭经,月经不调,阴挺,带下。

【操作】直刺 1.0~1.5 寸。

【文献链接】

①《针灸甲乙经·经络受病入肠胃五脏积发伏梁息贲肥气痞气奔豚》:"奔豚,卵上入,痛引茎,归来主之。"

②《针灸大成·足阳明胃经》:"主小腹奔豚,卵上入腹,引茎中痛,七疝,妇人血脏积冷。"

③《针灸甲乙经·妇人杂病》:"女子阴中寒,归来主之。"

④调经促排卵中药配合艾灸归来穴治疗卵泡不成熟性不孕症的临床研究,《当代临床医刊》,2016 年 2 期。

30. 气冲 * Qìchōng(ST30)

【定位】在腹股沟区,耻骨联合上缘,前正中线旁开 2 寸,动脉搏动处(图 3-3-11)。

【解剖】皮肤→皮下组织→腹外斜肌腱膜→腹内斜肌→腹横肌。浅层布有腹壁浅动、静脉,第十二胸神经前支和第一腰神经前支的外侧皮支及前皮支。深层:下外侧在腹股沟管内有精索(或子宫圆韧带)、髂腹股沟神经和生殖股神经生殖支。

【主治】

① 腹痛。

② 阳痿,阴肿,疝气。

③ 月经不调,不孕。

【操作】直刺 0.5~1.0 寸。不宜灸。

【文献链接】

①《针灸资生经·不卧》:"(铜)气冲、(见上气)章门,治不得卧。"

②《针灸聚英·百症赋》:"带下产崩,冲门、气冲宜审。"

③《针灸大成·足阳明胃经》:"主腹满不得正卧,癫疝,大肠中热,身热腹痛,大气石水,阴痿茎痛,两丸骞痛,小腹奔豚,腹有逆气上攻心,腹胀满上抢心,痛不得息,腰痛不得俯仰,淫泺,伤寒胃中热,妇人无子,小肠痛,月水不利,妊娠子上冲心,生难胞衣不出。"

④ 周氏"络穴止痛方"加地机、气冲穴针刺治疗湿热瘀阻型原发性痛经临床观察,《河北中医》,2018 年 10 期。

31. 髀关 Bìguān(ST31)

【定位】在股前区,股直肌近端、缝匠肌与阔筋膜张肌 3 条肌肉之间凹陷中(图 3-3-12)。

【取法】约相当于髂前上棘、髌底外侧端连线与耻骨联合下缘水平线的交点处。

【解剖】皮肤→皮下组织→阔筋膜张肌与缝匠肌之间→股直肌→股外侧肌。浅层布有股外侧皮神经。深层有旋股外侧动、静脉的升支,股神经的肌支。

【主治】

① 下肢痿痹,腰膝冷痛。

② 腹痛。

【操作】直刺 1.0~2.0 寸,局部酸胀,或酸胀感向膝部传导。

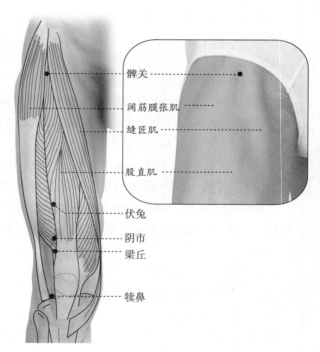

髀关
阔筋膜张肌
缝匠肌
股直肌
伏兔
阴市
梁丘
犊鼻

图 3-3-12

【文献链接】

①《针灸甲乙经·阴受病发痹(下)》:"膝寒痹不仁,不可屈伸,髀关主之。"

②《针灸大成·足阳明胃经》:"主腰痛,足麻木,膝寒不仁,痿痹,股内筋络急,不屈伸,小腹引喉痛。"

③ 同心圆硬化案,《中国针灸》,2017 年 8 期。

32. 伏兔 *　Fútù（ST32）

【定位】在股前区,髌底上 6 寸,髂前上棘与髌底外侧端的连线上(图 3-3-12)。

【解剖】皮肤→皮下组织→股直肌→股中间肌。浅层布有股外侧静脉,股神经前皮支及股外侧皮神经。深层有旋股外侧动、静脉的降支,股神经的肌支。

【主治】

① 腰膝冷痛,下肢痿痹,脚气。

② 疝气。

【操作】直刺 1.0~2.0 寸。

【文献链接】

①《备急千金要方·风癫·针灸法》:"狂邪鬼语,灸伏兔百壮。"

②《医宗金鉴·外科卷下·刺灸心法要诀·足部主病针灸要穴歌》:"伏兔主刺腿膝冷,兼刺脚气痛痹风。"

③《针灸大成·足阳明胃经》:"主膝冷不得温,风劳痹逆,狂邪,手挛缩,身瘾疹,腹胀少气,头重脚气,妇人八部诸疾。"

④ 脊髓前动脉综合征案,《中国针灸》,2018 年 9 期。

⑤ 电针脊髓损伤模型大鼠"足三里"与"伏兔"穴神经细胞凋亡因子 Caspase-3 的表达,《中国组织工程研究》,2020 年 32 期。

33. 阴市　Yīnshì（ST33）

【定位】在股前区,髌底上 3 寸,股直肌肌腱外侧缘(图 3-3-12)。

【解剖】皮肤→皮下组织→股直肌腱与股外侧肌之间→股中间肌。浅层布有股神经前皮支和股外侧皮神经。深层有旋股外侧动、静脉的降支和股神经肌支。

【主治】

① 腹胀,腹痛。

② 腿膝痿痹,屈伸不利。

【操作】直刺 1.0~1.5 寸。

【文献链接】

①《针灸甲乙经·针灸禁忌(下)》:"阴市禁不可灸。"

②《针灸大成·穴法·阴疝小便门》:"寒疝腹痛,阴市、太溪、肝俞。"

③《针灸甲乙经·经络受病入肠胃五脏积发伏梁息贲肥气痞气奔豚》:"寒疝痛,腹胀满,痿厥少气,阴市主之。"

④ 阴市穴禁灸浅析,《中华中医药杂志》,2015 年 10 期。

34. 梁丘 *　Liángqiū（ST34）　郄穴

【定位】在股前区,髌底上 2 寸,股外侧肌与股直肌肌腱之间(图 3-3-12)。

【解剖】皮肤→皮下组织→股直肌腱与股外侧肌之间→股中间肌腱的外侧。浅层布有股神经的前皮支和股外侧皮神经。深层有旋股外侧动、静脉的降支和股神经的肌支。

【主治】

① 急性胃痛。

② 乳痈。

③ 尿血。

④ 膝肿痛,下肢不遂。

【操作】直刺 1.0~1.5 寸。

【文献链接】

①《针灸甲乙经·邪在心胆及诸脏腑发悲恐太息口苦不乐及惊》:"大惊乳痛,梁丘主之。"

②《针灸大成·足阳明胃经》:"主膝脚腰痛,冷痹不仁,跪难屈伸,足寒,大惊,乳肿痛。"

③ 针刺梁丘、阳陵泉两穴联合整脊疗法治疗急性腰扭伤的临床效果,《中国医药导报》,2019 年 18 期。

④ 梁丘穴联合足三里穴电针刺激时的 fMRI 研究,《中国中西医结合影像学杂志》,2019 年 1 期。

35. 犊鼻 * Dúbí(ST35)

【定位】在膝前区,髌韧带外侧凹陷中(图 3-3-13)。

【取法】屈膝 45°,髌骨外下方的凹陷中。

【解剖】皮肤→皮下组织→髌韧带与髌外侧支持带之间→膝关节囊、翼状皱襞。浅层布有腓肠外侧皮神经,股神经前皮支,隐神经的髌下支和膝关节动、静脉网。深层有膝关节腔。

【主治】膝肿痛。

【操作】屈膝,向后内斜刺 1.0~1.5 寸。

【文献链接】

①《针灸大全·灵光赋》:"犊鼻治疗风邪疼。"

②《针灸大成·足阳明胃经》:"主膝中痛不仁,难跪起,脚气,膝膑肿,溃者不可治,不溃者可治。"

③ 针刺干预早期膝关节骨性关节炎:随机对照试验,《针刺研究》,2019 年 3 期。

④ 三伏热敏麦粒灸治疗寒湿瘀痹型膝关节骨性关节炎疗效观察,《时珍国医国药》,2018 年 5 期。

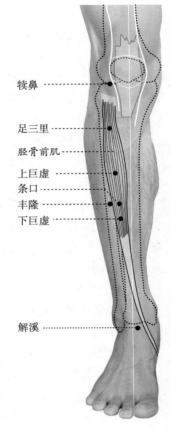

犊鼻
足三里
胫骨前肌
上巨虚
条口
丰隆
下巨虚

解溪

图 3-3-13

36. 足三里 * Zúsānlǐ(ST36) 合穴

【定位】在小腿外侧,犊鼻(ST35)下 3 寸,犊鼻(ST35)与解溪(ST41)连线上(图 3-3-13)。

【解剖】皮肤→皮下组织→胫骨前肌→小腿骨间膜→胫骨后肌。浅层布有腓肠外侧皮神经。深层有胫前动、静脉的分支或属支。

【主治】

① 胃痛,呕吐,噎膈,腹胀,腹痛,肠鸣,消化不良,泄泻,便秘,痢疾。

② 咳嗽气喘,心悸气短,乳痈。

③ 失眠,癫狂,头晕。

④ 虚劳羸瘦,水肿。

⑤ 膝痛,下肢痿痹,脚气。

【操作】直刺 1.0~2.0 寸。

【文献链接】

①《灵枢·五邪》:"邪在脾胃,则病肌肉痛,阳气有余,阴气不足,则热中善饥;阳气不足,

阴气有余,则寒中肠鸣腹痛;阴阳俱有余,若俱不足,则有寒有热,皆调于三里。"

②《外台秘要·不宜灸禁穴及老少加减法》:"凡人年三十以上,若不灸三里,令气上眼暗,所以三里下气也。"

③《针灸甲乙经·脾胃大肠受病发腹胀满肠中鸣短气》:"腹中不便,取三里,盛则泻之,虚则补之。"

④ 足三里穴位按摩对腹部手术后肠功能恢复的疗效观察,《中华中医药杂志》,2020 年 3 期。

⑤ 基于经脉 - 脏腑相关的慢性萎缩性胃炎模型大鼠足三里穴区代谢组学特点分析,《中华中医药学刊》,2019 年 2 期。

37. 上巨虚 *　Shàngjùxū(ST37)　大肠下合穴

【定位】在小腿外侧,犊鼻(ST35)下 6 寸,犊鼻(ST35)与解溪(ST41)连线上(图 3-3-13)。

【解剖】皮肤→皮下组织→胫骨前肌→小腿骨间膜→胫骨后肌。浅层布有腓肠外侧皮神经。深层有胫前动、静脉和腓深神经。如深刺可能刺中胫后动、静脉和胫神经。

【主治】

① 肠中切痛,肠痛,便秘,泄泻。

② 下肢痿痹,脚气。

【操作】直刺 1.0~1.5 寸。

【文献链接】

①《针灸甲乙经·脾胃大肠受病发腹胀满肠中鸣短气》:"大肠有热,肠鸣腹满,侠脐痛,食不化,喘,不能久立,巨虚上廉主之。"

②《千金翼方·肾病》:"骨髓冷疼,灸上廉七十壮。"

③《针灸大成·足阳明胃经》:"主脏气不足,偏风脚气,腰腿手足不仁,脚胫酸痛屈伸难,不久立,风水膝肿,骨髓冷疼,大肠冷,食不化,飧泄,劳瘵,夹脐腹两胁痛,肠中切痛雷鸣,气上冲胸,喘息不能行,不能久立,伤寒胃中热。"

④ 上巨虚穴证治机理浅探,《辽宁中医杂志》,2016 年 12 期。

⑤ 不同强度电针刺激上巨虚穴脑功能磁共振成像的比较,《时珍国医国药》,2020 年 3 期。

38. 条口 *　Tiáokǒu(ST38)

【定位】在小腿外侧,犊鼻(ST35)下 8 寸,犊鼻(ST35)与解溪(ST41)连线上(图 3-3-13)。

【解剖】皮肤→皮下组织→胫骨前肌→小腿骨间膜→胫骨后肌。浅层布有腓肠外侧皮神经。深层有胫前动、静脉和腓深神经。如深刺可能刺中腓动、静脉。

【主治】

① 下肢痿痹,跗肿,转筋。

② 肩臂痛。

【操作】直刺 1.0~2.0 寸,可透承山。

【文献链接】

①《针灸甲乙经·阴受病发痹(下)》:"胫痛,足缓失履,湿痹,足下热不能久立,条口主之。"

②《针灸大全·长桑君天星秘诀歌》:"足缓难行先绝骨,次寻条口及冲阳。"

③《备急千金要方·四肢·脚病》:"厉兑,条口,三阴交主胫寒不得卧。"

笔记栏

④ 条口透承山针刺配合局部活动治疗肩周炎的疗效观察,《中国针灸》,2018 年 8 期。

39. 下巨虚 *　Xiàjùxū(ST39)　小肠下合穴

【定位】在小腿外侧,犊鼻(ST35)下 9 寸,犊鼻(ST35)与解溪(ST41)连线上(图 3-3-13)。

【解剖】皮肤→皮下组织→胫骨前肌→小腿骨间膜→胫骨后肌。浅层布有腓肠外侧皮神经。深层有胫前动、静脉和腓深神经。

【主治】

① 泄泻,痢疾,小腹痛,腰脊痛引睾丸。

② 乳痈。

③ 下肢痿痹。

【操作】直刺 1.0~1.5 寸。

【文献链接】

①《灵枢·邪气脏腑病形》:"小肠病者,小腹痛,腰脊控睾而痛,时窘之后,当耳前热,若寒甚,若独肩上热甚,及手小指次指之间热,若脉陷者,此其候也,手太阳病也,取之巨虚下廉。"

②《针灸甲乙经·妇人杂病》:"乳痈惊痹,胫重,足跗不收,跟痛,巨虚下廉主之。"

③ 电针"小海"与"下巨虚"穴对十二指肠溃疡大鼠血清肿瘤坏死因子 -α 及十二指肠高迁移率族蛋白 B_1 表达的影响,《针刺研究》,2015 年 1 期。

④ 关于足三里、上巨虚、下巨虚的下合顺序与主治特异性思考,《中国针灸》,2015 年 11 期。

40. 丰隆 *　Fēnglóng(ST40)　络穴

【定位】在小腿外侧,外踝尖上 8 寸,胫骨前肌的外缘(图 3-3-13)。

【取法】犊鼻与解溪连线的中点,条口外侧一横指处。

【解剖】皮肤→皮下组织→趾长伸肌→长伸肌→小腿骨间膜→胫骨后肌。浅层布有腓肠外侧皮神经。深层有胫前动、静脉的分支或属支和腓深神经的分支。

【主治】

① 咳嗽,痰多,哮喘。

② 头痛,眩晕,癫狂痫。

③ 下肢痿痹。

【操作】直刺 1.0~1.5 寸。

【文献链接】

①《针灸甲乙经·六经受病发伤寒热病(下)》:"厥头痛,面浮肿,烦心,狂见鬼,善笑不休,发于外有所大喜,喉痹不能言,丰隆主之。"

②《备急千金要方·心腹·胸胁病》:"丰隆,丘墟主胸痛如刺。"

③《针灸大成·玉龙歌》:"痰多宜向丰隆寻。"

④ 艾灸丰隆、足三里治疗痰湿壅盛证高血压患者的疗效,《解放军护理杂志》,2017 年 2 期。

⑤ 电针"丰隆"穴对非酒精性脂肪肝大鼠肝组织固醇调节元件结合蛋白 -1c 的影响,《针刺研究》,2017 年 4 期。

41. 解溪 *　Jiěxī(ST41)　经穴

【定位】在踝区,踝关节前面中央凹陷中,踇长伸肌腱与趾长伸肌腱之间(图 3-3-14)。

【取法】令足趾上翘,显现足背部两肌腱,穴在两腱之间,相当于内、外踝尖连线的中点处。

【解剖】皮肤→皮下组织→𧿹长伸肌腱与趾长伸肌腱之间→距骨。浅层布有足背内侧皮神经及足背皮下静脉。深层有腓深神经和胫前动、静脉。

【主治】

① 头痛,眩晕,癫狂。

② 腹胀,便秘。

③ 下肢痿痹,足踝肿痛。

【操作】直刺 0.5~1.0 寸。

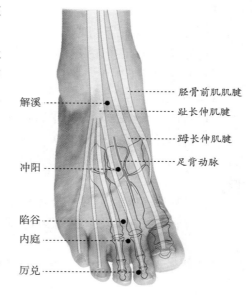

图 3-3-14

【文献链接】

①《针灸甲乙经·六经受病发伤寒热病》:"热病汗不出,善噫,腹胀满,胃热谵语,解溪主之。"

②《备急千金要方·风痹·癫疾》:"解溪、阳跷主癫疾。"

③《针灸聚英·百症赋》:"惊悸怔忡,取阳交、解溪勿误。"

④ 解溪穴新悟,《中国针灸》,2018 年 4 期。

⑤ 双侧内庭、解溪三棱针点刺放血联合基础疗法治疗急性脑出血头痛,《实用中医内科杂志》,2017 年 6 期。

42. 冲阳*　Chōngyáng(ST42)　原穴

【定位】在足背,第 2 跖骨基底部与中间楔状骨关节处,可触及足背动脉(图 3-3-14)。

【解剖】皮肤→皮下组织→𧿹长伸肌腱与趾长伸肌腱之间→短伸肌→中间楔骨。浅层布有足背内侧皮神经,足背静脉网。深层有足背动、静脉和腓深神经。

【主治】

① 胃痛,腹胀。

② 口㖞,齿痛,面肿。

③ 足背肿痛,足痿无力。

【操作】避开动脉,直刺 0.3~0.5 寸。

【文献链接】

①《针灸大成·足阳明胃经》:"主偏风口眼㖞,跗肿,齿龋,发寒热,腹坚大,不嗜食,伤寒病振寒而欠,久狂,登高而歌,弃衣而走,足缓履不收,身前痛。"

②《备急千金要方·四肢·脚病》:"冲阳、三里、仆参、飞扬、复溜、完骨主足痿失履不收。"

③ 艾灸冲阳、涌泉二穴治疗级糖尿病足验案 1 则,《湖南中医杂志》,2016 年 2 期。

43. 陷谷　Xiàngǔ(ST43)　输穴

【定位】在足背,第 2、3 跖骨间,第 2 跖趾关节近端凹陷中(图 3-3-14)。

【解剖】皮肤→皮下组织→趾长伸肌腱→趾短伸肌腱内侧→第二骨间背侧肌→𧿹收肌斜头。浅层布有足背内侧皮神经和足背静脉网。深层有第二跖背动、静脉。

笔记栏

【主治】

① 目赤肿痛,面浮水肿。

② 足背肿痛,足痿无力。

【操作】直刺 0.3~0.5 寸。

【文献链接】

①《备急千金要方·心腹·胀满病》:"陷谷,肠鸣而痛,腹大满,喜噫。"

②《针灸资生经·噫》:"主腹大满,喜噫。"

③《针灸大成·足阳明胃经》:"面目浮肿及水病善噫,肠鸣腹痛,热病无度,汗不出,振寒疟疾。"

④ 舌咽神经痛案,《中国针灸》,2014 年 5 期。

⑤ 针刺陷谷穴脑功能磁共振成像研究,《中医药学报》,2016 年 5 期。

44. 内庭*　Nèitíng(ST44)　荥穴

【定位】在足背,第 2、3 趾间,趾蹼缘后方赤白肉际处(图 3-3-14)。

【解剖】皮肤→皮下组织→在第二与第三趾的趾长、短伸肌腱之间→第二、第三跖骨头之间。浅层布有足背内侧皮神经的趾背神经和足背静脉网。深层有趾背动、静脉。

【主治】

① 齿痛,咽喉肿痛,口㖞,鼻衄,热病。

② 腹痛,腹胀,便秘,痢疾。

③ 足背肿痛。

【操作】直刺或向上斜刺 0.5~1.0 寸。

【文献链接】

①《针灸甲乙经·足阳明脉病发热狂走》:"四厥,手足闷者,使人久持之,逆冷胫痛,腹胀皮痛,善伸数欠,恶人与木音,振寒,嗌中引外痛,热病汗不出,下齿痛,恶寒目急,喘满寒栗,断口噤僻,不嗜食,内庭主之。"

②《针灸大成·玉龙歌》:"小腹胀满气攻心,内庭二穴要先针。"

③ 一指禅推合谷与内庭穴清胃火的机制分析,《中华中医药杂志》,2016 年 3 期。

45. 厉兑*　Lìduì(ST45)　井穴

【定位】在足趾,第 2 趾末节外侧,趾甲根角侧后方 0.1 寸(指寸)(图 3-3-14)。

【解剖】皮肤→皮下组织→甲根。布有足背内侧皮神经的趾背神经和趾背动、静脉网。

【主治】

① 齿痛,口㖞,咽喉肿痛,鼻衄,癫狂,热病。

② 足背肿痛。

【操作】浅刺 0.1~0.2 寸,或用三棱针点刺出血。

【文献链接】

①《备急千金要方·四肢·脚病》:"厉兑、条口、三阴交,主胫寒不得卧。"

②《神应经》:"尸厥如死及不知人事,灸厉兑三壮。"

③《针灸聚英·百症赋》:"梦魇不宁,厉兑相谐于隐白。"

④ 胃经五输穴的临床应用,《中国中医药现代远程教育》,2019 年 5 期。

思维导图

笔记栏

PPT 课件

足太阴经脉
循行动画

第四节 足太阴经络与腧穴

本节包括经络和腧穴两部分。第一部分为经络,包括足太阴经脉、足太阴络脉、足太阴经别和足太阴经筋。第二部分为腧穴,首穴是隐白,末穴是大包,左右各 21 穴。

一、足太阴经络

(一)足太阴经脉

1. 经脉循行

脾足太阴之脉,起于大指之端,循指内侧白肉际[1],过核骨[2]后,上内踝前廉[3],上腨[4]内,循胫骨后,交出厥阴[5]之前,上膝股内前廉,入腹,属脾,络胃,上膈,挟咽[6],连舌本[7],散舌下。

其支者,复从胃别,上膈,注心中。

脾之大络,名曰大包,出渊腋下三寸,布胸胁(《灵枢·经脉》)(图 3-4-1)。

【注释】

[1]白肉际:指足底或手掌面的边界,又称赤白肉际。

[2]核骨:即指第一跖趾关节内侧的圆形突起。

[3]内踝前廉:内踝前边。

[4]腨:读音 shuàn,通作"腨"(chuài),俗称小腿肚,即腓肠肌部。

[5]厥阴:指足厥阴肝经。

[6]咽:指食道。

[7]舌本:指舌根部。

足太阴脾经,从大趾末端开始(隐白),沿大趾内侧赤白肉际(大都),经核骨(第 1 跖骨基底粗隆部)后(太白、公孙),上向内踝前边(商丘),再上小腿内侧,沿胫骨后(三阴交、漏谷),交出足厥阴肝经之前(地机、阴陵泉),上膝股内侧前边(血海、箕门),进入腹部(冲门、府舍、腹结、大横;会中极、关元),属于脾,络于胃(腹哀;会下脘、日月、期门),通过膈肌,夹食管旁(食窦、天溪、胸乡、周荣;络大包;会中府),连舌根,散布舌下。

其支脉,从胃部分出,向上通过膈肌,流注心中,接手少阴心经。

脾之大络,穴名大包,位在渊腋穴下三寸,分布于胸胁。

2. 经脉病候

是动则病,舌本强,食则呕,胃脘痛,腹胀善噫,得后与气[1],则快然如衰[2],身体皆重。

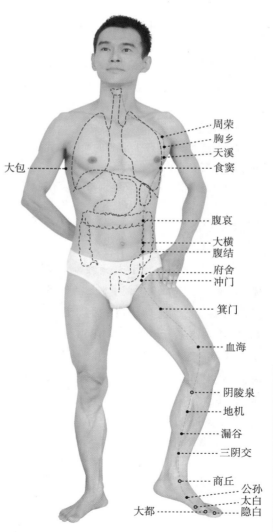

图 3-4-1 足太阴经脉循行示意图

（图中标注：周荣、胸乡、天溪、食窦、大包、腹哀、大横、腹结、府舍、冲门、箕门、血海、阴陵泉、地机、漏谷、三阴交、商丘、公孙、太白、隐白、大都）

是主脾所生病者,舌本痛,体重不能动摇,食不下,烦心,心下急痛,溏瘕泄[3],水闭[4],黄疸,不能卧,强立[5],股膝内肿、厥,足大指不用。

脾之大络……实则身尽痛,虚则百节皆纵(《灵枢·经脉》)。

【注释】

[1]得后与气:"后",指大便;"气",指矢气。

[2]快然如衰:感到病情松解。

[3]溏瘕泄:溏,指大便溏薄;瘕,指腹部忽聚忽散的痞块;泄,指水泻。

[4]水闭:指小便不通等症。

[5]强立:《黄帝内经太素》作"强欠"。是指想打呵欠而气出不畅。

(二)足太阴络脉

足太阴之别,名曰公孙。去本节之后一寸,别走阳明;其别者,入络肠胃(图3-4-2)。

其病:厥气上逆则霍乱。实,则肠[1]中切痛;虚,则鼓胀。取之所别也(《灵枢·经脉》)。

【注释】

[1]肠:《脉经》《黄帝内经太素》作"腹"。

(三)足太阴经别

足太阴之正,上至髀[1],合于阳明。与别俱行[2],上结于咽,贯舌本[3](《灵枢·经别》)(图3-3-3)。

【注释】

[1]髀:为下肢膝上部分的通称。此指股前,约当冲门、气冲部会合入腹。

[2]与别俱行:指阴经经别与阳经经别同行。

[3]舌本:原作"舌中",此据《针灸甲乙经》《黄帝内经太素》改。

(四)足太阴经筋

足太阴之筋,起于大指之端内侧,上结于内踝。其直者,结于膝内辅骨;上循阴股[1],结于髀,聚于阴器。上腹,结于脐;循腹里,结于肋,散于胸中;其内者着于脊(图3-4-3)。

其病:足大指支,内踝痛,转筋痛,膝内辅骨痛,阴股引髀而痛,阴器纽痛,上[2]引脐与[3]两胁痛,引膺中,脊内痛(《灵枢·经筋》)。

【注释】

[1]阴股:指大腿的内侧面。

[2]上:原作"下",据《黄帝内经太素》改。

[3]与:原缺,据《针灸甲乙经》《黄帝内经太素》补。

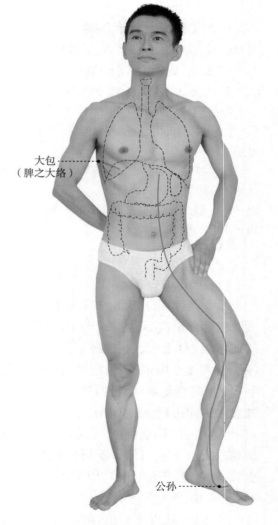

大包
(脾之大络)

公孙

图3-4-2　足太阴络脉循行示意图

二、足太阴腧穴

本经腧穴一侧21穴,11穴分布在下肢内侧面,10穴分布在侧胸腹部(图3-4-4)。

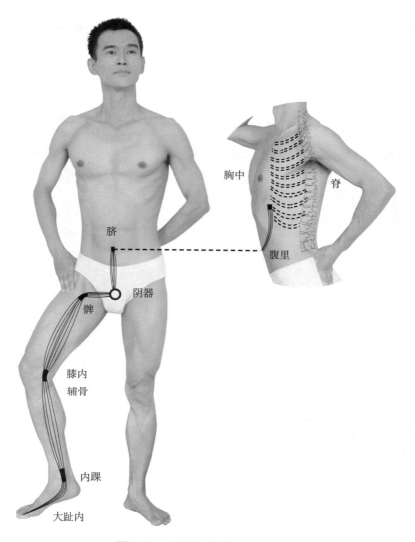

图 3-4-3 足太阴经筋分布示意图

1. 隐白 * Yǐnbái(SP1) 井穴

【定位】在足趾,大趾末节内侧,趾甲根角侧后方 0.1 寸(指寸)(图 3-4-5)。

【取法】足大趾内侧甲根角侧后方(即沿角平分线方向)0.1 寸,相当于沿爪甲内侧画一直线与爪甲基底缘水平线交点处取穴。

【解剖】皮肤→皮下组织→甲根。布有足背内侧皮神经的分支,趾背神经和趾背动、静脉。

【主治】

① 月经过多,崩漏,尿血。

② 腹胀,便血。

③ 癫狂,梦魇,多梦,惊风。

【操作】浅刺 0.1~0.2 寸,或三棱针点刺出血。

【文献链接】

①《针灸甲乙经·六经受病发伤寒热病(下)》:"气喘,热病,衄不止,烦心善悲,腹胀,逆息

热气,足胫中寒,不得卧,气满胸中热,暴泄,仰息,足下寒,膈中闷,呕吐,不欲食饮,隐白主之。"

②《针灸大成·杂病穴法歌》:"尸厥百会一穴美,更针隐白效昭昭。"

③隐白麦粒灸治疗 IVF-ET 降调节后月经经期延长疗效观察,《中国针灸》,2020 年 2 期。

④隐白穴艾灸联合固冲汤内服治疗脾虚崩漏,《湖北中医杂志》,2016 年 10 期。

2. 大都　Dàdū(SP2)　荥穴

【定位】在足趾,第 1 跖趾关节远端赤白肉际凹陷中(图 3-4-5)。

【解剖】皮肤→皮下组织→第一趾骨基底部。布有足底内侧神经的趾足底固有神经,浅静脉网,足底内侧动、静脉的分支或属支。

【主治】

①腹胀,胃痛,泄泻,便秘。

②热病无汗。

【操作】直刺 0.3~0.5 寸。

【文献链接】

①《针灸甲乙经·阳受病发风》:"风逆暴,四肢肿,湿则唏然寒,饥则烦心,饱则眩,大都主之。"

②《针灸甲乙经·阴阳相移发三疟》:"大都主之;疟不知所苦,大都主之。"

③针刺大都穴治疗中风偏瘫疗效观察,《山西中医》,2016 年 4 期。

3. 太白 *　Tàibái(SP3)　输穴,原穴

【定位】在跖区,第 1 跖趾关节近端赤白肉际凹陷中(图 3-4-5)。

【解剖】皮肤→皮下组织→展肌→短屈肌。浅层布有隐神经,浅静脉网等。深层有足底内侧动、静脉的分支或属支,足底内侧神经的分支。

【主治】

①胃痛,腹胀,腹痛,泄泻,痢疾,便秘,纳呆。

②体重节痛,脚气。

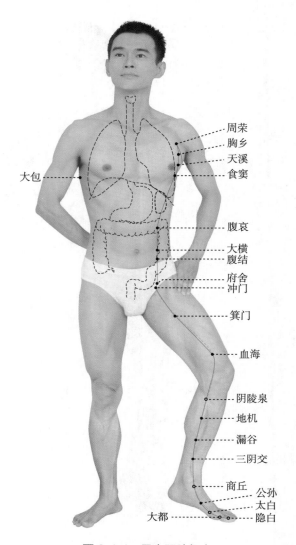

图 3-4-4　足太阴脾经穴

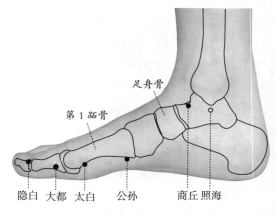

图 3-4-5

【操作】直刺 0.5~1.0 寸。

【文献链接】

①《针灸大成·足太阴脾经》:"主身热烦满,腹胀食不化,呕吐泄泻脓血,腰痛,大便难,气逆,霍乱腹中切痛,肠鸣,膝股胻酸转筋,身重骨痛,胃心痛,腹胀胸满,心痛脉缓。"

②《针灸甲乙经·热在五脏发痿》:"身重骨痿不相知,太白主之。"

③《医宗金鉴·外科卷下·刺灸心法要诀·十二经表里原络总歌》:太白、丰隆"二穴应刺之症,即身重,倦怠,面黄,舌强而疼,腹满时时作痛,或吐或泻,善饥而不欲食,皆脾胃经病也。"

④ 原络配穴法配合药物治疗胃溃疡的效果,《中国老年学杂志》,2018 年 5 期。

4. 公孙 *   Gōngsūn（SP4） 络穴,八脉交会穴,通冲脉

【定位】在跖区,第 1 跖骨底的前下缘赤白肉际处(图 3-4-5)。

【取法】沿太白向后推至一凹陷,即为第 1 跖骨底的前缘凹陷中。

【解剖】皮肤→皮下组织→展肌→短屈肌→长屈肌腱。浅层布有隐神经的足内缘支,足背静脉弓的属支。深层有足底内侧动、静脉的分支或属支,足底内侧神经的分支。

【主治】

① 胃痛,呕吐,腹胀,腹痛,泄泻,痢疾。

② 心痛,胸闷。

【操作】直刺 0.5~1.0 寸。

【文献链接】

①《针灸甲乙经·阳厥大惊发狂痫》:"凡好太息,不嗜食,多寒热,汗出,病至则善呕,呕已乃衰,即取公孙及井俞。"

②《医宗金鉴·外科卷下·刺灸心法要诀·足部主病针灸要穴歌》:"公孙穴,主治痰壅胸膈,肠风下血,积块及妇人气蛊等证。"

③《针灸大全·席弘赋》:"肚疼须是公孙妙,内关相应必然瘳。"

④《标幽赋》:"脾冷(一作'痛')胃疼,泻公孙而立愈。"

⑤ 针刺"尺腹"、公孙穴配合隔药灸脐法治疗小儿肠系膜淋巴结炎 26 例,《中国针灸》,2018 年 7 期。

5. 商丘   Shāngqiū（SP5） 经穴

【定位】在踝区,内踝前下方,舟骨粗隆与内踝尖连线中点凹陷中(图 3-4-5)。

【取法】内踝前缘直线与内踝下缘横线的交点处。

【解剖】皮肤→皮下组织→内侧(三角)韧带→胫骨内踝。浅层布有隐神经,大隐静脉。深层有内踝前动、静脉的分支或属支。

【主治】

① 腹胀,泄泻,便秘,痔疾。

② 舌本强痛。

③ 足踝肿痛。

【操作】直刺 0.3~0.5 寸。

【文献链接】

①《备急千金要方·针灸下》:"疟热;寒疟腹中痛;癫疾呕沫,寒热痉互引,痛瘛;口噤不开;腹胀满不得息;血泄后重;脚挛。"

② 揿针配合手法治疗踝关节扭伤后遗症疗效观察,《中国针灸》,2018 年 6 期。

③针刺通里、商丘穴治疗脑梗塞后运动性失语疗效观察，《内蒙古中医药》，2016 年 7 期。

6. 三阴交 *　Sānyīnjiāo（SP6）　足太阴、少阴、厥阴经交会穴

【定位】在小腿内侧，内踝尖上 3 寸，胫骨内侧缘后际（图 3-4-6）。

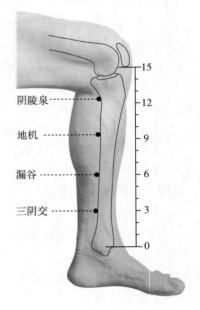

【解剖】皮肤→皮下组织→趾长屈肌→胫骨后肌→长屈肌。浅层布有隐神经的小腿内侧皮支，大隐静脉的属支。深层有胫神经和胫后动、静脉。

【主治】

①月经不调，崩漏，带下，阴挺，经闭，难产，产后血晕，恶露不尽，不孕，遗精，阳痿，阴茎痛，疝气，小便不利，遗尿。

②肠鸣腹胀，泄泻，便秘。

③失眠，眩晕。

④下肢痿痹，脚气。

【操作】直刺 1.0~1.5 寸。孕妇慎用。

【文献链接】

①《针灸甲乙经·阴受病发痹》："足下热，胫痛不能久立，湿痹不能行，三阴交主之。"

②《针灸甲乙经·目不得眠不得视及多卧卧不安不得偃卧肉苛诸息有音及喘》："惊不得眠，善断水气上下，五脏游气也，三阴交主之。"

图 3-4-6

③《备急千金要方·妇人方下·赤白带下崩中漏下》："女人漏下赤白及血，灸足太阴五十壮，穴在内踝上三寸，足太阴经内踝上三寸名三阴交。"

④《针灸聚英·百症赋》："针三阴与气海，专司白浊久遗精。"

⑤艾灸对寒湿凝滞型原发性痛经患者疗效及穴区血流量的影响，《中国中西医结合杂志》，2020 年 9 期。

7. 漏谷　Lòugǔ（SP7）

【定位】在小腿内侧，内踝尖上 6 寸，胫骨内侧缘后际（图 3-4-6）。

【解剖】皮肤→皮下组织→小腿三头肌→趾长屈肌→胫骨后肌。浅层布有隐神经的小腿内侧皮支和大隐静脉。深层有胫神经和胫后动、静脉。

【主治】

①腹胀，肠鸣，小便不利，遗精。

②下肢痿痹。

【操作】直刺 1.0~1.5 寸。

【文献链接】

①《备急千金要方·风痹》："主久湿痹不能行。"

②《备急千金要方·心腹》："肠鸣而痛；失精。"

③《针灸甲乙经·脾胃大肠受病发腹胀满肠中鸣短气》："腹中热若寒，腹善鸣，强欠，时内痛，心悲气逆，腹满，漏谷主之。"

④子宫腺肌病继发性痛经足三阴经经络阳性反应诊察研究，《中国中医药信息杂志》，

2020 年 3 期。

8. 地机 *　Dìjī（SP8）　郄穴

【定位】在小腿内侧,阴陵泉下 3 寸,胫骨内侧缘后际(图 3-4-6)。

【解剖】皮肤→皮下组织→腓肠肌→比目鱼肌。浅层布有隐神经的小腿内侧皮支和大隐静脉。深层有胫神经和胫后动、静脉。

【主治】

① 腹胀,腹痛,泄泻。

② 月经不调,痛经,遗精,小便不利。

③ 腰痛,下肢痿痹。

【操作】直刺 1.0~1.5 寸。

【文献链接】

①《针灸甲乙经·足太阴厥脉病发溏泄下痢》:“溏瘕,腹中痛,脏痹,地机主之。”

②《针灸大成·足太阴脾经》:“主腰痛不可俯仰,溏泄,腹胁胀,水肿腹坚,不嗜食,小便不利,精不足,女子癥瘕,按之如汤沃股内至膝。”

③《针灸聚英·百症赋》:“妇人经事改常,自有地机、血海。”

④ 足三阴经经穴体表微循环反映月经周期变化规律研究,《针刺研究》,2020 年 9 期。

⑤ “调理脾胃”针法治疗糖尿病胃轻瘫及对跨膜蛋白 16A 的影响,《中国针灸》,2020 年 8 期。

9. 阴陵泉 *　Yīnlíngquán（SP9）　合穴

【定位】在小腿内侧,胫骨内侧髁下缘与胫骨内侧缘之间的凹陷中(图 3-4-6)。

【取法】用拇指沿胫骨内缘由下往上推,至拇指抵膝关节下时,胫骨向内上弯曲的凹陷中即是本穴。

【解剖】皮肤→皮下组织→半腱肌腱→腓肠肌内侧头。浅层布有隐神经的小腿内侧皮支,大隐静脉和膝降动脉分支。深层有膝下内侧动、静脉。

【主治】

① 腹胀,黄疸,泄泻。

② 阴茎痛,遗精,妇人阴痛,带下,小便不利或失禁。

③ 水肿。

④ 膝痛。

【操作】直刺 1.0~2.0 寸。

【文献链接】

①《针灸甲乙经·足太阴厥脉病发溏泄下痢》:“溏不化食,寒热不节,阴陵泉主之。”

②《针灸甲乙经·妇人杂病》:“妇人阴中痛,少腹坚急痛,阴陵泉主之。”

③《针灸聚英·百症赋》:“阴陵水分去水肿之脐盈。”

④《针灸大成·杂病穴法歌》:“心胸痞满阴陵泉”;“小便不通阴陵泉”。

⑤ 阴陵泉穴位注射中药改善痔术后尿潴留疗效观察,《山东中医杂志》,2017 年 6 期。

10. 血海 *　Xuèhǎi（SP10）

【定位】在股前区,髌底内侧端上 2 寸,股内侧肌隆起处(图 3-4-7)。

【取法】患者屈膝,医者双手先与患者双手进行比量,若二者的双手尺寸一致,医者可以左手掌心按于患者右膝上缘,二至五指向上伸直,拇指约呈 45°斜置,拇指尖下是穴。对侧取法仿此。

【解剖】皮肤→皮下组织→股内侧肌。浅层布有股神经前皮支,大隐静脉的属支。深层有股动、静脉的肌支和股神经的肌支。

【主治】

① 月经不调,经闭,崩漏。

② 湿疹,瘾疹,丹毒。

【操作】直刺 1.0~1.5 寸。

【文献链接】

①《针灸甲乙经·妇人杂病》:"妇人漏下,若血闭不通,逆气胀,血海主之。"

②《医学入门·内集·针灸·附:杂病穴法》:"此穴极治妇人血崩,血闭不通。"

③《针灸大成·胜玉歌》:"热疮臁内年年发,血海寻来可治之。"

④《医宗金鉴·外科卷下·刺灸心法要诀·足部主病针灸要穴歌》:"血海穴主治女子崩中漏下,月信不调,带下及男子肾藏风,两腿疮痒湿痛等症。"

⑤ 电针对全膝关节置换术后患者的辅助镇痛效应及对血清 β- 内啡肽及前列腺素 E_2 水平的影响,《中国针灸》,2019 年 3 期。

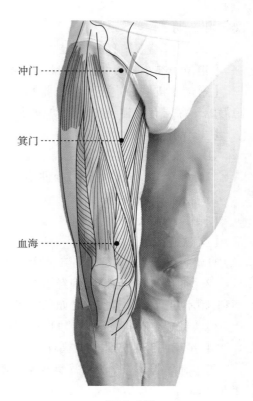

图 3-4-7

11. 箕门　Jīmén(SP11)

【定位】在股前区,髌底内侧端与冲门的连线上 1/3 与下 2/3 交点,长收肌和缝匠肌交角的动脉搏动处(图 3-4-7)。

【解剖】皮肤→皮下组织→股内侧肌。

【主治】

① 小便不通,遗尿。

② 腹股沟肿痛。

【操作】避开动脉,直刺 0.5~1.0 寸。

【文献链接】

①《针灸大成·足太阴脾经》:"主淋小便不通,遗溺,鼠鼷肿痛。"

② 基于古今文献和解剖数据考证箕门穴定位及其变革,《上海针灸杂志》,2019 年 12 期。

12. 冲门　Chōngmén(SP12)　足太阴、厥阴经交会穴

【定位】在腹股沟区,腹股沟斜纹中,髂外动脉搏动处的外侧(图 3-4-8)。

【解剖】皮肤→皮下组织→腹外斜肌腱膜→腹内斜肌→腹横肌→髂腰肌。浅层布有股神经前皮支,大隐静脉的属支,深层有股动、静脉,隐神经和股神经肌支。

【主治】

① 腹痛。

② 崩漏,带下,疝气。

【操作】直刺 0.5~1.0 寸。

【文献链接】

①《针灸甲乙经·脾胃大肠受病发腹胀满肠中鸣短气》:"寒气腹满,癃淫泺,身热,腹中积聚疼痛,冲门主之。"

② 李志道教授冲门穴定位存异及临床应用,《中国针灸》,2018 年 11 期。

13. 府舍 Fǔshè(SP13) 足太阴、厥阴,阴维脉交会穴

【定位】在下腹部,脐中下 4.3 寸,前正中线旁开 4 寸(图 3-4-8)。

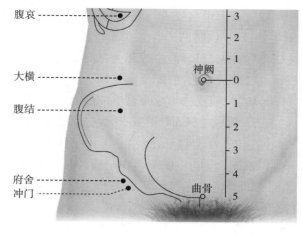

图 3-4-8

【解剖】皮肤→皮下组织→腹外斜肌腱膜→腹内斜肌→腹横肌。浅层有旋髂浅动、静脉的分支或属支,第十一、十二胸神经前支和第一腰神经前支的外侧皮支。深层有股神经,第十一、十二胸神经前支和第一腰神经前支的肌支,旋髂深动、静脉。

【主治】腹痛,积聚,疝气。

【操作】直刺 1.0~1.5 寸。

【文献链接】

府舍穴麻醉下静脉牵张结扎治疗静脉曲张的疗效观察,《中华中医药杂志》,2017 年 5 期。

14. 腹结 Fùjié(SP14)

【定位】在下腹部,脐中下 1.3 寸,前正中线旁开 4 寸(图 3-4-8)。

【解剖】皮肤→皮下组织→腹外斜肌→腹内斜肌→腹横肌。浅层布有第十、十一、十二胸神经前支的外侧皮支,胸腹壁静脉的属支。深层有第十、十一、十二胸神经前支的肌支及伴行的动、静脉。

【主治】

① 腹痛,便秘,泄泻。②疝气。

【操作】直刺 1.0~1.5 寸。

【文献链接】

深刺天枢、腹结穴配合电针治疗功能性便秘的临床研究,《上海针灸杂志》,2016 年 3 期。

15. 大横 * Dàhéng(SP15) 足太阴、阴维脉交会穴

【定位】在腹部,脐中旁开 4 寸(图 3-4-8)。

【解剖】皮肤→皮下组织→腹外斜肌→腹内斜肌→腹横肌。浅层布有第九、十、十一胸神经前支的外侧皮支和胸腹壁静脉的属支。深层有第九、十、十一胸神经前支的肌支及伴行的动、静脉。

【主治】泄泻,便秘,腹痛。

【操作】直刺 1.0~1.5 寸。

【文献链接】

①《针灸甲乙经·腹自期门上直两乳侠不容两傍各一寸五分下行至冲门凡十四穴第二十二》:"足太阴、阴维之会。"

②《备急千金要方·膀胱腑方·三焦虚实·黄连煎》:"治四肢不可举动,多汗洞痢,灸大横随年壮,穴在侠脐两边各二寸五分。"

③《针灸资生经·心惊恐》:"惊怖,心忪,少力,灸大横五十壮。"

④《针灸甲乙经·阳受病发风(下)》:"大风逆气,多寒善悲,大横主之。"

⑤ 穴位埋线法治疗腹型单纯性肥胖的临床研究,《北京中医药》,2016 年 3 期。

16. 腹哀　Fùāi(SP16)　足太阴、阴维脉交会穴

【定位】在上腹部,脐中上 3 寸,前正中线旁开 4 寸(图 3-4-8)。

【解剖】皮肤→皮下组织→腹外斜肌→腹内斜肌→腹横肌。浅层布有第七、八、九胸神经前支的外侧皮支和胸腹壁静脉的属支。深层有第七、八、九胸神经前支的肌支及伴行的动、静脉。

【主治】腹痛,便秘,泄泻,消化不良。

【操作】直刺 1.0~1.5 寸。

【文献链接】

①《针灸甲乙经·足太阴厥脉病发溏泄下痢》:"便脓血,寒中,食不化,腹中痛,腹哀主之。绕脐痛抢心,膝寒注利,腹哀主之。"

②"八卦推拿法"联合四磨汤预防痔术后便秘随机平行对照研究,《实用中医内科杂志》,2018 年 3 期。

③ 浅析吴炳煌针灸调节免疫功能的学术思想与临床经验,《中国针灸》,2016 年 8 期。

17. 食窦　Shídòu(SP17)

【定位】在胸部,第 5 肋间隙,前正中线旁开 6 寸(图 3-4-9)。

【解剖】皮肤→皮下组织→前锯肌→肋间外肌。浅层布有第五肋间神经外侧皮支和胸腹壁静脉。深层有胸长神经的分支,第五肋间神经和第五肋间后动、静脉。

【主治】

① 腹胀,翻胃,食入即吐。

② 水肿。

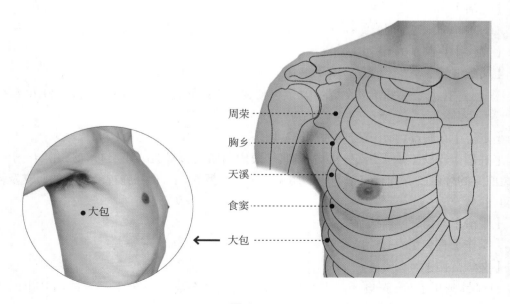

周荣
胸乡
天溪
食窦
大包

大包

图 3-4-9

③ 胸胁胀痛。

【操作】斜刺或向外平刺 0.5~0.8 寸。

【文献链接】

《扁鹊心书·窦材灸法》:"水肿膨胀、小便不通、气喘不卧,此乃脾气大损也,急灸命关二百壮,以救脾气,再灸关元三百壮,以伏肾水,自运消矣。"

18. 天溪　Tiānxī(SP18)

【定位】在胸部,当第 4 肋间隙,距前正中线 6 寸(图 3-4-9)。

【解剖】皮肤→皮下组织→胸大肌→胸小肌。浅层布有第四肋间神经外侧皮支和胸腹壁静脉的属支,深层有胸内、外侧神经的分支,胸肩峰动、静脉的胸肌支和胸外侧动、静脉的分支或属支。

【主治】

① 胸胁疼痛,咳嗽。

② 乳痈,乳汁少。

【操作】斜刺或平刺 0.5~0.8 寸。

【文献链接】

针灸配合手法治疗乳房松弛下垂的临床疗效,《中国老年学杂志》,2016 年 9 期。

19. 胸乡　Xiōngxiāng(SP19)

【定位】在胸部,第 3 肋间隙,前正中线旁开 6 寸(图 3-4-9)。

【解剖】皮肤→皮下组织→胸大肌→胸小肌。浅层布有第三肋间神经外侧皮支和胸腹壁静脉的属支。深层有胸内、外侧神经的分支,胸肩峰动、静脉的胸肌支和胸外侧动、静脉的分支或属支。

【主治】胸胁胀痛。

【操作】斜刺或平刺 0.5~0.8 寸。

【文献链接】

《针灸甲乙经·肝受病及卫气留积发胸胁满痛》:"胸胁支满,却引背痛,卧不得转侧,胸乡主之。"

20. 周荣　Zhōuróng(SP20)

【定位】在胸部,第 2 肋间隙,前正中线旁开 6 寸(图 3-4-9)。

【解剖】皮肤→皮下组织→胸大肌→胸小肌。浅层布有第二肋间神经的外侧皮支和浅静脉。深层有胸内、外侧神经和胸肩峰动、静脉的胸肌支。

【主治】

① 咳喘,不思饮食。

② 胸胁胀满疼痛。

【操作】斜刺或平刺 0.5~0.8 寸。

21. 大包 *　Dàbāo(SP21)　脾之大络

【定位】在胸外侧区,第 6 肋间隙,在腋中线上(图 3-4-9)。

【解剖】皮肤→皮下组织→前锯肌。浅层布有第六肋间神经外侧皮支和胸腹壁静脉的属支。深层有胸长神经的分支和胸背动、静脉的分支或属支。

【主治】

① 咳喘,胸胁胀痛。

② 全身疼痛，四肢无力。

【操作】斜刺或平刺 0.5~0.8 寸。

【文献链接】

①《灵枢·经脉》："实则身尽痛，虚则百节皆纵。"

②《针灸甲乙经·肝受病及卫气留积发胸胁满痛》："大气不得息，息即胸胁中痛，实则其身尽寒，虚则百节尽纵，大包主之。"

③ 超声指导穴位电刺激对机械通气相关膈肌功能障碍的影响，《中国针灸》，2019 年 9 期。

④ 王瑞辉教授临床应用大包穴经验拾遗，《四川中医》，2019 年 7 期。

思维导图

PPT 课件

手少阴经脉
循行动画

第五节　手少阴经络与腧穴

本节包括经络和腧穴两部分。第一部分为经络，包括手少阴经脉、手少阴络脉、手少阴经别和手少阴经筋。第二部分为腧穴，首穴是极泉，末穴是少冲，左右各 9 穴。

一、手少阴经络

（一）手少阴经脉

1. 经脉循行

心手少阴之脉，起于心中，出属心系[1]，下膈，络小肠。

其支者，从心系，上挟咽[2]，系目系[3]。

其直者，复从心系，却上肺，下出腋下，下循臑内后廉，行太阴、心主[4]之后，下肘内，循臂内后廉，抵掌后锐骨[5]之端，入掌内后廉[6]，循小指之内，出其端（《灵枢·经脉》）（图 3-5-1）。

【注释】

[1] 心系：是指心与各脏相连的组织。主要指与心连接的大血管及其功能性联系。

[2] 咽：指食管。

[3] 目系：指眼后与脑相连的组织。

[4] 太阴、心主：指手太阴肺经和手厥阴心包经。

[5] 掌后锐骨：指豌豆骨。

[6] 掌内后廉：指掌心的后边（尺侧）。

手少阴心经，从心中开始，出来属于心脏的系带（心系），下过膈肌，络于小肠。

上行支脉，从心脏的系带部向上，挟食管旁，联结于眼与脑相连的系带（目系）。

外行主干，从心脏的系带上行至肺，向下出于腋下（极泉），沿上臂内侧后缘，走手太阴、手厥阴经之后（青灵），下向肘内（少海），沿前臂内侧后缘（灵道、通里、阴郄、神门），到掌后豌豆骨部进入掌内后边（少府），沿小指的桡侧出于末端（少冲），接手太阳小肠经。

2. 经脉病候

是动则病，嗌[1]干，心痛，渴而欲饮，是为臂厥[2]。

是主心所生病者，目黄，胁痛，臑臂内后廉痛、厥，掌中热（《灵枢·经脉》）。

【注释】

[1] 嗌：音益（yì）。《说文解字》："咽也。"嗌，指咽峡部分，而咽则兼指食管。

[2] 臂厥：同肺经注释。指前臂本经所过处发生气血阻逆的见症。

（二）手少阴络脉

手少阴之别，名曰通里，去腕一寸[1]；别而上行，循经入于心中，系舌本，属目系。

其实，则支膈[2]；虚，则不能言[3]，取之去腕[4]后一寸。别走太阳也（《灵枢·经脉》）（图3-5-2）。

【注释】

［1］一寸：原作"一寸半"，据《黄帝内经太素》改。

［2］支膈：胸膈间胀满、支撑不适。

［3］不能言：分支联系舌本，故不能言。

［4］腕：原作"掌"，据《黄帝内经太素》《针灸甲乙经》改。

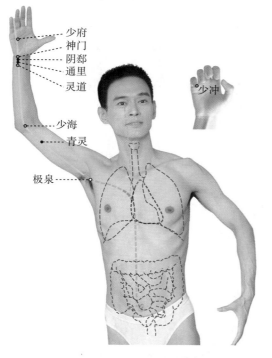

图 3-5-1　手少阴经脉循行示意图

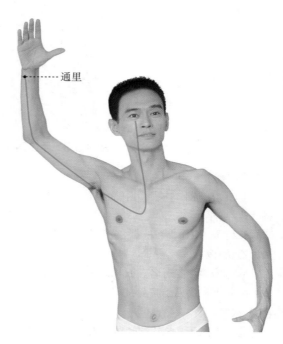

图 3-5-2　手少阴络脉循行示意图

（三）手少阴经别

手少阴之正，别入于渊腋[1]两筋之间，属于心[2]，上走喉咙，出于面[3]，合目内眦（《灵枢·经别》）（图 3-5-3）。

【注释】

［1］渊腋：指腋窝部，非胆经穴名，此处约当极泉部。

［2］属于心：此经未记与小肠的联系，应补。

［3］出于面：约经天容穴部与手太阳经会合后上行。

（四）手少阴经筋

手少阴之筋，起于小指之内侧，结于锐骨；上结肘后廉；上入腋，交太阴，伏[1]乳里，结于胸中；循贲[2]，下系于脐。

其病：内急，心承伏梁[3]，下为肘纲[4]，其病当所过者支转筋、筋痛（《灵枢·经筋》）（图3-5-4）。

笔记栏

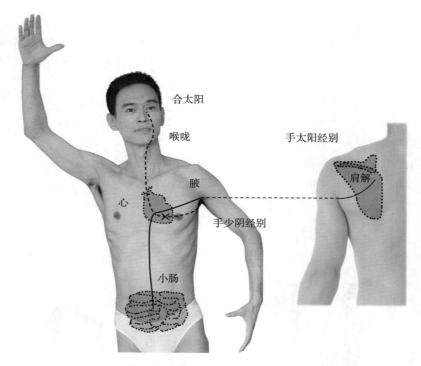

图 3-5-3　手少阴、手太阳经别循行示意图

【注释】

[1] 伏：原作"挟"。据《黄帝内经太素》及杨注改。

[2] 贲：原作"臂"。据《黄帝内经太素》《针灸甲乙经》改。

[3] 伏梁：古病名。五积之一，为心之积。主要症状为积块见于脐上、心下，伏而不动，有如横梁，故名。

[4] 纲：原作"网"，据《黄帝内经太素》《针灸甲乙经》改。

二、手少阴腧穴

本经腧穴一侧 9 穴，8 穴分布在上肢掌侧面的尺侧，1 穴在腋窝中（图 3-5-5）。

1. 极泉 *　Jíquán（HT1）

【定位】在腋区，腋窝中央，腋动脉搏动处（图 3-5-6）。

【解剖】皮肤→皮下组织→臂丛、腋动脉、腋静脉→背阔肌腱→大圆肌。浅层有肋间臂神经分布。深层有桡神经、尺神经、正中神经、前臂内侧皮神经、臂内侧皮神经，腋动、腋静脉等结构。

【主治】

① 心痛，心悸。

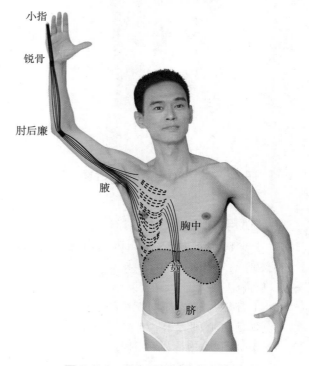

图 3-5-4　手少阴经筋分布示意图

② 胸闷气短,胁肋疼痛。

③ 肩臂疼痛,上肢不遂,瘰疬。

【操作】上臂外展,充分暴露腋窝,避开腋动脉,直刺 0.5~0.8 寸。

【文献链接】

①《铜人腧穴针灸图经·手少阴心经左右凡一十八穴》:"治心痛干呕,四肢不收,咽干烦渴,臂肘厥寒,目黄,胁下满痛。"

②《针灸大成·手少阴心经》:"主臂肘厥寒,四肢不收,心痛干呕,烦渴目黄,胁满痛,悲愁不乐。"

③《循经考穴编·手少阴之经》:"主胁肋痛疼,肩膊不举,呕烦心痛,马刀侠瘿等症。"

④ "活血散风针刺法" 辅助治疗对老年卒中伴高血压患者清晨血压及血压负荷的影响,《中国针灸》,2019 年 4 期。

⑤ 基于组织多普勒成像技术探讨电针心经心包经穴对稳定性心绞痛患者心功能的影响,《世界科学技术 - 中医药现代化》,2018 年 9 期。

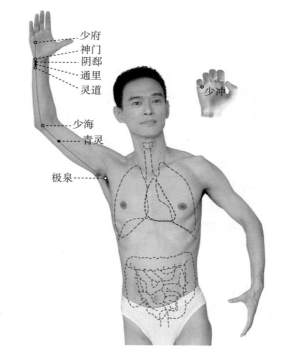

图 3-5-5 手少阴心经穴

2. 青灵 Qīnglíng(HT2)

【定位】在臂前区,肘横纹上 3 寸,肱二头肌的内侧沟中(图 3-5-6)。

【解剖】皮肤→皮下组织→臂内侧肌间隔与肱肌。浅层布有臂内侧皮神经,前臂内侧皮神经,贵要静脉。深层有肱动、静脉,正中神经,尺神经,尺侧上副动、静脉和肱三头肌。

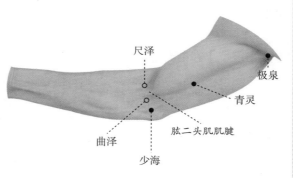

图 3-5-6

【主治】

① 头痛,目视不明。

② 腋胁痛,肩臂疼痛。

【操作】直刺 0.5~1.0 寸。

【文献链接】

①《铜人腧穴针灸图经·手少阴心经左右凡一十八穴》:"治肩臂不举,不能带衣,头痛振寒,目黄胁痛。"

②《针灸大成·手少阴心经》:"主目黄头痛,振寒胁痛,肩臂不举,不能带衣。"

③《循经考穴编·手少阴之经》:"主肩臂红肿,腋下痛,目黄、马刀。"

④ 温通除痹汤结合电针 "青灵组穴" 对神经根型颈椎病临床疗效及血清炎性指标影响研究,《中华中医药学刊》,2020 年 8 期。

⑤针刺青灵组穴治疗神经根型颈椎病疗效观察,《中国中医基础医学杂志》,2018 年 6 期。

3. 少海 *　Shàohǎi(HT3)　合穴

【定位】在肘前区,横平肘横纹,肱骨内上髁前缘(图 3-5-6)。

【取法】屈肘 90°,在肘横纹内侧端与肱骨内上髁连线的中点处。

【解剖】皮肤→皮下组织→旋前圆肌→肱肌。浅层布有前臂内侧皮神经,贵要静脉。深层有正中神经,尺侧返动、静脉和尺侧下副动、静脉的吻合支。

【主治】

①心痛。

②瘰疬。

③腋胁痛,肘臂挛痛麻木,手颤。

【操作】向桡侧直刺 0.5~1.0 寸。

【文献链接】

①《铜人腧穴针灸图经·手少阴心经左右凡一十八穴》:"治寒热齿龋痛,目眩发狂,呕吐涎沫,项不得回顾,肘挛,腋胁下痛,四肢不得举。"

②《针灸聚英·百症赋》:"且如两臂顽麻,少海就傍于三里。"

③《针灸大成·手少阴心经》:"主寒热齿龋痛,目眩发狂,呕吐涎沫,项不得回顾,肘挛腋胁下痛,四肢不得举,齿寒,脑风头痛,气逆噫哕,瘰疬,心疼,手颤健忘。"

④针刺心经神门与少海对补阳还五汤谱动学研究,《湖南中医药大学学报》,2020 年 6 期。

4. 灵道　Língdào(HT4)　经穴

【定位】在前臂前区,腕掌侧远端横纹上 1.5 寸,尺侧腕屈肌腱的桡侧缘(图 3-5-7)。

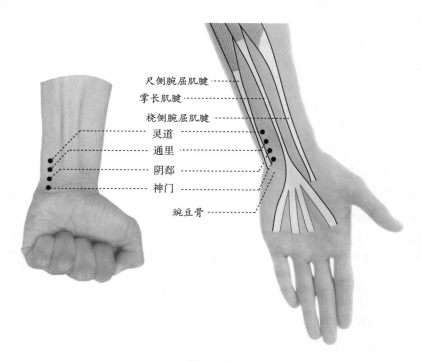

尺侧腕屈肌腱
掌长肌腱
桡侧腕屈肌腱
灵道
通里
阴郄
神门
豌豆骨

图 3-5-7

【解剖】皮肤→皮下组织→尺侧腕屈肌与指浅屈肌之间→指深屈肌→旋前方肌。浅层布有前臂内侧皮神经,贵要静脉属支。深层有尺动、静脉和尺神经等。

【主治】

① 心痛,心悸。

② 暴喑。

③ 臂挛痛,手指麻木。

【操作】直刺 0.3~0.5 寸。

【文献链接】

①《铜人腧穴针灸图经·手少阴心经左右凡一十八穴》:"治心痛悲恐,相引瘛瘲(疭),肘挛,暴瘖(喑)不能言。"

②《针灸大成·手少阴心经》:"主心痛,干呕,悲恐,相引瘛(瘛)疭,肘挛,暴喑不能言。"

③《循经考穴编·手少阴之经》:"主心疼悲悸,瘛疭暴瘖(喑),目赤肿不明,手湿痒不仁,肘臂外廉疼痛。"

5. 通里 *　Tōnglǐ(HT5)　络穴

【定位】在前臂前区,腕掌侧远端横纹上 1 寸,尺侧屈腕肌腱的桡侧缘(图 3-5-7)。

【解剖】皮肤→皮下组织→尺侧腕屈肌与指浅屈肌之间→指深屈肌→旋前方肌。浅层有前臂内侧皮神经,贵要静脉属支。深层分布有尺动、静脉和尺神经。

【主治】

① 暴喑,舌强不语。

② 心悸,怔忡。

③ 腕臂痛。

【操作】直刺 0.3~0.5 寸。

【文献链接】

①《铜人腧穴针灸图经·手少阴心经左右凡一十八穴》:"治热病,卒(猝)心中懊㦖,数欠频伸,悲恐,目眩头痛,面赤而热,心悸,肘臂臑痛。"

②《医宗金鉴·手部主病针灸要穴歌》:"通里主治温病,无汗懊㦖心悸惊,喉痹苦呕暴喑哑,妇人经漏过多崩。"

③《针灸大成·玉龙歌》:"连日虚烦面赤妆,心中惊悸亦难当,若须通里穴寻得,一用金针体便康。"

④ 电针"内关""通里"穴联合基础药物对慢性稳定性心绞痛患者血清 MMP-9、TIMP-1 影响的临床研究,《中国中医基础医学杂志》,2018 年 5 期。

6. 阴郄 *　Yīnxì(HT6)　郄穴

【定位】在前臂前区,腕掌侧远端横纹上 0.5 寸,尺侧屈腕肌腱桡侧缘(图 3-5-7)。

【解剖】皮肤→皮下组织→尺侧腕屈肌腱桡侧缘→尺神经。浅层有前臂内侧皮神经、贵要静脉属支等分布。深层有尺动、静脉。

【主治】

① 心痛,惊悸。

② 吐血,衄血,骨蒸盗汗。

③ 暴喑。

【操作】避开尺动、静脉,直刺 0.3~0.5 寸。

【文献链接】

①《铜人腧穴针灸图经·手少阴心经左右凡一十八穴》:"治失瘖(喑)不能言,洒淅振寒,厥逆心痛,霍乱胸中满,衄血,惊恐。"

②《针灸大成·手少阴心经》:"主鼻衄,吐血,洒淅畏寒,厥逆气惊,心痛霍乱,胸中满。"

③《标幽赋》:"泻阴郄止盗汗,治小儿骨蒸。"

④ 针刺阴郄、复溜穴为主治疗中风后盗汗临床研究,《河南中医》,2020 年 9 期。

7. 神门 *　Shénmén(HT7)　输穴,原穴

【定位】在腕前区,腕掌侧远端横纹尺侧端,尺侧屈腕肌腱的桡侧缘(图 3-5-7)。

【解剖】皮肤→皮下组织→尺侧腕屈肌腱桡侧缘。浅层有前臂内侧皮神经,贵要静脉属支和尺神经掌支。深层有尺动、静脉和尺神经。

【主治】

① 失眠,健忘,呆痴,癫狂痫。

② 心痛,心烦,惊悸。

【操作】避开尺动、静脉,直刺 0.3~0.5 寸。

【文献链接】

①《铜人腧穴针灸图经·手少阴心经左右凡一十八穴》:"治疟心烦,心烦甚欲得冷饮,恶寒则欲处温中,咽干不嗜食,心痛,数噫,恐悸,少气不足,手臂寒,喘逆身热,狂悲哭,呕血上气,遗溺,大小人五痫。"

②《针灸大成·手少阴心经》:"……面赤喜笑,掌中热而哕,目黄胁痛,喘逆身热,狂悲狂笑,呕血吐血,振寒上气,遗溺,失音,心性痴呆,健忘,心积伏梁,大小人五痫。"

③《医宗金鉴·手部主病针灸要穴歌》:"神门主治悸怔忡,呆痴中恶恍惚惊,兼治小儿癫痫证,金针补泻疾安宁。"

④ 从"营虚神扰"探析不寐病机及针灸选穴思路,《中华中医药杂志》,2020 年 11 期。

⑤ 针刺神门穴结合拮抗运动治疗足跟痛 18 例,《中国针灸》,2019 年 1 期。

8. 少府 *　Shàofǔ(HT8)　荥穴

【定位】在手掌,横平第 5 掌指关节近端,第 4、5 掌骨之间(图 3-5-8)。

【取法】第 4、5 掌骨之间,握拳时,小指尖所指处,横平劳宫。

【解剖】皮肤→皮下组织→掌腱膜→环指的浅、深屈肌腱与小指的浅、深屈肌腱之间→第四蚓状肌→第四骨间背侧肌。浅层有尺神经掌支分布。深层布有指掌侧总动、静脉,指掌侧固有神经(尺神经分支)。

【主治】

① 心悸,胸痛。

② 小便不利,遗尿,阴痒痛。

③ 小指挛痛,掌中热。

【操作】直刺 0.3~0.5 寸。

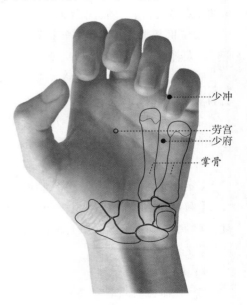

少冲
劳宫
少府
掌骨

图 3-5-8

【文献链接】

①《针灸聚英·肘后歌》:"心胸有病少府泻。"

②《针灸大成·手少阴心经》:"主烦满少气,悲恐畏人,掌中热,臂酸,肘腋挛急,胸中痛,手卷不伸,疟疟久不愈,振寒,阴挺出,阴痒阴痛,遗尿偏坠,小便不利,太息。"

③《医宗金鉴·手部主病针灸要穴歌》:"少府主治久咳疟,肘腋拘急痛引胸。兼治妇人挺痛痒,男子遗尿偏坠疼。"

④ 人体内外劳宫穴与少府穴太赫兹波特征研究,《中华中医药杂志》,2020 年 6 期。

9. 少冲 * Shàochōng(HT9) 井穴

【定位】在手指,小指末节桡侧,指甲根角侧上方 0.1 寸(指寸)(图 3-5-8)。

【取法】手小指桡侧指甲根角侧上方(即沿角平分线方向)0.1 寸,相当于沿爪甲桡侧画一直线与爪甲基底缘水平线交点处。

【解剖】皮肤→皮下组织→指甲根。布有尺神经的指掌侧固有神经指背支和指掌侧固有动、静脉指背支形成的动、静脉网。

【主治】

① 心悸,心痛。

② 热病,昏迷,癫狂。

③ 胸胁痛。

【操作】斜刺 0.1~0.2 寸;或点刺出血。

【文献链接】

①《针灸聚英·百症赋》:"发热仗少冲、曲池之津。"

②《针灸大成·手少阴心经》:"主热病烦满,上气嗌干渴,目黄,臑臂内后廉痛,胸心痛,痰气,悲惊寒热,肘痛不伸。"

③《医宗金鉴·手部主病针灸要穴歌》:"主治心虚胆寒,怔忡癫狂。"

④ 论运气学说与针灸治法及医案剖析,《中华中医药杂志》,2019 年 3 期。

第六节 手太阳经络与腧穴

本节包括经络和腧穴两部分。第一部分为经络,包括手太阳经脉、手太阳络脉、手太阳经别和手太阳经筋。第二部分为腧穴,首穴是少泽,末穴是听宫,左右各 19 穴。

一、手太阳经络

(一)手太阳经脉

1. 经脉循行

小肠手太阳之脉,起于小指之端,循手外侧上腕,出踝[1]中,直上循臂骨[2]下廉,出肘内侧两骨[3]之间,上循臑外后廉[4],出肩解[5],绕肩胛[6],交肩上,入缺盆,络心,循咽[7],下膈,抵胃,属小肠。

其支者,从缺盆循颈,上颊,至目锐眦[8],却入耳中。

其支者,别颊上䪼[9],抵鼻,至目内眦(斜络于颧)[10](《灵枢·经脉》)(图 3-6-1)。

思维导图

PPT 课件

手太阳经脉
循行动画

笔记栏

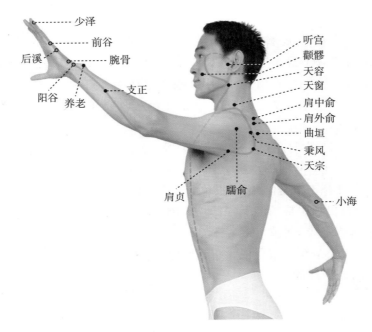

图 3-6-1　手太阳经脉循行示意图

【注释】

［1］踝：此指尺骨小头隆起处。

［2］臂骨：此指尺骨。

［3］两骨：指肘内侧两尖骨，即尺骨鹰嘴与肱骨内上髁。

［4］臑外后廉：指上臂伸侧后缘。

［5］肩解：指肩关节部。

［6］肩胛：指肩胛骨部。

［7］咽：指食管。

［8］目锐眦：指外眼角。

［9］别颊上䪼：别，指分支叉处。䪼音 zhuō（同拙），指眼眶下颧骨部。

［10］斜络于颧：《黄帝内经太素》《十四经发挥》无此四字。疑此原属注文，因加括号。

手太阳小肠经，从小指外侧末端开始（少泽），沿手掌尺侧（前谷、后溪），上向腕部（腕骨、阳谷），出尺骨小头部（养老），直上沿尺骨下边（支正），出于肘内侧当肱骨内上髁和尺骨鹰嘴之间（小海），向上沿臂外后侧，出肩关节部（肩贞、臑俞），绕肩胛（天宗、秉风、曲垣），交会肩上（肩外俞、肩中俞；会附分、大杼、大椎），进入缺盆（锁骨上窝），络于心，沿食管，通过膈肌，到胃（会上脘、中脘），属于小肠。

颈部支脉，从缺盆上行沿颈旁（天窗、天容），上向面颊（颧髎），到外眼角（会瞳子髎），弯向后（会耳和髎），进入耳中（听宫）。

面颊部支脉，从面颊部分出，上向颧骨，靠鼻旁到内眼角（会睛明），接足太阳膀胱经。

2. 经脉病候

是动则病，嗌痛，颔[1]肿，不可以顾，肩似拔，臑似折。

是主液[2]所生病者，耳聋，目黄，颊肿，颈、颔、肩、臑、肘臂外后廉痛（《灵枢·经脉》）。

【注释】

［1］颔：音汗（hàn）。指颏下结喉上两侧肉之软处。

［2］液：与手阳明经主"津"相对。

（二）手太阳络脉

手太阳之别，名曰支正，上腕五寸，内注少阴；其别者，上走肘，络肩髃。

实，则节弛肘废[1]；虚，则生肬[2]，小者如指痂疥[3]。取之所别也（图 3-6-2）。

【注释】

[1]节弛肘废：指肩肘部关节松弛，痿废不用。

[2]肬：音由（yóu），与疣通，指赘生在皮肤上的小瘤。

[3]痂疥：此指疣之多生如指痂疥之状。

（三）手太阳经别

手太阳之正，指地[1]，别于肩解，入腋，走心，系小肠[2]也（《灵枢·经别》）（图 3-5-3）。

【注释】

[1]指地：地在下，自上而下故称指地。

[2]系小肠：此经未记"上行向头"的一支，应与各经别一致，上合于手太阳，并与手少阴经别同行。

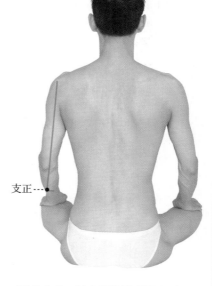

图 3-6-2 手太阳络脉循行示意图

（四）手太阳经筋

手太阳之筋，起于小指之上，结于腕；上循臂内廉，结于肘内锐骨[1]之后，弹之应小指之上；入结于腋下。其支者，后走腋后廉，上绕肩胛，循颈，出足[2]太阳之筋[3]前，结于耳后完骨。其支者，入耳中；直者，出耳上，下结于颔，上属目外眦（图 3-6-3）。

其病：小指支，肘内锐骨后廉痛；循臂阴，入腋下，腋下痛，腋后廉痛，绕肩胛引颈而痛，应耳中鸣，痛引颔，目瞑良久乃能[4]视。颈筋急则为筋瘘[5]，颈肿，寒热在颈者（《灵枢·经筋》）。

【注释】

[1]锐骨：此指肘内的高骨，即肱骨内上髁。

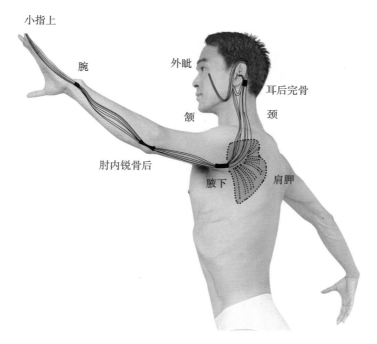

图 3-6-3 手太阳经筋分布示意图

[2]足:原误作"走",此据《针灸甲乙经》《黄帝内经太素》改。

[3]筋:原脱,据《黄帝内经太素》补。

[4]能:原作"得",此从《针灸甲乙经》《黄帝内经太素》改。

[5]瘘:《针灸甲乙经》《黄帝内经太素》作"瘘"。筋瘘,当指鼠瘘,颈部淋巴结核症。与"颈肿、寒热在颈者"义合。

二、手太阳腧穴

本经一侧19穴,8穴分布于上肢背面尺侧,11穴在肩、颈、面部(图3-6-4)。

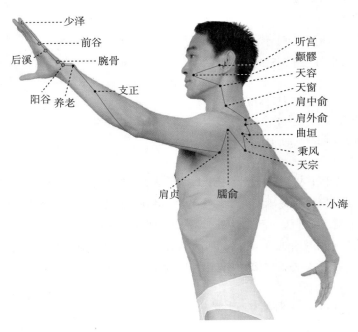

图 3-6-4 手太阳小肠经穴

1. 少泽 * Shàozé(SI1) 井穴

【定位】在手指,小指末节尺侧,指甲根角侧上方0.1寸(指寸)(图3-6-5)。

【解剖】皮肤→皮下组织→指甲根。分布有尺神经指掌侧固有神经的指背支和小指尺掌侧动、静脉指背支形成的动、静脉网。

【主治】

①头痛,目翳,咽喉肿痛,耳聋,耳鸣。

②乳痈,乳汁少。

③昏迷,热病。

【操作】斜刺0.1~0.2寸,或点刺出血。

【文献链接】

①《针灸甲乙经》:"振寒,小指不用,寒热汗不出,头痛,喉痹,舌(急)卷,小指之间热,口中热,烦心,心痛,臂内廉及胁痛,聋,咳,瘛疭,口干,头(一作'项')痛不可顾,少泽主之。"

②《针灸聚英·百症赋》:"攀睛攻少泽、肝俞之所。"

③《医宗金鉴·外科卷下》:"鼻衄不止,妇人乳肿。"

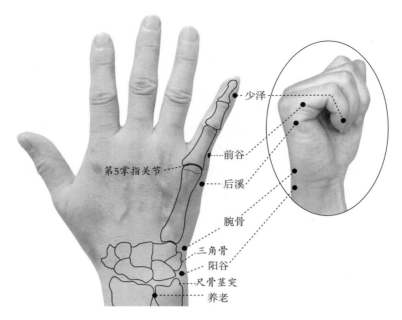

图 3-6-5

④ 针刺少泽、至阴穴对孕鼠血清 E2、P 含量及 E2/P 比值的影响,《山东中医杂志》, 2018 年 3 期。

⑤ 电针少泽穴对产后缺乳者乳汁量及成分的影响,《中国针灸》,2020 年 1 期。

2. 前谷 Qiángǔ(SI2) 荥穴

【定位】在手指,第 5 掌指关节尺侧远端赤白肉际凹陷中(图 3-6-5)。

【解剖】皮肤→皮下组织→小指近节指骨基底部。分布有尺神经的指背神经,尺神经的指掌侧固有神经和小指尺掌侧动、静脉。

【主治】①头痛,目痛,耳鸣,咽喉肿痛。②乳少。③热病。

【操作】直刺 0.2~0.3 寸。

3. 后溪 * Hòuxī(SI3) 输穴,八脉交会穴,通督脉

【定位】在手内侧,第 5 掌指关节尺侧近端赤白肉际凹陷中(图 3-6-5)。

【取法】半握拳,掌远侧横纹头(尺侧)赤白肉际处。

【解剖】皮肤→皮下组织→小指展肌→小指短屈肌。浅层分布有神经手背支,尺神经掌支和皮下浅静脉等。深层有小指尺掌侧固有动、静脉和指掌侧固有神经。

【主治】

① 头项强痛,腰背痛。

② 目赤,耳聋,咽喉肿痛,癫狂痫。

③ 盗汗,疟疾。

④ 手指及肘臂挛急。

【操作】直刺 0.5~0.8 寸,或向合谷方向透刺。

【文献链接】

①《针灸甲乙经》:"寒热颈颔肿,后溪主之""狂互引癫疾数发,后溪主之"。

②《太平圣惠方》:"肘臂腕重难屈伸,五指尽痛,不可掣也。"

③《针灸聚英·拦江赋》:"后溪专治督脉病,癫狂此穴治还轻。"

④后溪穴治疗脊柱源性疼痛的研究进展,《中国中医急症》,2019 年 10 期。

⑤上八邪、合谷穴合谷刺结合后溪穴治疗中风后手功能障碍临床观察,《中国针灸》,2019 年 3 期。

4. 腕骨 *　Wàngǔ(SI4)　原穴

【定位】在腕区,第 5 掌骨底与三角骨之间的赤白肉际凹陷中(图 3-6-5)。

【取法】由后溪向上沿掌骨直推至一突起骨,于两骨之间凹陷处取穴。

【解剖】皮肤→皮下组织→小指展肌→豆掌韧带。浅层布有前臂内侧皮神经,尺神经掌支,尺神经手背支和浅静脉等。深层有尺动、静脉的分支或属支。

【主治】

①头项强痛,耳鸣,目翳。

②黄疸,消渴,热病,疟疾。

③指挛腕痛。

【操作】直刺 0.3~0.5 寸。

【文献链接】

①《针灸甲乙经》:"痓,互引,腕骨主之""消渴,腕骨主之。"

②《铜人腧穴针灸图经》:"目冷泪,生翳";"头痛烦闷,惊风,瘈疭。"

③《针灸大成·玉龙歌》:"腕中无力痛艰难,握物难移体不安,腕骨一针虽见效,莫将补泻等闲看。"

④腕骨穴治疗单纯性肥胖理论探讨,《针灸临床杂志》,2019 年 5 期。

5. 阳谷　Yánggǔ(SI5)　经穴

【定位】在腕后区,尺骨茎突与三角骨之间的凹陷中(图 3-6-5)。

【解剖】皮肤→皮下组织→尺侧腕伸肌腱的前方。浅层有尺神经手背支,贵要静脉等分布。深层有尺动脉的腕背支。

【主治】

①头痛,目眩,耳鸣,耳聋。

②热病,癫狂痫。

③腕臂痛。

【操作】直刺 0.3~0.5 寸。

6. 养老 *　Yǎnglǎo(SI6)　郄穴

【定位】在前臂后区,腕背横纹上 1 寸,尺骨头桡侧凹陷中(图 3-6-5)。

【取法】掌心向下,用一手指按在尺骨头的最高点上,然后手掌旋后,在手指滑入的骨缝中。

【解剖】皮肤→皮下组织→尺侧腕伸肌腱。浅层布有前臂内侧皮神经,前臂后皮神经,尺神经手背支和贵要静脉属支。深层有腕背动、静脉网。

【主治】

①目视不明,头痛,面痛。

②肩臂酸痛,急性腰痛,项强。

【操作】直刺或斜刺 0.5~0.8 寸。

【文献链接】

①《针灸甲乙经》:"肩痛欲折,臑如拔,手不能自上下,养老主之。"

②《铜人腧穴针灸图经》:"目视不明。"

③《扁鹊神应针灸玉龙经》:"肩如反弓臂如折,曲池养老并肩。"

④ 针刺养老穴联合康复锻炼对中风后肩手综合征生命质量的影响及其部分机制,《世界中医药》,2019 年 7 期。

⑤ 温针灸养老穴治疗周围性面瘫流泪症临床观察,《光明中医》,2017 年 2 期。

7. 支正* Zhīzhèng(SI7) 络穴

【定位】在前臂后区,腕背侧远端横纹上 5 寸,尺骨尺侧与尺侧腕屈肌之间(图 3-6-6)。

【解剖】皮肤→皮下组织→尺侧腕屈肌→指深屈肌→前臂骨间膜。浅层布有前臂内侧皮神经,贵要静脉属支。深层有尺动、静脉和尺神经。

【主治】

① 头痛,目眩。

② 热病,癫狂。

③ 项强,肘臂酸痛。

【操作】直刺 0.5~0.8 寸。

【文献链接】

①《针灸甲乙经》:"振寒(寒)热,颈项肿,实则肘挛,头项痛,狂易,虚则生疣,小者痂疥,支正主之。"

②《备急千金要方》:"支正、少海主热病先腰胫酸,喜渴数饮食,身热项痛而强,振寒寒热。"

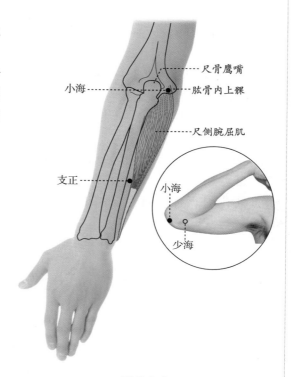

图 3-6-6

③《医宗金鉴·外科卷下》:"七情郁结不舒,肘臂十指筋挛疼痛,及消渴饮水不止。"

8. 小海* Xiǎohǎi(SI8) 合穴

【定位】在肘后区,尺骨鹰嘴与肱骨内上髁之间凹陷中(图 3-6-6)。

【解剖】皮肤→皮下组织→尺神经沟内。浅层布有前臂内侧皮神经尺侧支,臂内侧皮神经,贵要静脉属支。深层,在尺神经沟内有尺神经,尺神经的后外侧有尺侧上副动、静脉与尺动、静脉的尺侧返动、静脉后支吻合成的动、静脉网。

【主治】

① 肘臂疼痛。

② 癫痫。

【操作】直刺 0.3~0.5 寸。

【文献链接】

①《医宗金鉴·外科卷下》:"小海喉龈肿痛痉。"

②《针灸甲乙经》:"风眩头痛,小海主之。"

③ 电针"小海"与"下巨虚"穴对十二指肠溃疡大鼠血清肿瘤坏死因子-α 及十二指肠

高迁移率族蛋白 B_1 表达的影响，《针刺研究》，2015 年 1 期。

④ 针刺十宣、小海穴配合功能训练治疗中风后手功能障碍疗效观察，《上海针灸杂志》，2012 年 5 期。

9. 肩贞 *　Jiānzhēn（SI9）

【定位】在肩胛区，肩关节后下方，腋后纹头直上 1 寸（图 3-6-7）。

【解剖】皮肤→皮下组织→三角肌后束→肱三头肌长头→大圆肌→背阔肌腱。浅层布有第二肋间神经的外侧皮支和臂外侧上皮神经。深层有桡神经等结构。

【主治】

① 肩背疼痛，手臂麻痛，瘰疬。

② 耳鸣。

【操作】向外斜刺 1.0~1.5 寸，或向前腋缝方向透刺。

【文献链接】

①《针灸甲乙经》："寒热，项病适，耳（鸣）无闻，引缺盆肩中热痛，（手臂）麻痹不举，肩贞主之。"

②《针灸大成》："主伤寒寒热，耳鸣耳聋，缺盆肩中热痛，风痹，手足麻木不举。"

③《类经图翼》："主治伤寒寒热，颔肿耳鸣耳聋，缺盆中热痛，风痹手足不举。"

④ 套针循经针刺治疗中风后肩手综合征Ⅰ期的临床疗效分析，《针刺研究》，2020 年 8 期。

⑤ 隔药饼灸联合圆利针伞形刺治疗寒凝湿滞型慢性肩周炎疗效观察，《中国针灸》，2020 年 12 期。

10. 臑俞　Nàoshū（SI10）　手、足太阳，阳维脉，阳跷脉交会穴

【定位】在肩胛区，腋后纹头直上，肩胛冈下缘凹陷中（图 3-6-7）。

【解剖】皮肤→皮下组织→三角肌→冈下肌。浅层布有锁骨上外侧神经。深层有肩胛上动、静脉的分支或属支；旋肱后动、静脉的分支或属支等。

【主治】肩臂疼痛，瘰疬。

【操作】向前直刺 1.0~1.2 寸。

11. 天宗 *　Tiānzōng（SI11）

【定位】在肩胛区，肩胛冈中点与肩胛骨下角连线上 1/3 与下 2/3 交点凹陷中（图 3-6-7）。

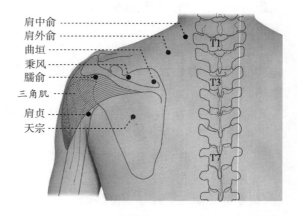

图 3-6-7

【解剖】皮肤→皮下组织→斜方肌→冈下肌。浅层有第四胸神经后支的皮支和伴行的动、静脉。深层布有肩胛上神经的分支和旋肩胛动、静脉的分支或属支。

【主治】

① 肩胛疼痛。

② 乳痈。

③ 气喘。

【操作】直刺或向四周斜刺 0.5~1.0 寸。

【文献链接】

①《针灸甲乙经》:"肩重,肘臂痛不可举,天宗主之。"

②《铜人腧穴针灸图经》:"肩胛痛,臂肘外后廉痛,颊颔肿。"

③ 天宗穴刺血拔罐治疗乳腺增生临床观察,《实用中医药杂志》,2017 年 33 期。

④ 自制丹香乳癖散外敷联合天宗穴刮痧对肝郁痰凝型乳癖患者证候积分及毒副反应的影响,《中华全科医学》,2020 年 1 期。

12. 秉风　Bǐngfēng(SI12)　手三阳与足少阳经交会穴

【定位】在肩胛区,肩胛冈中点上方冈上窝中(图 3-6-7)。

【解剖】皮肤→皮下组织→斜方肌→冈上肌。浅层布有第二胸神经后支的皮支和伴行的动、静脉。深层有肩胛上神经的分支和肩胛上动、静脉的分支或属支分布。

【主治】肩胛疼痛,手臂酸麻。

【操作】直刺 0.5~0.8 寸。

13. 曲垣　Qūyuán(SI13)

【定位】在肩胛区,肩胛冈内侧端上缘凹陷中(图 3-6-7)。

【取法】臑俞与第 2 胸椎棘突连线的中点处。

【解剖】皮肤→皮下组织→斜方肌→冈上肌。浅层有第二、三胸神经后支的皮支和伴行的动、静脉。深层布有肩胛上神经的肌支和肩胛上动、静脉,肩胛背动、静脉的分支或属支。

【主治】肩胛背项疼痛。

【操作】直刺或向外下方斜刺 0.5~0.8 寸。

14. 肩外俞　Jiānwàishū(SI14)

【定位】在脊柱区,第 1 胸椎棘突下,后正中线旁开 3 寸(图 3-6-7)。

【解剖】皮肤→皮下组织→斜方肌→菱形肌。浅层有第一、二胸神经后支的皮支和伴行的动、静脉。深层分布有颈横动、静脉的分支或属支和肩胛背神经的肌支。

【主治】肩背疼痛,颈项强急。

【操作】向外斜刺 0.5~0.8 寸。

15. 肩中俞　Jiānzhōngshū(SI15)

【定位】在脊柱区,第 7 颈椎棘突下,后正中线旁开 2 寸(图 3-6-7)。

【解剖】皮肤→皮下组织→斜方肌→菱形肌。浅层有第八颈神经后支、第一胸神经后支的皮支分布。深层有副神经、肩胛背神经的分布和颈横动、静脉。

【主治】

① 咳嗽,气喘,唾血。

② 目视不明。

③ 肩背疼痛。

【操作】直刺或向外斜刺 0.5~0.8 寸。

16. 天窗　Tiānchuāng(SI16)

【定位】在颈部,横平喉结,胸锁乳突肌的后缘(图 3-6-8)。

【解剖】皮肤→皮下组织→胸锁乳突肌后缘→肩胛提肌→头、颈夹肌。浅层有耳大神经、枕小神经和颈外静脉。深层布有颈升动、静脉的分支或属支。

【主治】

① 耳鸣,耳聋,咽喉肿痛,暴喑。

② 颈项强痛。

【操作】直刺或向下斜刺 0.5~1.0 寸。

17. 天容　Tiānróng(SI17)

【定位】在颈部,下颌角后方,胸锁乳突肌的前缘凹陷中(图 3-6-8)。

【解剖】皮肤→皮下组织→面动脉后方→二腹肌腱及茎突舌骨肌。浅层有耳大神经和颈外静脉等结构。深层有面动、静脉,颈内静脉,副神经,迷走神经,舌下神经,颈上神经节等重要结构。

【主治】

① 耳鸣,耳聋,咽喉肿痛。

② 颈项肿痛。

【操作】直刺 0.5~1.0 寸,不宜深刺。

18. 颧髎 *　Quánliáo(SI18)　手少阳、太阳经交会穴

【定位】在面部,颧骨下缘,目外眦直下凹陷中(图 3-6-8)。

【解剖】皮肤→皮下组织→颧肌→咬肌→颞肌。浅层布有上颌神经的眶下神经分支,面神经的颧支、颊支,面横动、静脉的分支或属支。深层有三叉神经的下颌神经分支分布。

【主治】口㖞,眼睑眴动,齿痛,面痛,颊肿。

【操作】直刺 0.3~0.5 寸或斜刺 0.5~1.0 寸。

【文献链接】

①《铜人腧穴针灸图经》:"口㖞,面赤目黄,眼眴动不止。"

②《循经考穴编》:"天吊风,口眼㖞斜眴动。"

③ 浅针搔爬攒竹、颧髎穴配合温和灸翳风穴治疗周围性面神经麻痹临床研究,《光明中医》,2015 年 11 期。

④ 多针浅刺和颧髎刺血治疗急性期面神经炎的临床观察,《中国民间疗法》,2019 年 15 期。

19. 听宫 *　Tīnggōng(SI19)　手、足少阳,手太阳交会穴

【定位】在面部,耳屏正中与下颌骨髁突之间的凹陷中(图 3-6-9)。

【取法】微张口,耳屏正中前缘凹陷中,在耳门与听会之间。

【解剖】皮肤→皮下组织→外耳道软骨。布有耳颞神经,颞浅动、静脉耳前支的分支或

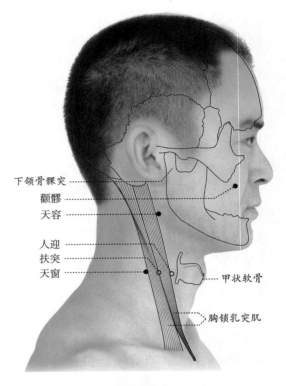

下颌骨髁突
颧髎
天容
人迎
扶突
天窗
甲状软骨
胸锁乳突肌

图 3-6-8

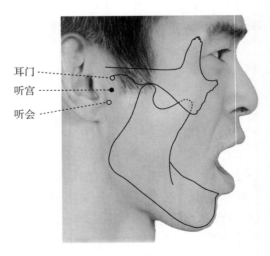

耳门
听宫
听会

图 3-6-9

属支等结构。

【主治】

① 耳鸣,耳聋,聤耳,齿痛。

② 癫狂痫。

【操作】张口,直刺 0.5~1.0 寸。

【文献链接】

①《针灸大成》:"主失音,癫疾,心腹满,聤耳,耳聋如物填塞无闻。"

②《循经考穴编》:"耳虚鸣痒,或闭塞无闻,或耳出清汁。"

③ 听宫穴位注射丹参注射液治疗急性主观性耳鸣临床研究,《新中医》,2019 年 12 期。

④ 温针灸听宫、翳风穴治疗难治性面瘫疗效观察,《中医药临床杂志》,2019 年 11 期。

⑤ 听宫穴深刺配合调气法治疗耳鸣的疗效观察,《辽宁中医杂志》,2018 年 2 期。

第七节　足太阳经络与腧穴

本节包括经络和腧穴两部分。第一部分为经络,包括足太阳经脉、足太阳络脉、足太阳经别和足太阳经筋。第二部分为腧穴,首穴是睛明,末穴是至阴,左右各 67 穴。

一、足太阳经络

(一)足太阳经脉

1. 经脉循行

膀胱足太阳之脉,起于目内眦,上额,交巅[1]。

其支者,从巅至耳上角[2]。

其直者,从巅入络脑[3],还出别下项,循肩膊[4]内,挟脊抵腰中,入循膂[5],络肾,属膀胱。

其支者,从腰中,下挟脊[6],贯臀[7],入腘中。

其支者,从膊内左右别下贯胛[8],挟脊内[9],过髀枢[10],循髀外[11]后廉下合腘中,以下贯腨[12]内,出外踝之后,循京骨[13]至小指外侧(《灵枢·经脉》)(图 3-7-1)。

【注释】

[1] 巅:指头顶最高处。

[2] 耳上角:指耳上方。

[3] 脑:颈之上为头部,头内为脑,颈后部称为项。

[4] 肩膊:指肩胛部。

[5] 膂:脊柱两旁的肌肉。此说"挟脊抵腰中,入循膂,络肾",指当肾俞部进入深部联络肾脏。

[6] 挟脊:此支从肾俞处分出夹脊下行,经过八髎、会阳至会阴部,故称此为会阴之脉。

[7] 贯臀:指通过臀下当承扶穴部,直下经股门,至委中。

[8] 贯胛:胛,应从《黄帝内经太素》《备急千金要方》《素问·厥论》等王冰注引文及《铜人腧穴针灸图经》《十四经发挥》改作"胂"。杨上善注:"胂,侠脊肉也。"此支从肩胛骨内缘,夹脊肉(竖脊肌)外侧直下,当正中线旁开 3 寸。

[9] 挟脊内:王冰注引文无此三字,疑原属"胂"字的旁注"夹脊肉"之误。

[10] 髀枢:指髋关节,当股骨大转子处。

[11] 髀外:大腿外侧。

思维导图

PPT 课件

足太阳经脉循行动画

笔记栏

［12］腨：腓肠肌部。《说文解字》："腨，腓肠也。"

［13］京骨：第五跖骨粗隆部，其下为京骨穴。

足太阳膀胱经，从内眼角开始（睛明），上行额部（攒竹、眉冲、曲差；会神庭、头临泣），交会于头顶（五处、承光、通天；会百会）。

头顶部支脉，从头顶分出到耳上方（会曲鬓、率谷、浮白、头窍阴、完骨）。

直行主干，从头顶入内络于脑（络却、玉枕；会脑户、风府），回出项部（天柱）分开下行：一支沿肩胛内侧，夹脊旁（会大椎、陶道；经大杼、风门、肺俞、厥阴俞、心俞、督俞、膈俞），到达腰中（肝俞、胆俞、脾俞、胃俞、三焦俞、肾俞），进入脊旁筋肉，络于肾，属于膀胱（气海俞、大肠俞、关元俞、小肠俞、膀胱俞、中膂俞、白环俞）。一支从腰中分出，夹脊旁，通过臀部（上髎、次髎、中髎、下髎、会阳、承扶），进入腘窝中（殷门、委中）。

背部另一支脉，从肩胛内侧分别下行，通过肩胛（附分、魄户、膏肓俞、神堂、譩譆、膈关、魂门、阳纲、意舍、胃仓、肓门、志室、胞肓、秩边），经过髋关节部（会环跳），沿大腿外侧后边下行（浮郄、委阳），会合于腘窝中（委中），由此向下通过腓肠肌部（合阳、承筋、承山），出外踝后方（飞扬、跗阳、昆仑），沿第 5 跖骨粗隆（仆参、申脉、金门、京骨），到小趾外侧（束骨、足通谷、至阴），下接足少阴肾经。

2. 经脉病候

是动则病，冲头痛，目似脱，项如拔，脊痛，腰似折，髀不可以曲，腘如结，腨如裂，是为踝厥[1]。

是主筋所生病[2]者，痔，疟，狂、癫疾[3]，头囟[4]项痛，目黄，泪出，鼽衄，项、背、腰、尻[5]、腘、腨、脚皆痛，小指不用（《灵枢·经脉》）。

【注释】

［1］踝厥：指本经经脉循行小腿部气血厥逆的见症。

［2］主筋所生病：太阳为巨阳，行身之后，经筋即以足太阳之筋为首，所以主筋所发生的病证。

［3］癫疾：癫痫等病证。

［4］囟：音信（xìn），即囟门部。

［5］尻：音考（kāo），骶尾骨部的通称。

（二）足太阳络脉

足太阳之别，名曰飞阳[1]，去踝七寸，别走少阴（图 3-7-2）。

实则鼽窒[2]，头背痛；虚则鼽衄[3]。取之所别也（《灵枢·经脉》）。

【注释】

［1］飞阳：穴名作"飞扬"。

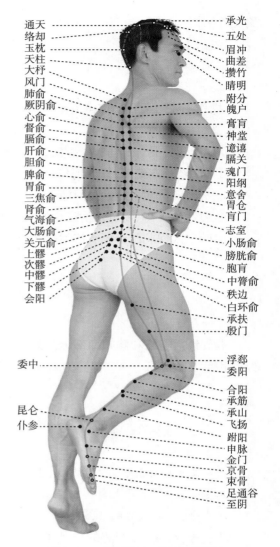

图 3-7-1 足太阳经脉循行示意图

通天 — 承光
络却 — 五处
玉枕 — 眉冲
天柱 — 曲差
大杼 — 攒竹
风门 — 睛明
肺俞 — 附分
厥阴俞 — 魄户
心俞 — 膏肓
督俞 — 神堂
膈俞 — 譩譆
肝俞 — 膈关
胆俞 — 魂门
脾俞 — 阳纲
胃俞 — 意舍
三焦俞 — 胃仓
肾俞 — 肓门
气海俞 — 志室
大肠俞 — 小肠俞
关元俞 — 膀胱俞
上髎 — 胞肓
次髎 — 中膂俞
中髎 — 秩边
下髎 — 白环俞
会阳 — 承扶
— 殷门
委中 — 浮郄
— 委阳
— 合阳
— 承筋
昆仑 — 承山
仆参 — 飞扬
— 跗阳
— 申脉
— 金门
— 京骨
— 束骨
— 足通谷
— 至阴

［2］鼽窒:指鼻塞不通气。

［3］鼽衄:鼽,指鼻流清涕;衄,指流鼻血。

（三）足太阳经别

足太阳之正,别入于腘中,其一道[1]下尻五寸,别入于肛,属于膀胱,散之肾,循膂,当心入散;直者,从膂上入于项[2],复属于太阳(《灵枢·经脉》)(图3-7-3)。

【注释】

［1］一道:即一条或一支。

［2］项:约当天柱穴部。

（四）足太阳经筋

足太阳之筋,起于足小指,上结于踝;邪(斜)上结于膝;其下循足外踝,结于踵;上循跟,结于腘;其别者,结于腨外[1]。上腘中内廉,与腘中并,上结于臀。上挟脊上项;其支者,别入结于舌本。其直者,结于枕骨;上头下颜,结于鼻。其支者,为目上纲[2],下结于頄。其支者,从腋后外廉,结于肩髃。其支者,入腋下,上出缺盆,上结于完骨。其支者,出缺盆,邪(斜)上出于頄(图3-7-4)。

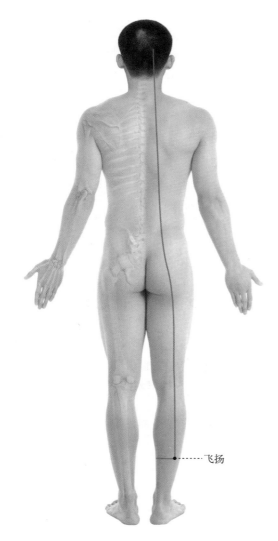

图 3-7-2 足太阳络脉循行示意图

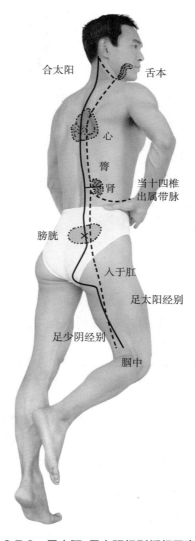

图 3-7-3 足太阳、足少阴经别循行示意图

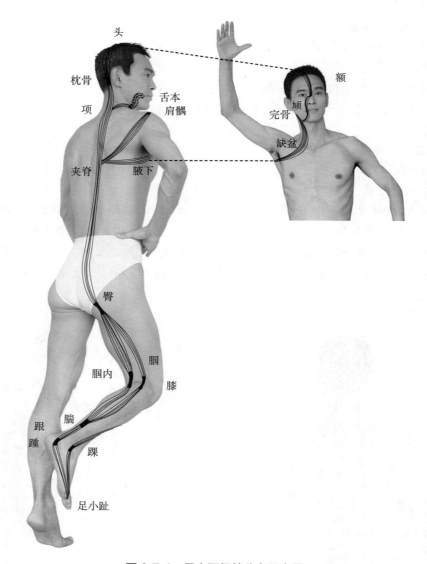

图 3-7-4　足太阳经筋分布示意图

其病：小指（趾）支，跟肿[3]痛，腘挛[4]，脊反折[5]，项筋急，肩不举，腋支，缺盆中纽痛，不可左右摇（《灵枢·经筋》）。

【注释】

［1］腨外：腨原作踹，据《黄帝内经太素》《针灸甲乙经》改。"腨外"应作"腨内"，以与下"内廉"相一致。

［2］目上纲：纲原作"网"，据《黄帝内经太素》《针灸甲乙经》改。上眼睑称"目上纲"，下眼睑称"目下纲"。

［3］跟肿：跟，则指跟腱部；肿，《黄帝内经太素》《针灸甲乙经》作"踵"，指足跟底部。

［4］挛：《针灸甲乙经》此下有"急"字。

［5］脊反折：指脊柱强直、角弓反张。

二、足太阳腧穴

本经一侧 67 穴，10 穴分布于头项部，39 穴分布于背腰部，18 穴分布在下肢后外侧部（图 3-7-5）。

1. 睛明 * Jīngmíng（BL1）手、足太阳，足阳明,阴跷、阳跷脉交会穴

【定位】在面部,目内眦内上方眶内侧壁凹陷中（图3-7-6）。

【取法】闭目,在目内眦内上方0.1寸的凹陷中。

【解剖】皮肤→皮下组织→眼轮匝肌→上泪小管上方→内直肌与筛骨眶板之间。浅层布有三叉神经眼支的滑车上神经,内眦动、静脉的分支或属支。深层有眼动、静脉的分支或属支,眼神经的分支和动眼神经的分支。

【主治】

① 近视,目视不明,目赤肿痛,迎风流泪,夜盲,色盲,目翳。

② 急性腰痛。

【操作】嘱患者闭目,医者押手轻轻固定眼球,刺手持针,于眶内侧壁和眼球之间,靠近但勿紧贴眶内侧壁缓慢直刺0.5~1.0寸,不宜提插捻转,以防刺破血管引起血肿,出针后以棉签按压针孔片刻;不宜灸。

【文献链接】

①《针灸甲乙经》:"手足太阳、足阳明之会。"

②《铜人腧穴针灸图经》:"治攀睛,翳膜覆瞳子。"

③《针灸大成》:"主目远视不明,恶风泪出……小儿疳眼,大人气眼冷泪。"

④ 睛明穴深刺治疗儿童视神经萎缩临床研究,《现代中医临床》,2017年3期。

⑤ 基于人类本能浅谈睛明穴在VDT视疲劳和脑疲劳之间的桥梁作用,《中国针灸》,2017年1期。

2. 攒竹 * Cuánzhú（BL2）

【定位】在面部,眉头凹陷中,额切迹处（图3-7-6）。

【取法】沿睛明直上至眉头边缘可触及一凹陷,即额切迹处。

【解剖】皮肤→皮下组织→眼轮匝肌。浅层布有额神经的滑车上神经,眶上动、静脉的分支或属支。深层有面神经的颞支和颧支。

【主治】

① 头痛,眉棱骨痛,目视不明,目赤肿痛,眼睑瞤动,眼睑下垂,迎风流泪。

② 面瘫,面痛。

③ 腰痛。

【操作】平刺0.5~0.8寸。

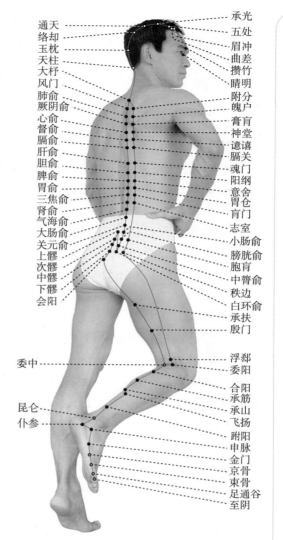

图3-7-5　足太阳膀胱经穴

【文献链接】

①《针灸甲乙经》："头风痛,鼻鼽衄,眉头痛,善嚏。"

②《铜人腧穴针灸图经》："治眼中赤痛及睑瞤动。"

③《针灸大成》："主目眩眩,视物不明,眼中赤痛及睑瞤动。"

④指按攒竹穴联合穴位注射胃复安治疗中风后呃逆的临床观察,《中国民间疗法》,2019 年 7 期。

⑤武连仲教授攒竹四刺临床应用拾贝,《中国针灸》,2016 年 9 期。

3. 眉冲　Méichōng（BL3）

【定位】在头部,额切迹直上入发际 0.5 寸（图 3-7-7）。

【取法】神庭与曲差中间。

【解剖】皮肤→皮下组织→枕额肌额腹。浅层布有滑车上神经和滑车上动、静脉。深层有腱膜下疏松组织和颅骨外膜。

【主治】

①头痛,眩晕,鼻塞。

②癫痫。

【操作】向后平刺 0.3~0.5 寸。

4. 曲差　Qūchā（BL4）

【定位】在头部,前发际正中直上 0.5 寸,旁开 1.5 寸（图 3-7-7）。

【取法】神庭与头维连线的内 1/3 与外 2/3 的交点处。

【解剖】皮肤→皮下组织→枕额肌额腹。浅层布有滑车上神经和滑车上动、静脉。深层有腱膜下疏松组织和颅骨外膜。

【主治】

①头痛。

②目视不明,鼻塞,鼻衄。

【操作】平刺 0.5~0.8 寸。

5. 五处　Wǔchù（BL5）

【定位】在头部,前发际正中直上 1 寸,旁开 1.5 寸（图 3-7-7）。

【解剖】皮肤→皮下组织→枕额肌额腹。浅层布有滑车上神经和滑车上动、静脉。深层有腱膜下疏松组织和颅骨外膜。

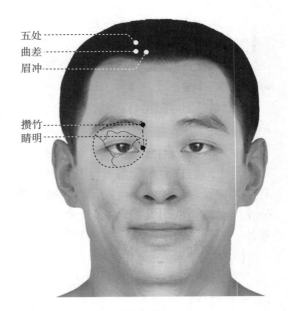

图 3-7-6

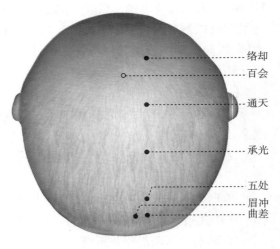

图 3-7-7

118

【主治】

①头痛,目眩,目视不明。

②癫痫。

【操作】平刺 0.3~0.5 寸。

6. 承光　Chéngguāng(BL6)

【定位】在头部,前发际正中直上 2.5 寸,旁开 1.5 寸(图 3-7-7)。

【解剖】皮肤→皮下组织→帽状腱膜。浅层布有眶上神经和眶上动、静脉。深层有腱膜下疏松组织和颅骨外膜。

【主治】

①头痛,眩晕,癫痫。

②目视不明,鼻塞。

【操作】平刺 0.3~0.5 寸。

7. 通天　Tōngtiān(BL7)

【定位】在头部,前发际正中直上 4 寸,旁开 1.5 寸(图 3-7-7)。

【解剖】皮肤→皮下组织→帽状腱膜。浅层布有眶上神经,眶上动、静脉和枕大神经,枕动、静脉与耳颞神经,颞浅动、静脉的神经间吻合和血管间的吻合网。深层有腱膜下疏松组织和颅骨外膜。

【主治】

①鼻塞,鼻渊,鼻衄。

②头痛,眩晕。

【操作】平刺 0.3~0.5 寸。

8. 络却　Luòquè(BL8)

【定位】在头部,前发际正中直上 5.5 寸,旁开 1.5 寸(图 3-7-7)。

【解剖】皮肤→皮下组织→帽状腱膜。浅层布有枕大神经和枕动、静脉。深层有腱膜下疏松组织和颅骨外膜。

【主治】

①头晕,癫狂痫。

②耳鸣,鼻塞,目视不明。

【操作】平刺 0.3~0.5 寸。

9. 玉枕　Yùzhěn(BL9)

【定位】在头部,横平枕外隆凸上缘,后发际正中旁开 1.3 寸(图 3-7-8)。

【解剖】皮肤→皮下组织→枕额肌枕腹。浅层布有枕大神经和枕动、静脉。深层有腱膜下疏松组织和颅骨外膜。

【主治】

①头项痛。

②目痛,目视不明,鼻塞。

【操作】平刺 0.3~0.5 寸。

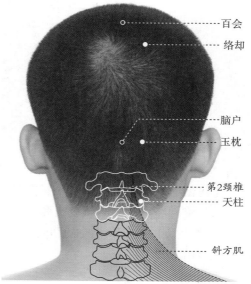

百会
络却
脑户
玉枕
第2颈椎
天柱
斜方肌

图 3-7-8

10. 天柱 * Tiānzhù(BL10)

【定位】在颈后区,横平第2颈椎棘突上际,斜方肌外缘凹陷中(图3-7-8)。

【取法】后发际正中直上0.5寸,斜方肌外缘凹陷中。

【解剖】皮肤→皮下组织→斜方肌→头夹肌的内侧头→半棘肌。浅层有第三颈神经后支的内侧支和皮下静脉。深层有枕大神经。

【主治】

① 头痛,眩晕。

② 项强,肩背痛。

③ 目赤肿痛,目视不明,鼻塞。

【操作】直刺或斜刺0.5~0.8寸,不可向内上方深刺。

【文献链接】

①《针灸甲乙经》:"咽肿难言,天柱主之。"

②《备急千金要方》:"天柱,主不知香臭。"

③《针灸大成》:"项强不可回顾。"

④ 针刺天柱穴对血瘀型腰椎间盘突出症疼痛的疗效,《中国医药指南》,2018年16期。

⑤ 天柱傍针刺平衡区、头针运动区和足运感区联合平衡训练在中风后康复患者中的应用,《现代中医药》,2020年1期。

11. 大杼 Dàzhù(BL11) 骨会,手、足太阳经交会穴

【定位】在脊柱区,第1胸椎棘突下,后正中线旁开1.5寸(图3-7-9)。

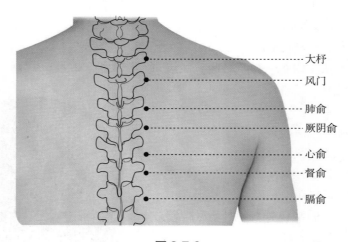

大杼
风门
肺俞
厥阴俞
心俞
督俞
膈俞

图3-7-9

【解剖】皮肤→皮下组织→斜方肌→菱形肌→上后锯肌→颈夹肌→竖脊肌。浅层布有第一、二胸神经后支的内侧皮支和伴行的肋间后动、静脉背侧支的内侧皮支。深层有第一、二胸神经后支的肌支和相应的肋间后动、静脉背侧支的分支等结构。

【主治】

① 咳嗽,发热。

② 头痛,肩背痛。

【操作】斜刺0.5~0.8寸。

12. 风门 *　Fēngmén（BL12）　足太阳、督脉交会穴

【定位】在脊柱区,第 2 胸椎棘突下,后正中线旁开 1.5 寸(图 3-7-9)。

【解剖】皮肤→皮下组织→斜方肌→菱形肌→上后锯肌→颈夹肌→竖脊肌。浅层布有第二、三胸神经后支的内侧皮支和伴行的肋间后动、静脉背侧支的内侧皮支。深层有第二、三胸神经后支的肌支和相应的肋间后动、静脉背侧支的分支等。

【主治】

① 伤风,咳嗽。

② 发热,头痛,项强,胸背痛。

【操作】斜刺 0.5~0.8 寸。

【文献链接】

①《针灸甲乙经》:"督脉、足太阳之会""风眩头痛"。

②《铜人腧穴针灸图经》:"治伤寒颈项强。"

③《针灸大成》:"主发背痈疽,身热,上气喘气,咳逆胸背痛。"

④ 风门穴拔罐联合艾灸治疗初期小儿风寒感冒的临床观察,《中国民间疗法》,2020 年 6 期。

⑤ 针刺青灵组穴治疗神经根型颈椎病疗效观察,《中国中医基础医学杂志》,2018 年 6 期。

13. 肺俞 *　Fèishū（BL13）　背俞穴

【定位】在脊柱区,第 3 胸椎棘突下,后正中线旁开 1.5 寸(图 3-7-9)。

【解剖】皮肤→皮下组织→斜方肌→菱形肌→上后锯肌→竖脊肌。浅层布有第三、四胸神经后支的内侧皮支和伴行的肋间后动、静脉背侧支的内侧皮支。深层有第三、四胸神经后支的肌支和相应的肋间后动、静脉背侧支的分支或属支。

【主治】

① 咳嗽,气喘,咳血,鼻塞。

② 骨蒸潮热,盗汗。

③ 皮肤瘙痒,瘾疹。

【操作】斜刺 0.5~0.8 寸。

【文献链接】

①《铜人腧穴针灸图经》:"传尸骨蒸劳,肺痿咳嗽。"

②《针灸资生经》:"凡有喘与哮者,为按肺俞,无不酸疼,皆为缪刺肺俞,令灸而愈。"

③《类经图翼》:"主泻五脏之热也。"

④ 艾灸对哮喘大鼠"肺俞"穴局部皮肤中组胺和神经肽的影响,《针刺研究》,2020 年 2 期。

⑤ 慢性阻塞性肺病大鼠"肺俞"微循环血流灌注量变化特征的研究,《中国针灸》,2018 年 12 期。

14. 厥阴俞　Juéyīnshū（BL14）　背俞穴

【定位】在脊柱区,第 4 胸椎棘突下,后正中线旁开 1.5 寸(图 3-7-9)。

【解剖】皮肤→皮下组织→斜方肌→菱形肌→竖脊肌。浅层布有第四、五胸神经后支的内侧皮支和伴行的肋间后动、静脉背侧支。深层有第四、五胸神经后支的肌支和相应的肋间后动、静脉背侧支的分支或属支。

【主治】

① 心痛,心悸。

② 咳嗽,胸闷。

③ 呕吐。

【操作】斜刺 0.5~0.8 寸。

15. 心俞 *　Xīnshū(BL15)　背俞穴

【定位】在脊柱区,第 5 胸椎棘突下,后正中线旁开 1.5 寸(图 3-7-9)。

【解剖】皮肤→皮下组织→斜方肌→菱形肌下缘→竖脊肌。浅层布有第五、六胸神经后支的内侧皮支及伴行的动、静脉。深层有第五、六胸神经后支的肌支和相应的肋间后动、静脉背侧支的分支或属支。

【主治】

① 心痛,心悸,心烦,失眠,健忘,梦遗,癫狂痫。

② 咳嗽,盗汗,吐血。

【操作】斜刺 0.5~0.8 寸。

【文献链接】

①《针灸甲乙经》:"寒热心痛,循循然,与背相引而痛。"

②《针灸大成》:"主呕吐不下食,健忘。"

③《类经图翼》:"主泻五脏之热。"

④ 火针点刺心俞、膈俞穴治疗带状疱疹后遗神经痛的临床观察,《天津中医药》,2018 年 1 期。

⑤ 心俞穴刺络拔罐治疗心火亢盛型不寐临床观察,《山东中医药大学学报》,2020 年 1 期。

16. 督俞　Dūshū(BL16)

【定位】在脊柱区,第 6 胸椎棘突下,后正中线旁开 1.5 寸(图 3-7-9)。

【解剖】皮肤→皮下组织→斜方肌→竖脊肌。浅层布有第六、七胸神经后支的内侧皮支和伴行的动、静脉。深层有第六、七胸神经后支的肌支和相应的肋间后动、静脉背侧支的分支或属支。

【主治】

① 心痛,胸闷,气喘。

② 胃痛,腹痛,腹胀,呃逆。

【操作】斜刺 0.5~0.8 寸。

17. 膈俞 *　Géshū(BL17)　血会

【定位】在脊柱区,第 7 胸椎棘突下,后正中线旁开 1.5 寸(图 3-7-9)。

【解剖】皮肤→皮下组织→斜方肌→背阔肌→竖脊肌。浅层布有第七、八胸神经后支的内侧皮支和伴行的动、静脉。深层有第七、八胸神经后支的肌支和相应肋间后动、静脉背侧支的分支或属支。

【主治】

① 胃脘痛,呕吐,呃逆,饮食不下,便血。

② 咳嗽,气喘,吐血,潮热,盗汗。

③ 瘾疹。

【操作】斜刺 0.5~0.8 寸。

【文献链接】

①《针灸甲乙经》："背痛恶寒,脊强俯仰难,食不下,呕吐多涎,膈俞主之。"

②《针灸大成》："主心痛,周痹,吐食翻胃,骨蒸,四肢怠惰。"

③《类经图翼》："此血会也,诸血病者皆宜灸之,如吐血衄血不已,虚损昏晕,血热妄行,心肺二经呕血,脏毒便血不止。"

④ 针刺大椎、膈俞治疗白细胞减少症 39 例,《中国针灸》,2016 年 1 期。

⑤ 麻木病机及常用穴位浅析,《河南中医》,2019 年 12 期。

18. 肝俞 *　Gānshū(BL18)　背俞穴

【定位】在脊柱区,第 9 胸椎棘突下,后正中线旁开 1.5 寸(图 3-7-10)。

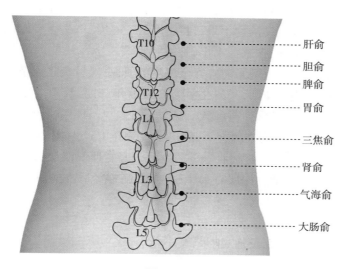

图 3-7-10

【解剖】皮肤→皮下组织→斜方肌→背阔肌→下后锯肌→竖脊肌。浅层布有第九、十胸神经后支的皮支和伴行的动、静脉。深层有第九、十胸神经后支的肌支和相应的肋间后动、静脉的分支或属支。

【主治】

① 黄疸,胁痛。

② 目赤,目视不明,夜盲。

③ 吐血,衄血。

④ 眩晕,癫狂痫。

【操作】斜刺 0.5~0.8 寸。

【文献链接】

①《针灸甲乙经》："肝胀者,肝俞主之,亦取太冲。"

②《备急千金要方》："肝俞、脾俞、志室,主两胁急痛。"

③《铜人腧穴针灸图经》："目生白翳。"

④ 肝俞穴截根疗法治疗乳腺增生病 32 例临床观察,《湖南中医杂志》,2019 年 10 期。

⑤ 针刺肝俞、太冲穴对高尿酸血症大鼠模型尿酸生成的影响及机制研究,《针灸临床杂志》,2019 年 3 期。

19. 胆俞 * Dǎnshū(BL19) 背俞穴

【定位】在脊柱区,第 10 胸椎棘突下,后正中线旁开 1.5 寸(图 3-7-10)。

【解剖】皮肤→皮下组织→斜方肌→背阔肌→下后锯肌→竖脊肌。浅层布有第十、十一胸神经后支的皮支和伴行的动、静脉。深层有第十、十一胸神经后支的肌支和相应的肋间后动、静脉的分支或属支。

【主治】

① 黄疸,口苦,呕吐,食不化,胁痛。

② 肺痨,潮热。

【操作】斜刺 0.5~0.8 寸。

【文献链接】

①《针灸甲乙经》:"胸满呕无所出,口苦舌干,饮食不下,胆俞主之。"

②《铜人腧穴针灸图经》:"治食不下,目黄。"

③《针灸大成》:"主头痛,振寒汗不出,腋下肿胀。"

④ 应用磁共振成像测量直刺胆俞穴安全深度的研究,《针灸临床杂志》,2012 年 1 期。

⑤ 背俞穴刺血临证验案 4 则,《河北中医》,2019 年 7 期。

20. 脾俞 * Píshū(BL20) 背俞穴

【定位】在脊柱区,第 11 胸椎棘突下,后正中线旁开 1.5 寸(图 3-7-10)。

【解剖】皮肤→皮下组织→背阔肌→下后锯肌→竖脊肌。浅层布有第十一、十二胸神经后支的皮支和伴行的动、静脉。深层有第十一、十二胸神经后支的肌支和相应的肋间、肋下动、静脉的分支或属支。

【主治】

① 腹胀,呕吐,泄泻,痢疾,便血,纳呆,食不化。

② 水肿,黄疸。

【操作】直刺 0.5~1.0 寸。

【文献链接】

①《针灸聚英·百症赋》:"听宫、脾俞,祛残心下之悲凄。"

②《针灸大成》:"主腹胀,引胸背痛,多食身瘦……黄疸,善欠,不嗜食。"

③《医学入门·治病要穴》:"小儿慢脾风。"

④ 大鼠"脾俞"穴的取穴方法研究,《中华中医药杂志》,2017 年 4 期。

⑤ 2 型糖尿病患者背俞穴反应点临床研究,《河南中医》,2017 年 3 期。

21. 胃俞 * Wèishū(BL21) 背俞穴

【定位】在脊柱区,第 12 胸椎棘突下,后正中线旁开 1.5 寸(图 3-7-10)。

【解剖】皮肤→皮下组织→胸腰筋膜浅层和背阔肌腱膜→竖脊肌。浅层布有第十二胸神经和第一腰神经后支的皮支和伴行的动、静脉。深层有第十二胸神经和第一腰神经后支的肌支和相应的动、静脉的分支或属支。

【主治】

① 胃脘痛,呕吐,腹胀,肠鸣。

② 胸胁痛。

【操作】直刺 0.5~1.0 寸。

【文献链接】

①《针灸甲乙经》:"胃中寒胀,食多身体羸瘦,腹中满而鸣。"

②《针灸大成》:"主霍乱,胃寒,腹胀而鸣,翻胃呕吐,不嗜食,多食羸瘦,目不明,腹痛,胸胁支满。"

③《类经图翼》:"小儿羸瘦食少。"

④ 拔罐治疗儿童功能性腹痛临床疗效观察,《广州中医药大学学报》,2019 年 11 期。

⑤ 大鼠中脘穴和胃俞穴相关神经元的分布规律,《长春中医药大学学报》,2018 年 5 期。

22. 三焦俞 Sānjiāoshū(BL22) 背俞穴

【定位】在脊柱区,第 1 腰椎棘突下,后正中线旁开 1.5 寸(图 3-7-10)。

【解剖】皮肤→皮下组织→背阔肌腱膜和胸腰筋膜浅层→竖脊肌。浅层布有第一、第二腰神经后支的皮支及伴行的动、静脉。深层有第一、第二腰神经后支的肌支及相应腰动、静脉背侧支分支或属支。

【主治】

① 水肿,小便不利。

② 腹胀,肠鸣,泄泻,痢疾。

【操作】直刺 0.5~1.0 寸。

23. 肾俞 * Shènshū(BL23) 背俞穴

【定位】在脊柱区,第 2 腰椎棘突下,后正中线旁开 1.5 寸(图 3-7-10)。

【解剖】皮肤→皮下组织→背阔肌腱膜和胸腰筋膜浅层→竖脊肌。浅层布有第二、第三腰神经后支的皮支及伴行动、静脉。深层有第二、第三腰神经后支的肌支和相应腰动、静脉背侧支分支或属支。

【主治】

① 遗精,阳痿,月经不调,带下,遗尿,小便不利,水肿。

② 耳鸣,耳聋。

③ 气喘。

④ 腰痛。

【操作】直刺 0.5~1.0 寸。

【文献链接】

①《备急千金要方》:"肾俞、内关,主面赤热。"

②《针灸大成》:"主虚劳羸瘦,耳聋肾虚,水脏久冷,心腹膜满胀急,两胁满引少腹急痛。"

③ 针刺"肾俞""太溪"穴对高尿酸血症大鼠尿酸的影响及其机制研究,《针刺研究》,2019 年 5 期。

④ 电针肾俞穴对肾阳虚豚鼠形态行为及血清激素的影响,《中国中西医杂志》,2020 年 6 期。

⑤ 电针肾俞穴治疗肾绞痛疗效观察,《上海针灸杂志》,2020 年 7 期。

24. 气海俞 Qìhǎishū(BL24)

【定位】在脊柱区,第 3 腰椎棘突下,后正中线旁开 1.5 寸(图 3-7-10)。

【解剖】皮肤→皮下组织→背阔肌腱膜和胸腰筋膜浅层→竖脊肌。浅层布有第三、第四腰神经后支的皮支及伴行动、静脉。深层有第三、第四腰神经后支的肌支和相应腰动、静脉分支或属支。

【主治】

① 腰痛,痛经。

② 腹胀,肠鸣,痔疾。

【操作】直刺 0.5~1.0 寸。

25. 大肠俞 *　Dàchángshū(BL25)　背俞穴

【定位】在脊柱区,第 4 腰椎棘突下,后正中线旁开 1.5 寸(图 3-7-10)。

【解剖】皮肤→皮下组织→背阔肌腱膜和胸腰筋膜浅层→竖脊肌。浅层有第四、第五腰神经后支的皮支及伴行动、静脉。深层有第四、第五腰神经后支的肌支和有关动、静脉的分支或属支。

【主治】

① 腰痛。

② 腹胀,泄泻,便秘,痢疾,痔疾。

【操作】直刺 0.5~1.2 寸。

【文献链接】

①《备急千金要方》:"治风,腹中雷鸣,肠澼泄利。"

②《铜人腧穴针灸图经》:"治腰痛,肠鸣,腹胀。"

③《针灸大成》:"主脊强不得俯仰,腰痛,腹中气胀,绕脐切痛,多食身瘦。"

④ 电针"天枢""大肠俞"穴对肠易激综合征大鼠肠道动力和敏感性影响的比较研究,《针刺研究》,2019 年 4 期。

⑤ 电针印堂与大肠俞穴对肠易激综合征模型大鼠结肠动力的影响,《中华中医药杂志》,2020 年 7 期。

26. 关元俞　Guānyuánshū(BL26)

【定位】在脊柱区,第 5 腰椎棘突下,后正中线旁开 1.5 寸(图 3-7-11)。

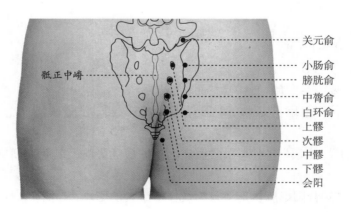

图 3-7-11

【解剖】皮肤→皮下组织→胸腰筋膜浅层→竖脊肌。浅层布有第五腰神经和第一骶神经后支的皮支及伴行的动、静脉。深层有第五腰神经后支的肌支。

【主治】

① 腹胀,泄泻,小便频数或不利,遗尿。

②腰痛。

【操作】直刺 0.5~1.2 寸。

27. 小肠俞　Xiǎochángshū(BL27)　背俞穴

【定位】在骶区,横平第 1 骶后孔,骶正中嵴旁 1.5 寸(图 3-7-11)。

【解剖】皮肤→皮下组织→臀大肌内侧缘→竖脊肌腱。浅层布有臀中皮神经。深层布有臀下神经的属支和相应脊神经后支的肌支。

【主治】

①遗精,遗尿,尿血,带下,疝气。

②腹痛,泄泻,痢疾。

③腰痛。

【操作】直刺 0.8~1.2 寸。

28. 膀胱俞 *　Pángguāngshū(BL28)　背俞穴

【定位】在骶区,横平第 2 骶后孔,骶正中嵴旁开 1.5 寸(图 3-7-11)。

【解剖】皮肤→皮下组织→臀大肌→竖脊肌腱。浅层布有臀中皮神经。深层有臀下神经的属支和相应脊神经后支的肌支。

【主治】

①小便不利,尿频,遗尿,遗精。

②泄泻,便秘。

③腰脊强痛。

【操作】直刺 0.8~1.2 寸。

【文献链接】

①《备急千金要方》:"治坚结积聚。"

②《铜人腧穴针灸图经》:"治风劳腰脊痛。"

③《针灸大成》:"主小便赤黄,遗溺。"

④针灸治疗良性前列腺增生症的选穴规律研究,《湖南中医杂志》,2019 年 2 期。

⑤针灸治疗泌尿系结石的用穴规律研究,《中国中医急症》,2019 年 7 期。

29. 中膂俞　Zhōnglǚshū(BL29)

【定位】在骶区,横平第 3 骶后孔,骶正中嵴旁开 1.5 寸(图 3-7-11)。

【解剖】皮肤→皮下组织→臀大肌→骶结节韧带。浅层布有臀中皮神经。深层有臀上、下动、静脉的分支或属支及臀下神经的属支。

【主治】

①痢疾,疝气。

②腰脊强痛。

【操作】直刺 0.8~1.2 寸。

30. 白环俞　Báihuánshū(BL30)

【定位】在骶区,横平第 4 骶后孔,骶正中嵴旁开 1.5 寸(图 3-7-11)。

【解剖】皮肤→皮下组织→臀大肌→骶结节韧带→梨状肌。浅层布有臀中和臀下皮神经。深层有臀上、下动、静脉的分支或属支,骶神经丛和骶静脉丛。

【主治】

①遗精,带下,月经不调,遗尿,疝气。

② 腰骶疼痛。

【操作】直刺 0.8~1.2 寸。

31. 上髎　Shàngliáo（BL31）

【定位】在骶区,正对第 1 骶后孔中(图 3-7-11)。

【解剖】皮肤→皮下组织→胸腰筋膜浅层→竖脊肌→第一骶后孔。浅层布有臀中皮神经。深层有第一骶神经和骶外侧动、静脉的后支。

【主治】

① 月经不调,带下,遗精,阳痿,阴挺,小便不利。

② 腰脊痛。

【操作】直刺 1.0~1.5 寸。

32. 次髎 *　Cìliáo（BL32）

【定位】在骶区,正对第 2 骶后孔中(图 3-7-11)。

【取法】髂后上棘与第 2 骶椎棘突连线的中点凹陷处,即第 2 骶后孔。

【解剖】皮肤→皮下组织→竖脊肌→第二骶后孔。浅层布有臀中皮神经。深层有第二骶神经和骶外侧动、静脉的后支。

【主治】

① 月经不调,痛经,带下,小便不利,遗尿,遗精,阳痿。

② 腰痛,下肢痿痹。

【操作】直刺 1.0~1.5 寸。

【文献链接】

①《针灸甲乙经》:"女子赤白沥,心下积胀。"

②《铜人腧穴针灸图经》:"治疝气下坠,腰脊痛不得转摇,急引阴器,痛不可忍,腰以下至足不仁,背膝寒,小便赤淋,心下坚胀。"

③ 百笑灸灸关元、神阙穴配合毫火针针刺次髎穴治疗原发性痛经的临床研究,《河北中医药学报》,2020 年 2 期。

④ 针刺次髎穴预防高龄产妇产后尿潴留:随机对照研究,《中国针灸》,2020 年 6 期。

⑤ 电针联合透灸治疗产后盆腔器官脱垂疗效观察,《中国针灸》,2020 年 2 期。

33. 中髎　Zhōngliáo（BL33）

【定位】在骶区,正对第 3 骶后孔中(图 3-7-11)。

【解剖】皮肤→皮下组织→臀大肌→竖脊肌。浅层布有臀中皮神经。深层有第三骶神经和骶外侧动、静脉的后支。

【主治】

① 月经不调,带下,小便不利。

② 便秘,泄泻。

③ 腰痛。

【操作】直刺 1.0~1.5 寸。

34. 下髎　Xiàliáo（BL34）

【定位】在骶区,正对第 4 骶后孔中(图 3-7-11)。

【解剖】皮肤→皮下组织→臀大肌→竖脊肌。浅层布有臀中皮神经。深层有臀上、下动、静脉的分支或属支,臀下神经,第四骶神经和骶外侧动、静脉的后支。

【主治】

① 小腹痛,腰骶痛。

② 小便不利,带下。

【操作】直刺 1.0~1.5 寸。

35. 会阳 Huìyáng(BL35)

【定位】在骶区,尾骨端旁开 0.5 寸(图 3-7-11)。

【取法】俯卧或跪伏位,按取尾骨下端旁软陷处取穴。

【解剖】皮肤→皮下组织→臀大肌→提肛肌腱。浅层布有臀中皮神经。深层有臀下动、静脉的分支或属支和臀下神经。

【主治】

① 泄泻,痢疾,痔疾。

② 阳痿,带下。

【操作】直刺 0.8~1.2 寸。

36. 承扶 * Chéngfú(BL36)

【定位】在股后区,臀沟的中点(图 3-7-12)。

【解剖】皮肤→皮下组织→臀大肌→股二头肌长头及半腱肌。浅层布有股后皮神经及臀下皮神经的分支。深层有股后皮神经本干,坐骨神经及并行动、静脉。

【主治】

① 腰腿痛,下肢痿痹。

② 痔疾。

【操作】直刺 1.0~2.5 寸。

【文献链接】

①《铜人腧穴针灸图经》:"小便不利。"

②《针灸大成》:"久痔尻臀肿。"

③ 浅议承扶穴定位及在治疗坐骨神经痛中的应用,《中国针灸》,2020 年 2 期。

④ 电针环跳、承扶穴治疗脑卒中偏瘫患者下肢伸肌痉挛状态的疗效观察,《针灸临床杂志》,2014 年 3 期。

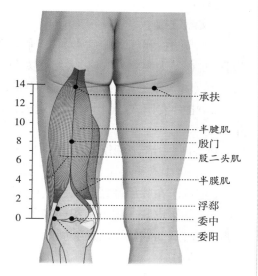

图 3-7-12

37. 殷门 Yīnmén(BL37)

【定位】在股后区,臀沟下 6 寸,股二头肌与半腱肌之间(图 3-7-12)。

【取法】于承扶与委中连线的中点上 1 寸处取穴。

【解剖】皮肤→皮下组织→股二头肌长头及半腱肌。浅层布有股后皮神经。深层有坐骨神经及并行动、静脉,股深动脉穿支等。

【主治】腰腿痛,下肢痿痹。

【操作】直刺 1.0~2.0 寸。

38. 浮郄 Fúxì(BL38)

【定位】在膝后区,腘横纹上 1 寸,股二头肌腱的内侧缘(图 3-7-12)。

【解剖】皮肤→皮下组织→股二头肌腱内侧→腓肠肌外侧头。浅层布有股后皮神经。深层有腓总神经,腓肠外侧皮神经和膝上外动、静脉。

【主治】

① 膝腘痛麻挛急。

② 便秘。

【操作】直刺 1.0~1.5 寸。

39. 委阳＊　Wěiyáng（BL39）　三焦下合穴

【定位】在膝部，腘横纹上，股二头肌腱的内侧缘（图 3-7-12）。

【解剖】皮肤→皮下组织→股二头肌→腓肠肌外侧头→腘肌起始腱和腘肌。浅层有股后皮神经。深层有腓总神经和腓肠外侧皮神经。

【主治】

① 腹满，水肿，小便不利。

② 腰脊强痛，下肢挛痛。

【操作】直刺 1.0~1.5 寸。

【文献链接】

①《灵枢·邪气脏腑病形》："三焦病者，腹气满，小腹尤坚不得小便，窘急，溢则水留，即为胀，候在足太阳之外大络，大络在太阳少阳之间，亦见于脉，取委阳。"

②《针灸甲乙经》："腰痛引腹，不得俯仰。"

③ 电针委阳穴、承山穴结合毫火针治疗老年性不安腿，《长春中医药大学学报》，2018 年 4 期。

④ 针刺中渚、委阳穴治疗晕动病 19 例，《中国针灸》，2017 年 11 期。

40. 委中＊　Wěizhōng（BL40）　合穴，膀胱下合穴

【定位】在膝后区，腘横纹中点（图 3-7-12）。

【解剖】皮肤→皮下组织→腓肠肌内、外侧头。浅层布有股后皮神经和小隐静脉。深层有胫神经，腘动、静脉和腓肠动脉等。

【主治】

① 腰痛，下肢痿痹。

② 腹痛，吐泻。

③ 小便不利，遗尿。

④ 丹毒，瘾疹，皮肤瘙痒，疔疮。

【操作】直刺 1.0~1.5 寸，或用三棱针点刺腘静脉出血。

【文献链接】

①《灵枢·邪气脏腑病形第四》："膀胱病者，小腹偏肿而痛，以手按之，即欲小便而不得，肩上热，若脉陷，及足小趾外廉及胫踝后皆热，若脉陷，取委中央。"

②《类经图翼》："大风眉发脱落，太阳疟从背起，先寒后热，熇熇然，汗出难已，头重转筋，腰脊背痛，半身不遂，遗溺，小腹坚，风痹髀枢痛，膝痛，足软无力。凡肾与膀胱实而腰痛者，刺出血妙，虚者不宜刺，慎之。此穴主泻四肢之热。委中者，血郄也，凡热病汗不出，小便难，衄血不止，脊强反折，瘈疭癫疾，足热厥逆不得屈伸，取其经血立愈。"

③ 委中穴刺络拔罐配合腰部中药塌渍治疗急性腰扭伤疼痛的效果观察，《长春中医药大学学报》，2020 年 3 期。

④ 电针"委中"穴对大鼠腰多裂肌损伤后细胞外基质中相关蛋白表达的影响，《针刺研究》，2019 年 5 期。

⑤ 基于"腰背委中求"理论浅谈对委中穴治疗腰痛病的认识,《针灸临床杂志》,2020年8期。

笔记栏

41. 附分 Fùfēn(BL41) 手、足太阳交会穴

【定位】在脊柱区,第2胸椎棘突下,后正中线旁开3寸(图3-7-13)。

【解剖】皮肤→皮下组织→斜方肌→菱形肌→上后锯肌→竖脊肌。浅层布有第二、三胸神经后支的皮支和伴行的动、静脉。深层有肩胛背神经,肩胛背动、静脉,第二、三胸神经后支的肌支和相应的肋间后动、静脉背侧支的分支或属支。

【主治】颈项强痛,肩背拘急,肘臂麻木。

【操作】斜刺0.5~0.8寸。

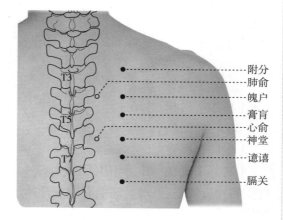

图3-7-13

42. 魄户 Pòhù(BL42)

【定位】在脊柱区,第3胸椎棘突下,后正中线旁开3寸(图3-7-13)。

【解剖】皮肤→皮下组织→斜方肌→菱形肌→上后锯肌→竖脊肌。浅层布有第三、四胸神经后支的皮支和伴行的动、静脉。深层有肩胛背神经,肩胛背动、静脉,第三、四胸神经后支的肌支和相应的肋间后动、静脉背侧支的分支或属支。

【主治】

① 咳嗽,气喘,肺痨,咳血。

② 肩背痛,项强。

【操作】斜刺0.5~0.8寸。

43. 膏肓 * Gāohuāng(BL43)

【定位】在脊柱区,第4胸椎棘突下,后正中线旁开3寸(图3-7-13)。

【解剖】皮肤→皮下组织→斜方肌→菱形肌→竖脊肌。浅层布有第四、五胸神经后支的皮支和伴行的动、静脉。深层有肩胛背神经,肩胛背动、静脉,第四、五胸神经后支的肌支和相应的肋间后动、静脉背侧支的分支或属支。

【主治】

① 咳嗽,气喘,盗汗,肺痨。

② 健忘,遗精。

③ 羸瘦,虚劳。

【操作】斜刺0.5~0.8寸。

【文献链接】

①《备急千金要方》:"膏肓俞,无所不治,主羸瘦虚损,梦中失精,上气咳逆,狂惑忘误。"

②《铜人腧穴针灸图经》:"发狂健忘。"

③《针灸聚英·百症赋》:"痨瘵传尸,趋魄户、膏肓之路。"

④《针灸聚英》:"发狂,健忘,痰病。"

⑤ 膏肓穴古代文献临床应用规律研究,《中国中医基础医学杂志》,2020年9期。

笔记栏

44. 神堂 Shéntáng（BL44）

【定位】在脊柱区，第 5 胸椎棘突下，后正中线旁开 3 寸（图 3-7-13）。

【解剖】皮肤→皮下组织→斜方肌→菱形肌→竖脊肌。浅层布有第五、六胸神经后支的皮支和伴行的动、静脉。深层有肩胛背神经，肩胛背动、静脉，第五、六胸神经后支的肌支和相应的肋间后动、静脉背侧支的分支或属支。

【主治】

① 心痛，心悸。

② 咳嗽，气喘，胸闷。

【操作】斜刺 0.5~0.8 寸。

45. 譩譆 Yìxǐ（BL45）

【定位】在脊柱区，第 6 胸椎棘突下，后正中线旁开 3 寸（图 3-7-13）。

【解剖】皮肤→皮下组织→斜方肌→菱形肌→竖脊肌。浅层布有第六、七胸神经后支的皮支和伴行的动、静脉。深层有肩胛背神经，肩胛背动、静脉，第六胸神经后支的肌支和相应的肋间后动、静脉背侧支的分支或属支。

【主治】

① 咳嗽，气喘。

② 疟疾，热病。

【操作】斜刺 0.5~0.8 寸。

46. 膈关 Géguān（BL46）

【定位】在脊柱区，第 7 胸椎棘突下，后正中线旁开 3 寸（图 3-7-13）。

【解剖】皮肤→皮下组织→斜方肌→菱形肌→竖脊肌。浅层布有第七、八胸神经后支的皮支和伴行的动、静脉。深层有肩胛背神经，肩胛背动、静脉，第七、八胸神经后支的肌支和相应的肋间后动、静脉背侧支的分支或属支。

【主治】呕吐，呕逆，嗳气，食不下，噎闷。

【操作】斜刺 0.5~0.8 寸。

47. 魂门 Húnmén（BL47）

【定位】在脊柱区，第 9 胸椎棘突下，后正中线旁开 3 寸（图 3-7-14）。

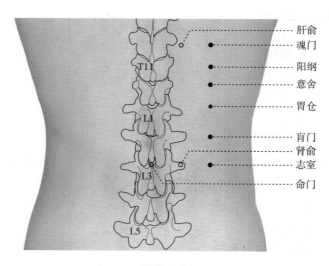

图 3-7-14

【解剖】皮肤→皮下组织→背阔肌→下后锯肌→竖脊肌。浅层布有第九、十胸神经后支的外侧皮支和伴行的动、静脉。深层有第九、十胸神经后支的肌支和相应的肋间后动、静脉背侧支的分支或属支。

【主治】胸胁痛,呕吐,泄泻,黄疸。

【操作】斜刺 0.5~0.8 寸。

48. 阳纲　Yánggāng(BL48)

【定位】在脊柱区,第 10 胸椎棘突下,后正中线旁开 3 寸(图 3-7-14)。

【解剖】皮肤→皮下组织→背阔肌→下后锯肌→竖脊肌。浅层布有第十、十一胸神经后支的外侧皮支和伴行的动、静脉。深层有第十、十一胸神经后支的肌支和相应的肋间后动、静脉背侧支的分支或属支。

【主治】

① 肠鸣,泄泻,腹痛。

② 黄疸,消渴。

【操作】斜刺 0.5~0.8 寸。

49. 意舍　Yìshè(BL49)

【定位】在脊柱区,第 11 胸椎棘突下,后正中线旁开 3 寸(图 3-7-14)。

【解剖】皮肤→皮下组织→背阔肌→下后锯肌→竖脊肌。浅层布有第十一、十二胸神经后支的外侧皮支和伴行的动、静脉。深层有第十一、十二胸神经后支的肌支和相应的肋间后动、静脉背侧支的分支或属支。

【主治】腹胀,肠鸣,泄泻,呕吐。

【操作】斜刺 0.5~0.8 寸。

50. 胃仓　Wèicāng(BL50)

【定位】在脊柱区,第 12 胸椎棘突下,后正中线旁开 3 寸(图 3-7-14)。

【解剖】皮肤→皮下组织→背阔肌→下后锯肌→竖脊肌→腰方肌。浅层布有第十二胸神经和第一腰神经后支的外侧皮支和伴行的动、静脉。深层有第十二胸神经和第一腰神经后支的肌支和相应的动、静脉背侧支的分支或属支。

【主治】胃脘痛,腹胀,小儿食积。

【操作】斜刺 0.5~0.8 寸。

51. 肓门　Huāngmén(BL51)

【定位】在腰区,第 1 腰椎棘突下,后正中线旁开 3 寸(图 3-7-14)。

【解剖】皮肤→皮下组织→背阔肌腱膜→竖脊肌→腰方肌。浅层布有第一、第二腰神经后支的外侧皮支和伴行的动、静脉。深层有第一、第二腰神经后支的肌支和第一腰背动、静脉背侧支的分支或属支。

【主治】

① 腹痛,痞块,便秘。

② 乳疾。

【操作】斜刺 0.5~0.8 寸。

52. 志室 *　Zhìshì(BL52)

【定位】在腰区,第 2 腰椎棘突下,后正中线旁开 3 寸(图 3-7-14)。

【解剖】皮肤→皮下组织→背阔肌腱膜→竖脊肌→腰方肌。浅层布有第一、第二腰神经

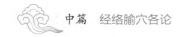

后支的外侧皮支和伴行的动、静脉。深层有第一、第二腰神经后支的肌支和相应的腰背动、静脉背侧支的分支或属支。

【主治】

① 遗精,阳痿,遗尿,小便不利,水肿,月经不调。

② 腰脊强痛。

【操作】直刺 0.5~1.0 寸。

【文献链接】

①《针灸甲乙经》:"腰痛脊急,胁中满,小腹坚急,志室主之。"

②《铜人腧穴针灸图经》:"小便淋沥。"

③《针灸大成》:"梦遗失精,淋沥。"

53. 胞肓 Bāohuāng(BL53)

【定位】在骶区,横平第 2 骶后孔,骶正中嵴旁开 3 寸(图 3-7-15)。

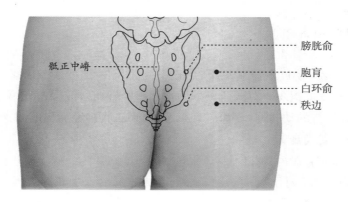

图 3-7-15

【解剖】皮肤→皮下组织→臀大肌→臀中肌。浅层布有臀上皮神经和臀中皮神经。深层有臀上动、静脉,臀上神经。

【主治】

① 小便不利,阴肿。

② 肠鸣,腹胀,便秘。

③ 腰脊痛。

【操作】直刺 0.8~1.2 寸。

54. 秩边 * Zhìbiān(BL54)

【定位】在骶区,横平第 4 骶后孔,骶正中嵴旁开 3 寸(图 3-7-15)。

【解剖】皮肤→皮下组织→臀大肌→臀中肌→臀小肌。浅层布有臀中皮神经和臀下皮神经。深层有臀上、下动、静脉,臀上、下神经。

【主治】

① 腰腿痛,下肢痿痹。

② 痔疾,便秘,小便不利,阴痛。

【操作】直刺 1.5~3.0 寸。

【文献链接】

①《针灸甲乙经》:"腰痛骶寒,俯仰急难,阴痛下重,不得小便。"

②《备急千金要方》:"秩边、包肓主癃闭下重,大小便难。"

③《铜人腧穴针灸图经》:"五痔发肿。"

④ 芒针透刺秩边 - 水道治疗术后尿潴留疗效观察,《浙江中医杂志》,2017 年 2 期。

⑤ 近 10 年秩边穴临床应用概述,《河北中医》,2018 年 1 期。

55. 合阳　Héyáng(BL55)

【定位】在小腿后区,腘横纹下 2 寸,腓肠肌内、外侧头之间(图 3-7-16)。

【解剖】皮肤→皮下组织→腓肠肌→腘肌。浅层布有小隐静脉,股后皮神经和腓肠内侧皮神经。深层有胫动、静脉和胫神经。

【主治】

① 腰脊强痛,下肢痿痹。

② 疝气,崩漏。

【操作】直刺 1.0~2.0 寸。

56. 承筋　Chéngjīn(BL56)

【定位】在小腿后区,腘横纹下 5 寸,腓肠肌两肌腹之间(图 3-7-16)。

【解剖】皮肤→皮下组织→腓肠肌→比目鱼肌。浅层布有小隐静脉,腓肠内侧皮神经。深层有胫后动、静脉,腓动、静脉和胫神经。

【主治】

① 痔疾。

② 腰腿拘急疼痛。

【操作】直刺 1.0~1.5 寸。

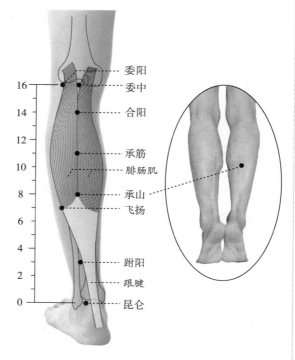

图 3-7-16

57. 承山 *　Chéngshān(BL57)

【定位】在小腿后区,腓肠肌两肌腹与肌腱交角处(图 3-7-16)。

【取法】伸直小腿或足跟上提时,腓肠肌肌腹下出现尖角凹陷中(即腓肠肌内、外侧头分开的地方,呈"人"字形沟)。

【解剖】皮肤→皮下组织→腓肠肌→比目鱼肌。浅层布有小隐静脉和腓肠内侧皮神经。深层有胫神经和胫后动、静脉。

【主治】

① 痔疾,便秘。

② 腰腿拘急疼痛,脚气。

【操作】直刺 1.0~2.0 寸。

【文献链接】

①《铜人腧穴针灸图经》:"霍乱转筋,大便难。"

②《针灸大成》:"脚气膝肿,胫酸脚跟痛。"

③ 电针承山穴治疗急性腰扭伤临床疗效观察,《辽宁中医杂志》,2020 年 4 期。

④ 电针大肠俞、承山、二白穴对混合痔术后并发症的疗效观察,《针刺研究》,2017 年

6 期。

⑤ 承山穴在治疗慢性腰肌劳损中的作用机理探析,《江西中医药》,2016 年 11 期。

58. 飞扬 *　Fēiyáng(BL58)　络穴

【定位】在小腿后区,昆仑直上 7 寸,腓肠肌外下缘与跟腱移行处(图 3-7-16)。

【取法】承山外侧斜下方 1 寸处,下直昆仑。

【解剖】皮肤→皮下组织→小腿三头肌→蹶长屈肌。浅层布有腓肠外侧皮神经。深层有胫神经和胫后动、静脉。

【主治】

① 头痛,目眩,鼻塞,鼻衄。

② 腰背痛,腿软无力。

③ 痔疾。

【操作】直刺 1.0~1.5 寸。

【文献链接】

①《针灸甲乙经》:"腰痛,颈项痛,历节汗出,而步失履,寒腹不仁,腨中痛。"

②《备急千金要方》:"飞扬、太乙、滑肉门,主癫疾狂吐舌。"

③《铜人腧穴针灸图经》:"主目眩,逆气鼽衄。"

④ 基于《针灸甲乙经》文献的飞扬穴命名及内涵挖掘研究,《中国针灸》,2018 年 4 期。

⑤ 飞扬穴对腰椎间盘突出镇痛效应的影响及作用机制,《世界中医药》,2018 年 12 期。

59. 跗阳　Fūyáng(BL59)　阳跷郄穴

【定位】在小腿后区,昆仑直上 3 寸,腓骨与跟腱之间(图 3-7-16)。

【解剖】皮肤→皮下组织→腓骨短肌→蹶长屈肌。浅层布有腓肠神经和小隐静脉。深层有胫神经的分支和胫后动、静脉的肌支。

【主治】

① 头痛,头重。

② 腰腿痛,下肢痿痹,外踝肿痛。

【操作】直刺 0.8~1.2 寸。

60. 昆仑 *　Kūnlún(BL60)　经穴

【定位】在踝区,外踝尖与跟腱之间的凹陷中(图 3-7-17)。

【解剖】皮肤→皮下组织→跟腱前方的疏松结缔组织中。浅层布有腓肠神经和小隐静脉。深层有腓动、静脉的分支和属支。

【主治】

① 头痛,项强,癫痫,目眩,鼻衄。

② 腰痛,足跟肿痛。

③ 难产。

【操作】直刺 0.5~0.8 寸。孕妇慎针。

【文献链接】

①《针灸甲乙经》:"癫疾,目䀮䀮,鼽衄。"

②《针灸大成》:"主腰尻脚气,足腨肿不得履地,鼽衄,腘如结,踝如裂,头痛,肩背拘急,咳喘满,腰脊内引痛……妇人孕难,胞衣不出。"

③《针灸大成》:"妊妇刺之落胎。"

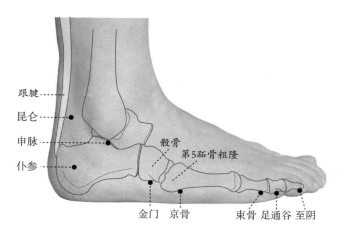

图 3-7-17

④ 试论"昆仑",《湖北中医杂志》,2020 年 3 期。

⑤ 昆仑穴烧山火针法治疗脊柱疾病验案举隅,《湖南中医杂志》,2018 年 1 期。

61. 仆参 Púcān(BL61)

【定位】在跟区,昆仑直下,跟骨外侧,赤白肉际处(图 3-7-17)。

【解剖】皮肤→皮下组织→跟骨。布有小隐静脉的属支、腓肠神经跟外侧支和腓动、静脉的跟支。

【主治】

① 下肢痿痹,足跟痛。

② 癫痫。

【操作】直刺 0.3~0.5 寸。

62. 申脉 * Shēnmài(BL62) 八脉交会穴,通阳跷

【定位】在踝区,外踝尖直下,外踝下缘与跟骨之间凹陷中(图 3-7-17)。

【解剖】皮肤→皮下组织→腓骨长肌腱→腓骨短肌腱→距跟外侧韧带。布有小隐静脉、腓肠神经的分支和外踝前动、静脉。

【主治】

① 头痛,项强,眩晕,失眠,嗜卧,癫狂痫。

② 目赤痛,眼睑下垂。

③ 腰腿痛,足外翻。

【操作】直刺 0.3~0.5 寸。

【文献链接】

①《针灸大成》:"主风眩,腰脚痛。"

②《针灸聚英》:"洁古曰:痫病昼发,灸阳跷。"

③ 攒竹、鱼腰透刺配合申脉直刺对面神经炎患者眼轮匝肌的影响,《针刺研究》,2020 年 9 期。

④ 基于文献计量学探析申脉穴及其常见配伍的病症谱,《广州中医药大学学报》,2016 年 3 期。

63. 金门 Jīnmén(BL63) 郄穴

【定位】在足背,外踝前缘直下,第 5 跖骨粗隆后方,骰骨下缘凹陷中(图 3-7-17)。

笔记栏

【解剖】皮肤→皮下组织→腓骨长肌腱及小趾展肌。布有足背外侧皮神经,足外侧缘静脉(小隐静脉)。

【主治】

① 头痛,癫痫,小儿惊风。

② 腰痛,下肢痹痛,外踝肿痛。

【操作】直刺 0.3~0.5 寸。

64. 京骨 *　Jīnggǔ(BL64)　原穴

【定位】在跖区,第 5 跖骨粗隆前下方,赤白肉际处(图 3-7-17)。

【解剖】皮肤→皮下组织→小趾展肌。布有足背外侧皮神经,足外侧缘静脉。

【主治】

① 头痛,项强,目翳,癫痫。

② 腰腿痛。

【操作】直刺 0.3~0.5 寸。

【文献链接】

①《铜人腧穴针灸图经》:"善惊悸,不欲食,腿膝胫痿。"

②《循经考穴编》:"寒湿脚气,两足燥裂,或湿痒生疮。"

③ 针刺飞扬、京骨穴配合中药贴膜剂治疗膝骨性关节炎的疗效及对关节液中白细胞介素 -1、-6 水平的影响,《中国老年学杂志》,2018 年 18 期。

④ 针刺京骨穴治疗背肌筋膜炎症状改善的脑 fMRI 研究,《辽宁中医药杂志》,2018 年 9 期。

65. 束骨　Shùgǔ(BL65)　输穴

【定位】在跖区,第 5 跖趾关节的近端,赤白肉际处(图 3-7-17)。

【解剖】皮肤→皮下组织→小趾展肌→小趾对跖肌腱→小趾短屈肌。浅层布有足背外侧皮神经,足背静脉弓的属支。深层有趾足底固有神经和趾底固有动、静脉。

【主治】

① 头痛,项强,目眩,癫狂。

② 腰腿痛。

【操作】直刺 0.3~0.5 寸。

66. 足通谷　Zútōnggǔ(BL66)　荥穴

【定位】在足趾,第 5 跖趾关节的远端,赤白肉际处(图 3-7-17)。

【解剖】皮肤→皮下组织→小趾近节趾骨底的跖侧面。布有足背外侧皮神经,足背静脉弓的属支,趾足底固有动、静脉。

【主治】

① 头痛,项强,癫狂。

② 目眩,鼻衄。

【操作】直刺 0.2~0.3 寸。

67. 至阴 *　Zhìyīn(BL67)　井穴

【定位】在足趾,小趾末节外侧,趾甲根角侧后方 0.1 寸(指寸)(图 3-7-17)。

【解剖】皮肤→皮下组织→甲根。布有足背外侧皮神经的趾背神经和趾背动、静脉网。

【主治】

① 胎位不正,难产,胞衣不下。

② 头痛,目痛,鼻塞,鼻衄。

【操作】浅刺 0.1 寸或点刺出血,胎位不正用灸法。

【文献链接】

①《针灸聚英》:"目痛,大眦痛。"

②《针灸聚英·肘后歌》:"头面之疾针至阴。"

③《素问》"此至阴之类,通于土气"涵义之我见,《北京中药大学学报》,2019 年 8 期。

④ 艾灸至阴穴治疗胎位不正临床疗效的 Meta 分析,《湖南中医药大学学报》,2019 年 5 期。

⑤ 艾灸至阴穴联合胸膝卧位矫正胎位不正的随机对照研究,《辽宁中医杂志》,2019 年 6 期。

笔记栏

思维导图

PPT 课件

足少阴经脉
循行动画

第八节　足少阴经络与腧穴

本节包括经络和腧穴两部分。第一部分为经络,包括足少阴经脉、足少阴络脉、足少阴经别和足少阴经筋。第二部分为腧穴,首穴是涌泉,末穴是俞府,左右各 27 穴。

一、足少阴经络

(一)足少阴经脉

1. 经脉循行

肾足少阴之脉,起于小指之下,邪走[1]足心,出于然骨[2]之下,循内踝之后,别入跟中[3],以上腨内,出腘内廉,上股内后廉,贯脊[4]属肾,络膀胱。

其直者,从肾上贯肝膈,入肺中,循喉咙,挟舌本。

其支者,从肺出,络心,注胸中(《灵枢·经脉》)(图 3-8-1)。

【注释】

[1]邪走:邪通斜。从小趾下斜行走向足心涌泉穴。

[2]然骨:指内踝前突起的舟骨粗隆。

[3]别入跟中:意指分出一支进入脚跟中。

[4]贯脊:指由长强穴沿脊上行,先属肾,再下络膀胱,其穴位即当肓俞向下至横骨。

足少阴肾经,起始于足小趾之下,斜

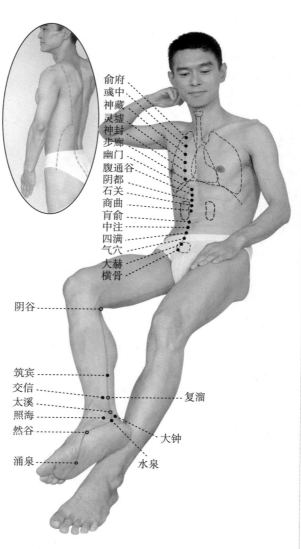

图 3-8-1　足少阴经脉循行示意图

向足心(涌泉),出于舟骨粗隆下(然谷、照海、水泉),沿内踝之后(太溪),分支进入脚跟中(大钟),上向小腿内(复溜、交信;会三阴交),出腘窝内侧(筑宾、阴谷),上大腿内后侧,通过脊柱(会长强),属于肾,络于膀胱(肓俞、中注、四满、气穴、大赫、横骨;会关元、中极)。

上行主干,从肾向上(商曲、石关、阴都、通谷、幽门),通过肝、膈,进入肺中(步廊、神封、灵墟、神藏、彧中、俞府),沿着喉咙,夹舌根旁(通廉泉)。其支脉,从肺出来,络于心,流注于胸中,接手厥阴心包经。

2. 经脉病候

是动则病,饥不欲食,面如漆柴[1],咳唾则有血,喝喝[2]而喘,坐而欲起,目䀮䀮[3]如无所见,心如悬若饥状,气不足则善恐,心惕惕如人将捕之,是为骨厥[4]。

是主肾所生病者,口热、舌干、咽肿,上气,嗌干及痛,烦心,心痛,黄疸,肠澼[5],脊、股内后廉痛,痿、厥[6],嗜卧,足下热而痛(《灵枢·经脉》)。

【注释】

[1]漆柴:形容病者面色发黑,如漆如炭。

[2]喝喝:为气喘声。

[3]䀮䀮:音荒(huāng),指视物不清。

[4]骨厥:肾主骨,指本经脉所过部出现的证候。

[5]肠澼:澼,音僻(pì),肠间水也。此指泄泻病症。

[6]痿、厥:痿,指下肢软弱;厥,指逆冷。

(二)足少阴络脉

足少阴之别,名曰大钟,当踝后绕跟,别走太阳;其别者,并经上走于心包下,外贯腰脊(图 3-8-2)。

其病:气逆则烦闷。实,则闭癃;虚,则腰痛。取之所别也(《灵枢·经脉》)。

(三)足少阴经别

足少阴之正,至腘中[1],别走太阳而合,上至肾,当十四椎出属带脉[2];直者系舌本,复出于项[3],合于太阳(《灵枢·经别》)(图 3-7-3)。

【注释】

[1]腘中:委中以上会合于足太阳经别。

[2]带脉:带脉从十四椎处横出。

[3]项:约当天柱穴部。

(四)足少阴经筋

足少阴之筋,起于小指之下,入足心[1],并足太阴之经,邪(斜)走内踝之下,结于踵;与足太阳[2]之筋合,而上结于内辅骨之下;并太阴[3]之经筋而上,循阴股,结于阴器。循膂内挟脊[4],上至项,结于枕骨,与足太阳之筋合(图 3-8-3)。

其病:足下转筋,及所过而结者皆痛及转筋。病在此者,主痫瘛及痉[5],在外者不能俯,在内者不能仰。故阳病者腰反折,不能俯;阴病者,不能仰(《灵枢·经筋》)。

【注释】

[1]入足心:三字原无,据《针灸甲乙经》补。

[2]足太阳:三字原文为"太阳"二字,据《黄帝内经太素》补。

[3]太阴:此指足太阴。

[4]循膂内挟脊:原作"循脊内挟膂",据《针灸甲乙经》改。

[5]痫瘛及痉:痫,音闲(xián),癫痫;瘛原作瘲,音赤(chì)。瘛疭,手足抽搐。痉,痉挛强直。

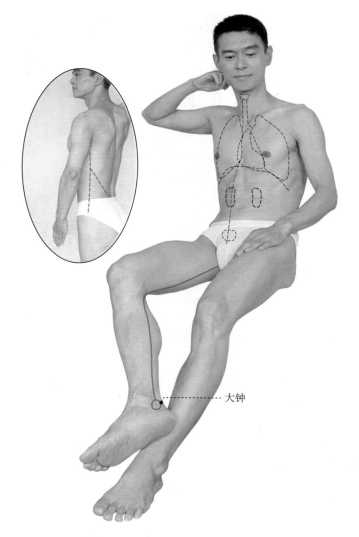

大钟

图 3-8-2　足少阴络脉循行示意图

二、足少阴腧穴

本经一侧 27 穴,10 穴分布于下肢内侧面,17 穴分布于胸腹第一侧线(图 3-8-4)。

1. 涌泉 *　Yǒngquán(KI1)　井穴

【定位】在足底,屈足卷趾时足心最凹陷中(图 3-8-5)。

【取法】卧位或伸腿坐位,卷足,约当足底第 2、3 趾蹼缘与足跟连线的前 1/3 与后 2/3 交点凹陷中。

【解剖】皮肤→皮下组织→足底腱膜(跖腱膜)→第二趾足底总神经→第二蚓状肌。浅层布有足底内侧神经的分支。深层有第二趾足底总神经和第二趾足底总动、静脉。

【主治】

① 顶心头痛,眩晕,昏厥,癫狂,小儿惊风,失眠。

② 便秘,小便不利。

③ 咽喉肿痛,舌干,失音。

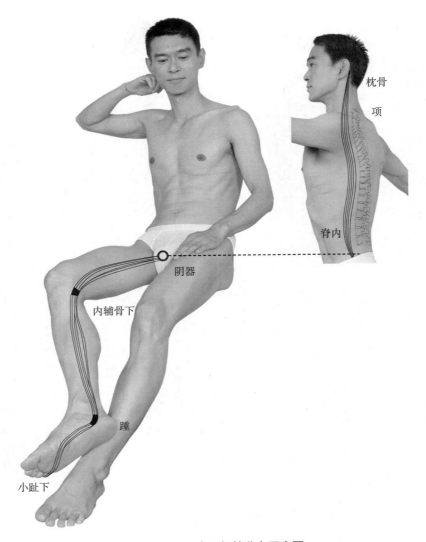

图 3-8-3 足少阴经筋分布示意图

④ 足心热。

【操作】直刺 0.5~1.0 寸。

【文献链接】

①《针灸聚英·肘后歌》:"顶心头痛眼不开,涌泉下针定安泰""伤寒痞气结胸中,两目昏黄汗不通,涌泉妙穴三分许,速使周身汗自通"。

②《通玄指要赋》:"胸结身黄,取涌泉而即可。"

③《针灸聚英·百症赋》:"厥寒、厥热涌泉清。"

④ 大鼠"太冲""涌泉"穴皮肤组织中淋巴管的显微结构研究,《中华中医药学刊》,2020 年 9 期。

⑤ "引气归元针法"配合涌泉穴艾灸治疗心肾不交型围绝经期失眠症临床疗效观察,《中国针灸》,2018 年 12 期。

2. 然谷 * Rángǔ(KI2) 荥穴

【定位】在足内侧,足舟骨粗隆下方,赤白肉际处(图 3-8-6)。

【解剖】皮肤→皮下组织→姆展肌→趾长屈肌腱。浅层布有隐神经的小腿内侧皮支。足底内侧神经皮支和足背静脉网的属支。深层有足底内侧神经和足底内侧动、静脉。

【主治】

①月经不调,阴挺,阴痒,遗精,小便不利。

②消渴,泄泻,小儿脐风。

③咽喉肿痛,咳血,口噤。

④下肢痿痹,足跗痛。

【操作】直刺 0.5~1.0 寸。

【文献链接】

①《备急千金要方》:"妇人绝子,灸然谷五十壮。"

②《针灸甲乙经》:"女子不字,阴暴出,经水漏,然谷主之。"

③《针灸聚英·百症赋》:"脐风须然谷而易醒。"

④《针灸大成》然谷穴临床应用规律探析,《浙江中医药大学学报》,2019 年 9 期。

⑤《千金方》中然谷穴治不孕症初探及临床应用举隅,《中国针灸》,2017 年 10 期。

3. 太溪 * Tàixī(KI3) 原穴,输穴

【定位】在踝区,内踝尖与跟腱之间的凹陷中(图 3-8-6)。

【解剖】皮肤→皮下组织→胫骨后肌腱、趾长屈肌腱与跟腱、跖肌腱之间→姆长屈肌。浅层布有隐神经的小腿内侧皮支,大隐静脉的属支。深层有胫神经和胫后动、静脉。

【主治】

①月经不调,遗精,阳痿,小便频数,消渴,泄泻,腰痛。

②头痛,目眩,耳聋,耳鸣,咽喉肿痛,齿痛,失眠。

③咳喘,咳血。

【操作】直刺 0.5~1.5 寸。

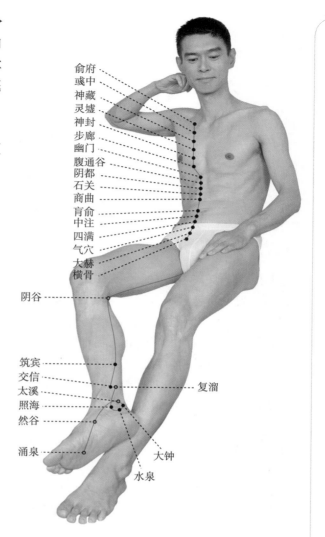

图 3-8-4 足少阴肾经穴

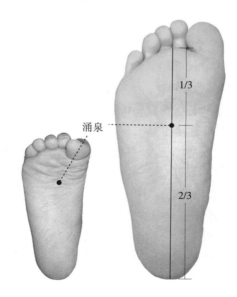

图 3-8-5

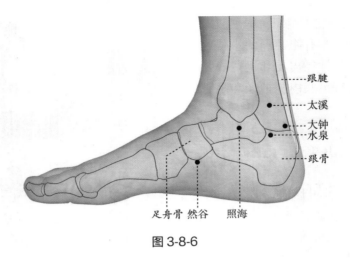

图 3-8-6

【文献链接】

①《针灸甲乙经》："消瘅,善喘(一作'噫'),气走喉咽而不能言,手足清,溺黄,大便难,嗌中肿痛,唾血,口中热,唾如胶,太溪主之。"

②《通玄指要赋》："牙齿痛,吕细堪治。"

③《针灸聚英·百症赋》："寒疟兮,商阳太溪验。"

④ 基于 γ-氨基丁酸抑制性神经通路探讨"长强"配"太溪"穴电针对孤独症神经发育障碍的靶向调控策略作用机制,《中华中医药学刊》,2020 年 9 期。

⑤ 针刺太冲、太溪对自发性高血压大鼠下丘脑病理形态的影响,《中华中医药学刊》,2019 年 4 期。

4. 大钟 *　Dàzhōng(KI4)　络穴

【定位】在跟区,内踝后下方,跟骨上缘,跟腱附着部前缘凹陷中(图 3-8-6)。

【解剖】皮肤→皮下组织→跖肌腱和跟腱的前方→跟骨。浅层布有隐神经的小腿内侧皮支、大隐静脉的属支。深层有胫后动脉的内踝支和跟支构成的动脉网。

【主治】

① 癃闭,遗尿,便秘。

② 咳血,气喘。

③ 痴呆,嗜卧。

④ 足跟痛。

【操作】直刺 0.3~0.5 寸。

【文献链接】

①《灵枢·经脉》："其病气逆则烦闷,实则闭癃,虚则腰痛。"

②《针灸甲乙经》："疟多寒少热,大钟主之。"

③《标幽赋》："用大钟治心内之呆痴。"

④ 原络通经针刺法对中老年男性尿频症的影响,《中国老年学杂志》,2017 年 24 期。

5. 水泉　Shuǐquán(KI5)　郄穴

【定位】在跟区,太溪直下 1 寸,跟骨结节内侧凹陷中(图 3-8-6)。

【解剖】皮肤→皮下组织→跟骨内侧面。浅层布有隐神经的小腿内侧皮支和大隐静脉的属支。深层有胫后动、静脉,足底内、外侧神经和跟内侧支(均是胫神经的分支)。

【主治】月经不调,痛经,阴挺,小便不利。

【操作】直刺 0.3~0.5 寸。

6. 照海 * Zhàohǎi(KI6) 八脉交会穴,通阴跷

【定位】在踝区,内踝尖下 1 寸,内踝下缘边际凹陷中(图 3-8-6)。

【解剖】皮肤→皮下组织→胫骨后肌腱。浅层布有隐神经的小腿内侧皮支、大隐静脉的属支。深层有跗内侧动、静脉的分支或属支。

【主治】

① 月经不调,痛经,带下,阴挺,阴痒,小便频数,癃闭。

② 咽喉干痛,目赤肿痛。

③ 痫证,失眠。

【操作】直刺 0.5~0.8 寸。

【文献链接】

①《针灸甲乙经》:"卒疝,少腹痛,照海主之,病在左,取右,右取左,立已。"

②《针灸聚英》:"洁古曰:痫病夜发,灸阴跷,照海穴也。"

③《八法八穴歌》:"喉塞小便淋涩,膀胱气痛肠鸣,食黄酒积腹脐并,呕泻胃翻便紧,难产昏迷积块,肠风下血常频,膈中决气气疙侵,照海有功必定。"

④《标幽赋》:"阴跷、阳维而下胎衣。"

⑤ 李忠仁教授妙取照海穴治疗眼病经验,《中国针灸》,2020 年 7 期。

7. 复溜 * Fùliū(KI7) 经穴

【定位】在小腿内侧,内踝尖上 2 寸,跟腱的前缘(图 3-8-7)。

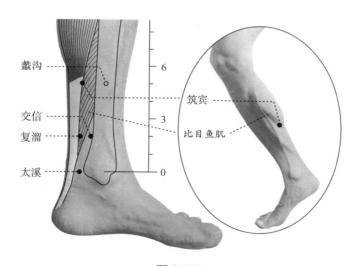

图 3-8-7

【解剖】皮肤→皮下组织→趾肌腱和跟腱前方→踇长屈肌。浅层布有隐神经的小腿内侧皮支、大隐静脉的属支。深层有胫神经和胫后动、静脉。

【主治】

① 水肿,腹胀,泄泻。

② 盗汗,热病无汗或汗出不止。

③ 下肢痿痹。

【操作】直刺 0.5~1.0 寸。

【文献链接】

①《针灸甲乙经》："血痔泄(利)后重,腹痛如癃状,狂仆必有所扶持,及大气涎出,鼻孔中痛,腹中常(一作'雷')鸣,骨寒热无所安,汗出不休,复溜主之。"

②《针灸大成》："足内踝上二寸,筋骨陷中,前傍骨是复溜,后傍筋是交信,二穴止隔一条筋。"

③《天元太乙歌》："闪挫脊膂腰难转,举步多难行重蹇,遍体游气生虚浮,复溜一刺人健羡。"

④ 针刺阴郄、复溜穴为主治疗中风后盗汗临床研究,《河南中医》,2020 年 9 期。

⑤ 家兔"太溪""水泉""复溜""交信""筑宾""阴谷"定位、取穴及比较解剖学研究,《针刺研究》,2020 年 11 期。

8. 交信 Jiāoxìn(KI8) 阴跷郄穴

【定位】在小腿内侧,内踝尖上 2 寸,胫骨内侧缘后际凹陷中(图 3-8-7)。

【解剖】皮肤→皮下组织→趾长屈肌→胫骨后肌后方→拇长屈肌。浅层布有隐神经的小腿内侧皮支,大隐静脉的属支。深层有胫神经和胫后动、静脉。

【主治】

① 月经不调,崩漏,阴挺。

② 泄泻,便秘。

【操作】直刺 1.0~1.5 寸。

9. 筑宾 Zhùbīn(KI9) 阴维郄穴

【定位】在小腿内侧,太溪直上 5 寸,比目鱼肌与跟腱之间(图 3-8-7)。

【解剖】皮肤→皮下组织→小腿三头肌。浅层布有隐神经的小腿内侧皮支和浅静脉。深层有胫神经和胫后动、静脉。

【主治】

① 癫狂。

② 呕吐。

③ 疝气。

④ 小腿疼痛。

【操作】直刺 1.0~1.5 寸。

10. 阴谷 Yīngǔ(KI10) 合穴

【定位】在膝后区,腘横纹上,半腱肌肌腱外侧缘(图 3-8-8)。

【解剖】皮肤→皮下组织→半膜肌腱与半腱肌腱之间→腓肠肌内侧头。浅层布有股后皮神经和皮下静脉。深层有膝上内侧动、静脉的分支或属支。

【主治】

① 阳痿,疝气,崩漏。

② 癫狂。

③ 膝股痛。

【操作】直刺 1.0~1.5 寸。

11. 横骨 Hénggǔ(KI11) 足少阴、冲脉交会穴

【定位】在下腹部,脐中下 5 寸,前正中线旁开 0.5 寸(图 3-8-9)

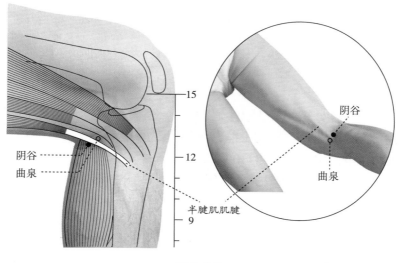

图 3-8-8

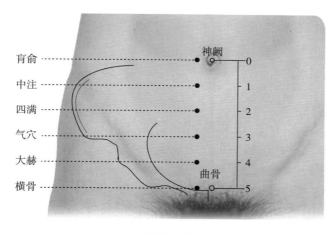

图 3-8-9

【解剖】皮肤→皮下组织→腹直肌鞘前壁→锥状肌→腹直肌。浅层布有髂腹下神经前皮支,腹壁浅静脉的属支。深层有腹壁下动、静脉的分支或属支和第十一、十二胸神经前支的分支。

【主治】

① 少腹胀痛。

② 小便不利,遗尿,遗精,阳痿,阴痛。

③ 疝气。

【操作】直刺 1.0~1.5 寸。

12. 大赫 * Dàhè（KI12） 足少阴、冲脉交会穴

【定位】在下腹部,脐中下 4 寸,前正中线旁开 0.5 寸(图 3-8-9)。

【解剖】皮肤→皮下组织→腹直肌鞘前壁→锥状肌上外侧缘→腹直肌。浅层布有腹壁浅动、静脉的分支或属支,第十一、十二胸神经和第一腰神经前支的前皮支及伴行的动、静脉。深层有腹壁下动、静脉的分支或属支,第十一、十二胸神经前支的肌支和相应的肋间动、静脉。

147

【主治】

① 遗精,阳痿。

② 阴挺,带下。

【操作】直刺 1.0~1.5 寸。

【文献链接】

①《针灸甲乙经》:"女子赤淫,大赫主之"。

②《针灸甲乙经》:"男子精溢,阴上缩,大赫主之"。

③ 花癫案,《中国针灸》,2019 年 10 期。

④ 电针治疗脑卒中后神经源性膀胱临床观察,《中华中医药杂志》,2018 年 12 期。

13. 气穴　Qìxué(KI13)　足少阴、冲脉交会穴

【定位】在下腹部,脐中下 3 寸,前正中线旁开 0.5 寸(图 3-8-9)。

【解剖】皮肤→皮下组织→腹直肌鞘前壁→腹直肌。浅层布有腹壁浅动、静脉的分支或属支,第十一、十二胸神经前支和第一腰神经前支的前皮支及伴行的动、静脉。深层有腹壁下动、静脉的分支或属支,第十一、十二胸神经前支的肌支和相应的肋间动、静脉。

【主治】

① 月经不调,带下,经闭,崩漏。

② 小便不通。

③ 泄泻。

【操作】直刺 1.0~1.5 寸。

14. 四满　Sìmǎn(KI14)　足少阴、冲脉交会穴

【定位】在下腹部,脐中下 2 寸,前正中线旁开 0.5 寸(图 3-8-9)。

【解剖】皮肤→皮下组织→腹直肌鞘前壁→腹直肌。浅层布有腹壁浅动、静脉的分支或属支,第十、十一、十二胸神经前支的前皮支和伴行的动、静脉。深层有腹壁下动、静脉的分支或属支,第十、十一、十二胸神经前支的肌支和相应的肋间动、静脉。

【主治】

① 月经不调,带下,遗精,遗尿。

② 便秘,腹痛,水肿,疝气。

【操作】直刺 1.0~1.5 寸。

15. 中注　Zhōngzhù(KI15)　足少阴、冲脉交会穴

【定位】在下腹部,脐中下 1 寸,前正中线旁开 0.5 寸(图 3-8-9)。

【解剖】皮肤→皮下组织→腹直肌鞘前壁→腹直肌。浅层布有脐周皮下静脉网和第十、十一、十二胸神经前支的前皮支及伴行的动、静脉。深层有腹壁下动、静脉的分支或属支,第十、十一、十二胸神经前支的肌支和相应的肋间动、静脉。

【主治】

① 腹痛,便秘,泄泻。

② 月经不调,痛经。

【操作】直刺 1.0~1.5 寸。

16. 肓俞　Huāngshū(KI16)　足少阴、冲脉交会穴

【定位】在腹部,脐中旁开 0.5 寸(图 3-8-9)。

【解剖】皮肤→皮下组织→腹直肌鞘前壁→腹直肌。浅层布有脐周皮下静脉网,第九、

十、十一胸神经前支的前皮支及伴行的动、静脉。深层有腹壁上、下动、静脉吻合形成的动、静脉网,第九、十、十一胸神经前支的肌支和相应的肋间动、静脉。

【主治】

① 腹痛,腹胀,呕吐,泄泻,便秘。

② 月经不调,疝气。

③ 腰脊痛。

【操作】直刺 1.0~1.5 寸。

17. 商曲 Shāngqū(KI17) 足少阴、冲脉交会穴

【定位】在上腹部,脐中上 2 寸,前正中线旁开 0.5 寸(图 3-8-10)。

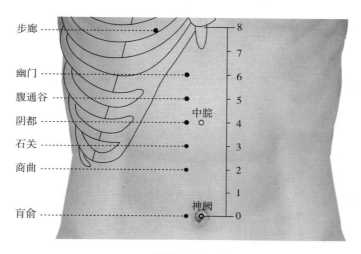

图 3-8-10

【解剖】皮肤→皮下组织→腹直肌鞘前壁→腹直肌。浅层布有腹壁浅静脉,第八、九、十胸神经前支的前皮支及伴行的动、静脉。深层有腹壁上动、静脉的分支或属支,第八、九、十胸神经前支的肌支和相应的肋间动、静脉。

【主治】腹痛,泄泻,便秘。

【操作】直刺 1.0~1.5 寸。

18. 石关 Shíguān(KI18) 足少阴、冲脉交会穴

【定位】在上腹部,脐中上 3 寸,前正中线旁开 0.5 寸(图 3-8-10)。

【解剖】皮肤→皮下组织→腹直肌鞘前壁→腹直肌。浅层布有腹壁浅静脉,第七、八、九胸神经前支及伴行的动、静脉。深层有腹壁上动、静脉的分支或属支,第七、八、九胸神经前支的肌支和相应的肋间动、静脉。

【主治】

① 呕吐,腹痛,便秘。

② 不孕。

【操作】直刺 1.0~1.5 寸。

19. 阴都 Yīndū(KI19) 足少阴、冲脉交会穴

【定位】在上腹部,脐中上 4 寸,前正中线旁开 0.5 寸(图 3-8-10)。

【解剖】皮肤→皮下组织→腹直肌鞘前壁→腹直肌。浅层布有腹壁浅静脉,第七、八、九

胸神经前支的前皮支及伴行的动、静脉。深层有腹壁上动、静脉的分支或属支,第七、八、九胸神经前支的肌支和相应的肋间动、静脉。

【主治】

① 腹痛,腹胀,便秘。

② 不孕。

【操作】直刺 1.0~1.5 寸。

20. 腹通谷 Fùtōnggǔ(KI20) 足少阴、冲脉交会穴

【定位】在上腹部,脐中上 5 寸,前正中线旁开 0.5 寸(图 3-8-10)。

【解剖】皮肤→皮下组织→腹直肌鞘前壁→腹直肌。浅层布有腹壁浅静脉和第六、七、八胸神经前支的前皮支及伴行的动、静脉。深层有腹壁上动、静脉的分支或属支,第六、七、八胸神经前支的肌支和相应的肋间动、静脉。

【主治】

① 腹痛,腹胀,呕吐。

② 心痛,心悸。

【操作】直刺 0.5~1.0 寸。

21. 幽门 Yōumén(KI21) 足少阴、冲脉交会穴

【定位】在上腹部,脐中上 6 寸,前正中线旁开 0.5 寸(图 3-8-10)。

【解剖】皮肤→皮下组织→腹直肌鞘前壁→腹直肌。浅层布有第六、七、八胸神经前支的前皮支及伴行的动、静脉。深层有腹壁上动、静脉的分支或属支,第六、七、八胸神经前支的肌支和相应的肋间动、静脉。

【主治】腹痛,腹胀,呕吐,泄泻。

【操作】直刺 0.5~1.0 寸。

22. 步廊 Bùláng(KI22)

【定位】在胸部,第 5 肋间隙,前正中线旁开 2 寸(图 3-8-11)。

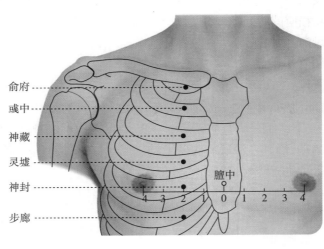

图 3-8-11

【解剖】皮肤→皮下组织→胸大肌。浅层布有第五肋间神经的前皮支,胸廓内动、静脉的穿支。深层有胸内、外侧神经的分支。

【主治】

① 咳嗽,气喘,胸胁胀满。

② 呕吐。

【操作】斜刺或平刺 0.5~0.8 寸。

23. 神封 Shénfēng(KI23)

【定位】在胸部,第 4 肋间隙,前正中线旁开 2 寸(图 3-8-11)。

【解剖】皮肤→皮下组织→胸大肌。浅层布有第四肋间神经的前皮支,胸廓内动、静脉的穿支。深层有胸内、外侧神经的分支。

【主治】

① 咳嗽,气喘。

② 胸胁胀满,乳痈。

③ 呕吐。

【操作】斜刺或平刺 0.5~0.8 寸。

24. 灵墟 Língxū(KI24)

【定位】在胸部,第 3 肋间隙,前正中线旁开 2 寸(图 3-8-11)。

【解剖】皮肤→皮下组织→胸大肌。浅层布有第三肋间神经的前皮支,胸廓内动、静脉的穿支。深层有胸内、外侧神经的分支。

【主治】

① 咳嗽,气喘。

② 胸胁胀痛,乳痈。

③ 呕吐。

【操作】斜刺或平刺 0.5~0.8 寸。

25. 神藏 Shéncáng(KI25)

【定位】在胸部,第 2 肋间隙,前正中线旁开 2 寸(图 3-8-11)。

【解剖】皮肤→皮下组织→胸大肌。浅层布有第二肋间神经的前皮支,胸廓内动、静脉的穿支。深层有胸内、外侧神经的分支。

【主治】

① 咳嗽,气喘,胸痛。

② 呕吐。

【操作】斜刺或平刺 0.5~0.8 寸。

26. 彧中 Yùzhōng(KI26)

【定位】在胸部,第 1 肋间隙,前正中线旁开 2 寸(图 3-8-11)。

【解剖】皮肤→皮下组织→胸大肌。浅层布有第一肋间神经的前皮支,锁骨上内侧神经和胸廓内动、静脉的穿支。深层有胸内、外侧神经的分支。

【主治】

① 咳嗽,气喘。

② 胸胁胀满。

【操作】斜刺或平刺 0.5~0.8 寸。

27. 俞府 Shūfǔ(KI27)

【定位】在胸部,锁骨下缘,前正中线旁开 2 寸(图 3-8-11)。

思维导图

PPT 课件

手厥阴经脉
循行动画

【解剖】皮肤→皮下组织→胸大肌。浅层有锁骨上内侧神经。深层有胸内、外侧神经的分支。

【主治】

① 咳嗽,气喘,胸痛。

② 呕吐。

【操作】斜刺或平刺 0.5~0.8 寸。

第九节　手厥阴经络与腧穴

本节包括经络和腧穴两部分。第一部分为经络,包括手厥阴经脉、手厥阴络脉、手厥阴经别和手厥阴经筋。第二部分为腧穴,首穴是天池,末穴是中冲,左右各 9 穴。

一、手厥阴经络

(一) 手厥阴经脉

1. 经脉循行

心主手厥阴心包络[1]之脉,起于胸中,出属心包[2],下膈,历[3]络三焦。

其支者,循胸出胁,下腋三寸[4],上抵腋下,循臑内,行太阴、少阴之间[5],入肘中,下臂,行两筋[6]之间,入掌中[7],循中指[8],出其端。

其支者,别掌中,循小指次指[9]出其端(《灵枢·经脉》)(图 3-9-1)。

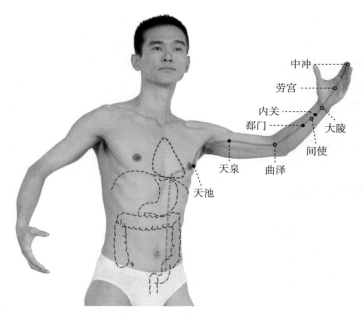

中冲

劳宫

内关

郄门

大陵

间使

天泉

曲泽

天池

图 3-9-1　手厥阴经脉循行示意图

【注释】

[1] 心包络:心包络简称心包,亦称"膻中"。《脉经》《针灸甲乙经》《铜人腧穴针灸图经》无此三字;《黄帝内经太素》《十四经发挥》无"络"字。心包的形态,《难经》认为有名而无形,但自《十四经发挥》提出有

152

形以来,《古今医统大全》《循经考穴编》《经络汇编》《周氏经络大全》等从其说,自《类经》提出心包即"膻中"以来,《经络汇编》《周氏经络大全》等从其说,尚无统一认识。

〔2〕心包:原有"络"字,《针灸甲乙经》同;《脉经》《黄帝内经太素》《素问·脏气法时论》等篇王冰注、《备急千金要方》《铜人腧穴针灸图经》《十四经发挥》引文均无,因据删。"心包"原意指心外之包膜;"心包络"意指与心包相通的络脉。心包与络应有所区分,但后来注家多以"心包络"为专名。

〔3〕历:经历的意思。杨注:"经历三焦仍络著(着)也。三焦虽复无形,有气故得络也。"三焦指上、中、下三部位,据《难经》所说,三焦上即膻中,中即中脘,下即脐下。

〔4〕下腋三寸:距腋下三寸,与乳头相平处,为天池穴。

〔5〕太阴、少阴之间:指手太阴、手少阴之间。

〔6〕两筋:指桡侧腕屈肌腱与掌长肌腱之间。

〔7〕掌中:劳宫穴所在,当第三掌骨桡侧,握拳屈指时中指尖处。

〔8〕中指:中指的桡侧。

〔9〕小指次指:从小指数起的第二指,即无名指。

手厥阴心包经,从胸中开始,浅出属于心包,通过膈肌,经历胸部、上腹和下腹,络于上、中、下三焦。

胸中支脉,沿着胸内出胁部,当腋下三寸处(天池)向上到达腋下,沿上臂内侧(天泉),行于手太阴、手少阴之间,进入肘中(曲泽),下至前臂,走两筋(桡侧腕屈肌腱与掌长肌腱)之间(郄门、间使、内关、大陵),进入掌中(劳宫),沿中指桡侧出于末端(中冲)。

掌中支脉,从掌中分出,沿无名指出于末端,接手少阳三焦经。

2. 经脉病候

是动则病,手心热,臂、肘挛急,腋肿;甚则胸胁支满[1],心中澹澹[2]大动,面赤,目黄,喜笑不休。

是主脉[3]所生病者,烦心,心痛,掌中热(《灵枢·经脉》)。

【注释】

〔1〕支满:支撑胀闷的感觉。

〔2〕澹澹:音淡(dàn),《黄帝内经太素》:"水摇,又动。"形容心悸。

〔3〕主脉:因心主血脉,诸脉皆属于心。心包络是心之外卫。病理上代心受邪,故主脉所生病。

(二)手厥阴络脉

手心主之别,名曰内关,去腕两寸,出于两筋之间,循经以上,系于心包,络心系(图3-9-2)。

实,则心痛;虚,则为烦心[1]。取之两筋间也(《灵枢·经脉》)。

【注释】

〔1〕烦心:原作"头强",据《针灸甲乙经》《备急千金要方》改。

(三)手厥阴经别

手心主之正,别下渊腋[1]三寸,入胸中,别属三焦,出循[2]喉咙,出耳后,合少阳完骨之下[3](《灵枢·经别》)(图3-9-3)。

【注释】

〔1〕渊腋:指腋部,其下三寸当天池穴处。

〔2〕出循:《黄帝内经太素》作"上循"。

〔3〕完骨之下:约当天牖穴部。

(四)手厥阴经筋

手心主之筋,起于中指,与太阴之筋并行,结于肘内廉;上臂阴,结腋下;下散前后挟胁。

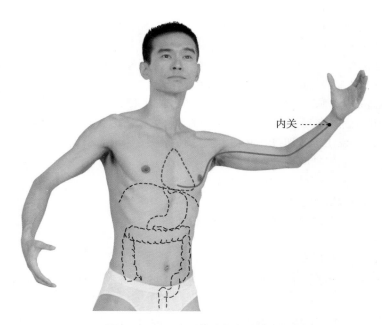

图 3-9-2　手厥阴络脉循行示意图

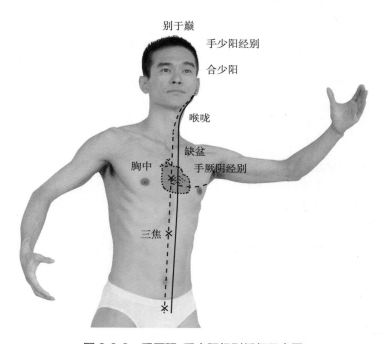

图 3-9-3　手厥阴、手少阳经别循行示意图

其支者,入腋,散胸中,结于贲[1](图 3-9-4)。

其病:当所过者支转筋,及胸痛、息贲(《灵枢·经筋》)。

【注释】

[1]贲:原误作"臂",据《黄帝内经太素》改。此指膈部。

二、手厥阴腧穴

本经一侧 9 穴,1 穴分布于胸前,8 穴分布于上肢内侧(图 3-9-5)。

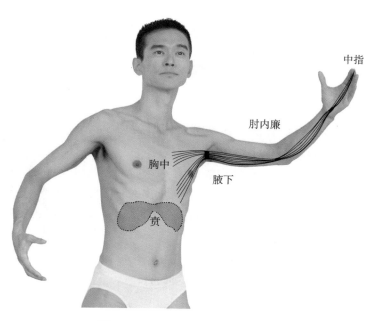

图 3-9-4　手厥阴经筋分布示意图

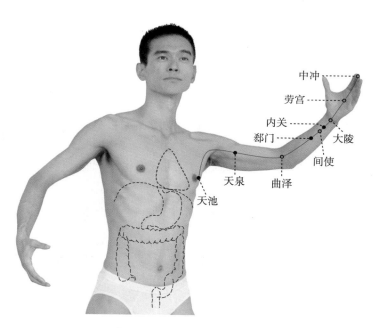

图 3-9-5　手厥阴心包经穴

1. 天池 * Tiānchí(PC1)

【定位】在胸部,第 4 肋间隙,前正中线旁开 5 寸(图 3-9-6)。

【解剖】皮肤→皮下组织→胸大肌→胸小肌。浅层分布着第四肋间神经外侧皮支,胸腹壁静脉的属支(女性除有上述结构外,皮下组织内还有乳腺等组织)。深层有胸内、外侧神经,胸外侧动、静脉的分支或属支。

【主治】

①乳痈,乳汁少。

② 咳嗽,气喘,胸闷,胁肋胀痛。

③ 瘰疬。

【操作】斜刺或平刺 0.5~0.8 寸,不可深刺,以免伤及心肺。

【文献链接】

① 《针灸甲乙经》:"寒热,胸满头痛,四肢不举,腋下肿,上气胸中有声,喉中鸣,天池主之。"

② 《铜人腧穴针灸图经》:"治寒热胸膈烦满,头痛,四肢不举,腋下肿,上气胸中有声,喉中鸣。"

③ 《针方六集》:"心中澹澹大动,烦心,心痛,喜笑不休,痎疟。"

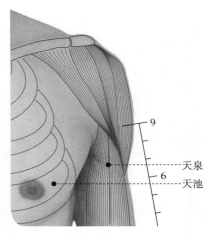

图 3-9-6

2. 天泉 Tiānquán(PC2)

【定位】在臂前区,腋前纹头下 2 寸,肱二头肌的长、短头之间(图 3-9-6)。

【解剖】皮肤→皮下组织→肱二头肌→肱肌→喙肱肌腱。浅层分布着臂内侧皮神经的分支。深层有肌皮神经和肱动、静脉的肌支。

【主治】

① 心痛,咳嗽,胸胁胀痛。

② 臂痛。

【操作】直刺 0.5~0.8 寸。

3. 曲泽 * Qūzé(PC3) 合穴

【定位】在肘前区,肘横纹上,肱二头肌腱的尺侧缘凹陷中(图 3-9-7)。

【解剖】皮肤→皮下组织→正中神经→肱肌。浅层有肘正中静脉,前臂内侧皮神经等结构。深层有肱动、静脉,尺侧返动、静脉的掌侧支与尺侧下副动、静脉前支构成的动、静脉网,正中神经的本干。

【主治】

① 心痛,心悸。

② 热病,中暑。

③ 胃痛,呕吐,泄泻。

④ 肘臂疼痛。

【操作】直刺 1.0~1.5 寸,或用三棱针点刺出血。

【文献链接】

① 《针灸甲乙经》:"心痛卒咳逆,曲泽主之,出血则已。"

② 《备急千金要方》:"曲泽、大陵,主心下澹澹,喜惊。"

③ 《铜人腧穴针灸图经》:"治心痛,善惊身热,烦渴口干,逆气呕血,风胗,臂肘手腕善动摇。"

4. 郄门 * Xìmén(PC4) 郄穴

【定位】在前臂前区,腕掌侧远端横纹上 5 寸,掌长肌腱与桡侧腕屈肌腱之间(图 3-9-8)。

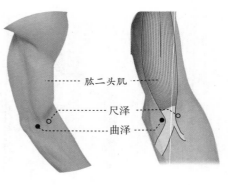

图 3-9-7

【取法】握拳,手外展,微屈腕时,显现两肌腱。本穴在曲泽与大陵连线中点下1寸,两肌腱之间。若两手一侧或双侧摸不到掌长肌腱,则以桡侧腕屈肌腱尺侧定穴。

【解剖】皮肤→皮下组织→桡侧腕屈肌腱与掌长肌腱之间→指浅屈肌→指深屈肌→前臂骨间膜。浅层分布着前臂外侧皮神经,前臂内侧皮神经分支和前臂正中静脉。深层有正中神经。正中神经伴行动、静脉,骨间前动脉,神经等结构。

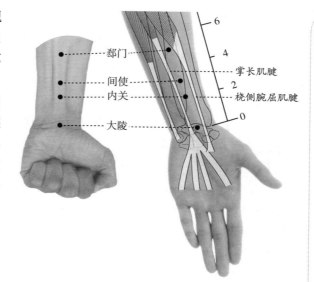

图 3-9-8

【主治】

① 心痛,心悸,癫狂痫。

② 呕血,咳血。

③ 疔疮。

【操作】直刺 0.5~1.0 寸。

【文献链接】

①《针灸甲乙经》:"心痛,衄,哕,呕血,惊恐畏人,神气不足。"

②《循经考穴编》:"久疟不瘥,心胸疼痛,五心烦热。"

③《类经图翼》:"久痔。"

④ 针刺郄门穴改善冠脉慢血流现象 28 例即时效应观察,《中国针灸》,2020 年 1 期。

5. 间使 *　Jiānshǐ(PC5)　经穴

【定位】在前臂前区,腕掌侧远端横纹上 3 寸,掌长肌腱与桡侧腕屈肌腱之间(图 3-9-8)。

【取法】握拳,手外展,微屈腕时,显现两肌腱。本穴在大陵直上 3 寸,两肌腱之间。若两手一侧或双侧摸不到掌长肌腱,则以桡侧腕屈肌腱尺侧定穴。

【解剖】皮肤→皮下组织→桡侧腕屈肌腱与掌长肌腱之间→指浅屈肌→指深屈肌→旋前方肌→前臂骨间膜。浅层分布有前臂内、外侧皮神经分支和前臂正中静脉。深层分布有正中神经。正中神经伴行动、静脉,骨间前动脉、神经等结构。

【主治】

① 心痛,心悸,癫狂痫。

② 热病,疟疾。

③ 胃痛,呕吐。

④ 肘臂痛。

【操作】直刺 0.5~1.0 寸。

【文献链接】

①《针灸甲乙经》:"热病烦心,善呕,胸中澹澹,善动而热""心悬如饥状,善悲而惊狂,面赤目黄,瘖不能言,头大浸淫"。

②《备急千金要方》:"胸痹背相引,寒中少气,头痛。"

③《千金翼方》:"烦躁恍惚……狂邪发无常,披头大唤欲杀人,不避水火……干呕不止,所食即吐不停。"

④《针灸大成》:"腋肿肘挛,卒心痛,多惊,中风气塞,涎上昏危,喑不得语,咽中如梗,鬼

邪,霍乱干呕,妇人月水不调,血结成块,小儿客忤。"

⑤针刺间使穴前后健康人脑内静息态fALFF时变效应分析,《中国中医基础医学杂志》,2019年7期。

6. 内关* Nèiguān(PC6) 络穴,八脉交会穴之一,通阴维脉

【定位】在前臂前区,腕掌侧远端横纹上2寸,掌长肌腱与桡侧腕屈肌腱之间(图3-9-8)。

【取法】握拳,手外展,微屈腕时,显现两肌腱。本穴在大陵直上2寸,两肌腱之间,与外关相对。若两手一侧或双侧摸不到掌长肌腱,则以桡侧腕屈肌腱尺侧定穴。

【解剖】皮肤→皮下组织→桡侧腕屈肌腱与掌长肌腱之间→指浅屈肌→指深屈肌→旋前方肌。浅层分布着前臂内侧皮神经,前臂外侧皮神经的分支和前臂正中静脉。深层在指浅屈肌、拇长屈肌和指深屈肌三者之间有正中神经伴行动、静脉。在前臂骨间膜的前方有骨间前动、静脉和骨间前神经。

【主治】

①心痛,心悸,心烦,失眠,癫狂痫。

②胸闷,气喘,胁痛。

③胃痛,呕吐,呃逆。

④肘臂挛痛。

【操作】直刺0.5~1.0寸。

【文献链接】

①《针灸甲乙经》:"心澹澹而善惊恐,心悲,内关主之";"实则心暴痛,虚则心烦,心惕惕不能动,失智,内关主之"。

②《针灸大成》:"主手中风热,失志,心痛,目赤,支满肘挛。实则心暴痛泻之,虚则头强补之。"《针灸大成》:"中满心胸痞胀,肠鸣泄泻脱肛,食难下膈酒来伤,积块坚横胁抢,妇女胁疼心痛,结胸里急难当,伤寒不解结胸膛,疟疾内关当。"

③不同频率TEAS结合腕带按压刺激内关穴防治腹腔镜胆囊切除术后恶心呕吐疗效观察,《中国针灸》,2019年1期。

7. 大陵* Dàlíng(PC7) 输穴,原穴

【定位】在腕前区,腕掌侧远端横纹中,掌长肌腱与桡侧腕屈肌腱之间(图3-9-8)。

【取法】握拳,手外展,微屈腕时,显现两肌腱。本穴在腕掌远侧横纹的中点,两肌腱之间,横平豌豆骨上缘处的神门。若两手一侧或双侧摸不到掌长肌腱,则以桡侧腕屈肌腱尺侧定穴。

【解剖】皮肤→皮下组织→掌长肌腱与桡侧腕屈肌腱之间→拇长屈肌腱与指浅屈肌腱→指深屈肌腱之间→桡腕关节前方。浅层分布有前臂内、外侧皮神经,正中神经掌支,腕掌侧静脉网。深层在掌长肌与桡侧腕屈肌之间的深面,可能刺中正中神经。

【主治】

①心痛,心悸,癫狂痫。

②胃痛,呕吐。

③湿疹,疮疡。

④手腕麻痛,胸胁胀痛。

【操作】直刺0.3~0.5寸。

【文献链接】

①《针灸甲乙经》:"热病烦心而汗不止,肘挛腋肿,善笑不休,心中痛,目赤黄,小便如

血,欲呕,胸中热,苦不乐,太息,喉痹嗌干,喘逆,身热如火,头痛如破,短气胸痛,大陵主之""狂言,大陵主之"。

②《铜人腧穴针灸图经》:"治热病汗不出,臂挛腋肿,善笑不休,心悬善饥,喜悲泣惊恐。"

③《针灸大成·玉龙歌》:"心胸有病大陵泻,气攻胸腹一般针。"

8. 劳宫 * Láogōng(PC8) 荥穴

【定位】在掌区,横平第 3 掌指关节近端,第 2、3 掌骨之间偏于第 3 掌骨(图 3-9-9)。

【取法】握拳屈指时,中指尖点到处,第 3 掌骨桡侧。

【解剖】皮肤→皮下组织→掌腱膜→分别在桡侧两根指浅、深屈肌腱之间→第二蚓状肌桡侧→第一骨间掌侧肌和第二骨间背侧肌。浅层分布有正中神经的掌支和手掌侧静脉网。深层有指掌侧总动脉,正中神经的指掌侧固有神经。

【主治】

① 口疮,口臭,鼻衄。

② 癫狂痫,癔症,中风昏迷。

③ 心痛。

④ 呕吐。

【操作】直刺 0.3~0.5 寸。

【文献链接】

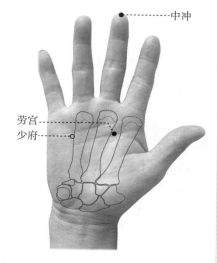

图 3-9-9

①《针灸甲乙经》:"风热善怒,中心喜悲,思慕嘘唏,善笑不休,劳宫主之";"衄不止,呕吐血,气逆,噫不止,嗌中痛,食不下,善渴,舌中烂,掌中热,欲呕,劳宫主之""口中肿腥臭,劳宫主之"。

②《太平圣惠方》:"小儿口有疮蚀龈烂,臭秽气冲人,灸劳宫二穴,各一壮。"

③《医宗金鉴》:"主治痰火胸痛,小儿口疮及鹅掌风等证。"

9. 中冲 * Zhōngchōng(PC9) 井穴

【定位】在手指,中指末端最高点(图 3-9-9)。

【解剖】皮肤→皮下组织。分布有正中神经的指掌侧固有神经末梢,指掌侧动、静脉的动、静脉网。皮下组织内富含纤维束,纤维束外连皮肤,内连远节指骨骨膜。

【主治】

① 中风昏迷,昏厥,高热,中暑。

② 心烦,心痛。

③ 小儿惊风,小儿夜啼。

【操作】浅刺 0.1 寸;或用三棱针点刺出血。

【文献链接】

①《针灸甲乙经》:"热病烦心,心闷而汗不出,掌中热,心痛,身热如火,浸淫烦满,舌本痛,中冲主之。"

②《铜人腧穴针灸图经》:"治热病烦闷,汗不出,掌中热,身如火痛,烦满舌强。"

③《针灸大成·玉龙歌》:"中风之症症非轻,中冲二穴可安宁。"

思维导图

第十节 手少阳经络与腧穴

本节包括经络和腧穴两部分。第一部分为经络,包括手少阳经脉、手少阳络脉、手少阳经别和手少阳经筋。第二部分为腧穴,首穴是关冲,末穴是丝竹空,左右各 23 穴。

一、手少阳经络

(一) 手少阳经脉

1. 经脉循行

三焦手少阳之脉,起于小指次指之端,上出两指之间[1],循手表腕[2],出臂外两骨[3]之间,上贯肘,循臑外上肩,而交出足少阳之后,入缺盆,布膻中[4],散络[5]心包,下膈,遍属三焦[6]。

其支者,从膻中,上出缺盆,上项,系耳后,直上出耳上角,以屈下颊至𬱟。

其支者,从耳后入耳中,出走耳前,过客主人[7],前交颊,至目锐眦(《灵枢·经脉》)(图3-10-1)。

【注释】

[1] 两指之间:第四、五指间。

[2] 手表腕:指手背腕关节部。

[3] 臂外两骨:前臂伸侧,尺骨与桡骨。

[4] 膻中:膻,音但(dàn)。此指胸内心之外,两肺之间的部位。

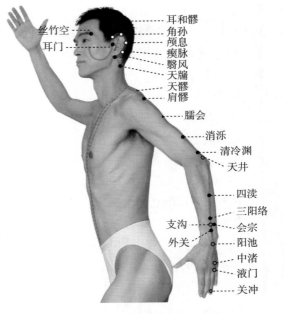

图 3-10-1 手少阳经脉循行示意图

耳和髎
角孙
颅息
瘈脉
翳风
天牖
天髎
肩髎
臑会
消泺
清冷渊
天井
四渎
三阳络
会宗
阳池
中渚
液门
关冲
丝竹空
耳门
支沟
外关

[5] 络:原作"落"。据《针灸甲乙经》等书改。

[6] 遍属三焦:指遍及上、中、下三焦。原误作"循",据有关文献改。

[7] 客主人:指胆经上关穴。

手少阳三焦经,起始于无名指末端(关冲),上行小指与无名指之间(液门),沿着手背至腕部(中渚、阳池),出于前臂伸侧两骨(尺骨、桡骨)之间(外关、支沟、会宗、三阳络、四渎),向上通过肘尖(天井),沿上臂外侧(清冷渊、消泺、臑会),向上通过肩部(肩髎),交出足少阳经的后面(会秉风、天髎,会肩井、大椎),进入缺盆,分布于膻中,散络心包,通过膈肌,遍及上、中、下三焦。

胸中支脉,从膻中上行,出锁骨上窝,循项上行,联系耳后(天牖、翳风、瘈脉、颅息),直上出耳上方(角孙,会额厌、悬厘),弯下行于面颊,至目眶下(会颧髎)。

耳后支脉,从耳后进入耳中,出走耳前(翳风、会听宫、耳门、和髎),经过上关前,交面颊,行至外眼角(丝竹空,会瞳子髎),接足少阳胆经。

2. 经脉病候

是动则病,耳聋,浑浑焞焞[1],嗌肿,喉痹。

是主气所生病[2]者,汗出,目锐眦痛,颊肿,耳后、肩、臑、肘、臂外皆痛,小指次指不用

（《灵枢·经脉》）。

【注释】

［1］浑浑焞焞：焞，音吞（tūn）。浑浑焞焞，形容听觉模糊不清，耳内出现烘烘的响声。

［2］主气所生病：三焦主通调水道，上焦出气，故本经主气所生病。《类经》："三焦为水渎之府，水病必由于气也。"

（二）手少阳络脉

手少阳之别，名曰外关，去腕二寸，外绕臂，注胸中，合心主（图 3-10-2）。

其病：实，则肘挛[1]；虚，则不收。取之所别也（《灵枢·经脉》）。

【注释】

［1］肘挛：肘部掣引拘挛。

（三）手少阳经别

手少阳之正，指天[1]，别于巅，入缺盆，下走三焦，散于胸中也（《灵枢·经别》）（图 3-9-3）。

【注释】

［1］指天：两字疑原属添注，与手太阳经别的"指地"相仿，与他经文字不一致。或说手少阳经别起于巅顶，其部位在上，故称指天。手三阳只此经从头部分出，与手阳明、手太阳所说不同。

（四）手少阳经筋

手少阳之筋，起于小指次指之端，结于腕；上循臂，结于肘；上绕臑外廉，上肩，走颈，合手太阳。其支者，当曲颊入系舌本；其支者上曲牙[1]，循耳前，属目外眦，上乘颔[2]，结于角[3]（图 3-10-3）。

其病：当所过者支、转筋，舌卷（《灵枢·经筋》）。

【注释】

［1］曲牙：指颊车上部，下颌关节处。

［2］颔：此指颞侧部。上乘，意指登上。

［3］角：指额角。

二、手少阳腧穴

本经腧穴一侧 23 穴，13 穴在上肢外侧，10 穴分布于侧头、项、肩部（图 3-10-4）。

1. 关冲 * Guānchōng（TE1） 井穴

【定位】在手指，第 4 指末节尺侧，指甲根角侧上方 0.1 寸（指寸）（图 3-10-5）。

【解剖】皮肤→皮下组织→指甲根。皮下组织内有尺神经指掌侧固有神经的指背支

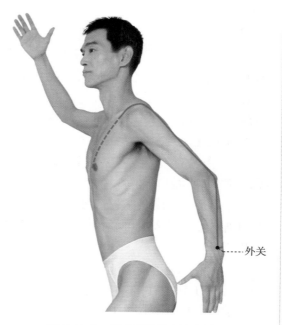

图 3-10-2 手少阳络脉循行示意图

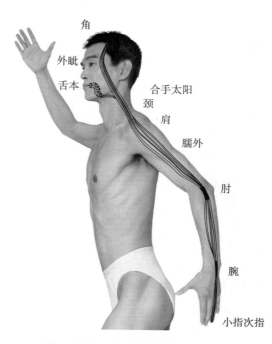

图 3-10-3 手少阳经筋分布示意图

外关

角

外眦

舌本

合手太阳

颈

肩

臑外

肘

腕

小指次指

的分支,指掌侧固有动、静脉指背支的动、静脉网。

【主治】

① 热病,昏厥,中暑。

② 头痛,目赤,耳鸣,耳聋,咽喉肿痛。

【操作】浅刺 0.1 寸,或用三棱针点刺出血。

【文献链接】

①《针灸甲乙经》:"肘痛不能自带衣,起头眩,颔痛,面黑,(渴),肩背痛不可顾,关冲主之""耳聋鸣,下关及阳溪、关冲、液门、阳谷主之""热病汗不出,天柱及风池、商阳、关冲、液门主之"。

②《备急千金要方》:"关冲、窍阴、少泽,主喉痹,舌卷口干。"

③《针灸大成》:"头痛,霍乱,胸中气噎,不嗜食,臂肘痛不可举,目生翳膜,视物不明。"

2. 液门　Yèmén(TE2)　荥穴

【定位】在手背,第 4、5 指间,指蹼缘上方赤白肉际凹陷中(图 3-10-5)。

【解剖】皮肤→皮下组织→在第四与第五指近节指骨基底部之间→第四骨间背侧肌和第四蚓状肌。浅层分布有尺神经的指背神经,手背静脉网。深层有指背动、静脉等结构。

【主治】

① 头痛,目赤,耳鸣,耳聋,咽喉肿痛。

② 疟疾。

【操作】直刺 0.3~0.5 寸。

【文献链接】

针刺左侧液门穴对健康青年大脑中动脉血流速度的影响,《针灸临床杂志》,2015 年第 31 卷第 1 期。

3. 中渚 *　Zhōngzhǔ(TE3)　输穴

【定位】在手背,第 4、5 掌骨间,第 4 掌指关节近端凹陷中(图 3-10-5)。

【解剖】皮肤→皮下组织→第四骨间肌背侧肌。浅层布有尺神经的指背神经,手背静脉网的尺侧部。深层有第四掌背动脉等结构。

【主治】

① 头痛,耳鸣,耳聋,目赤,咽喉肿痛。

② 热病,消渴,疟疾。

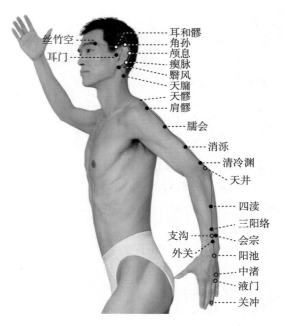

图 3-10-4　手少阳三焦经穴

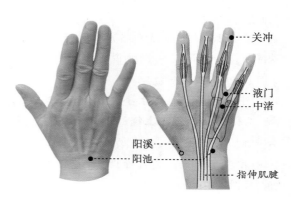

图 3-10-5

③手指屈伸不利,肘臂肩背疼痛。

【操作】直刺 0.3~0.5 寸。

【文献链接】

①《针灸甲乙经》:"狂,互引头痛,耳鸣,目痛,中渚主之;嗌外肿,肘臂痛,手上类类也,五指瘈不可屈伸,头眩,颔、额颅痛,中渚主之。"

②《外台秘要》:"主热病汗不出,头痛,耳鸣,目痛寒热,嗌外肿。"

③《针灸大全·席弘赋》:"久患伤寒肩背痛。"

④《医宗金鉴》:"四肢麻木,战振,蜷挛无力,肘臂连肩红肿疼痛,手背痈毒。"

⑤ 基于倾向性评分法中渚穴循经传导效应治疗肩周炎的前瞻性队列研究,《中国中医基础医学杂志》,2018 年 4 期。

4. 阳池 *　Yángchí(TE4)　原穴

【定位】在腕后区,腕背侧远端横纹上,指伸肌腱的尺侧缘凹陷中(图 3-10-5)。

【取法】俯掌,沿第 4、5 掌骨间向上至腕背侧远端横纹处的凹陷中,横平阳溪、阳谷。

【解剖】皮肤→皮下组织→腕背侧韧带→指伸肌腱(桡侧)与小指伸肌腱→桡腕关节。浅层分布着尺神经手背支,腕背静脉网,前臂后皮神经的末支。深层有尺动脉腕背支的分支。

【主治】

① 耳聋,目赤肿痛,咽喉肿痛。

② 疟疾,消渴。

③ 腕痛。

【操作】直刺 0.3~0.5 寸。

【文献链接】

①《针灸甲乙经》:"肩痛不能自举,汗不出,颈痛,阳池主之。"

②《铜人腧穴针灸图经》:"或因折伤,手腕提物不得。"

③《针灸大成》:"消渴,口干,烦闷。"

5. 外关 *　Wàiguān(TE5)　络穴,八脉交会穴之一,通阳维脉

【定位】在前臂后区,腕背侧远端横纹上 2 寸,尺骨与桡骨间隙中点(图 3-10-6)。

【取法】阳池上 2 寸,两骨之间凹陷中,与内关相对。

【解剖】皮肤→皮下组织→小指伸肌和指伸肌→拇长伸肌和食指伸肌。浅层布有前臂后皮神经,头静脉和贵要静脉的属支。深层有骨间后动、静脉和骨间后神经。

【主治】

① 热病。

② 头痛,目赤肿痛,耳鸣,耳聋。

③ 胸胁痛,上肢痿痹。

【操作】直刺 0.5~1.0 寸。

【文献链接】

①《针灸甲乙经》:"耳焞焞浑浑,(聋)无所闻,外关

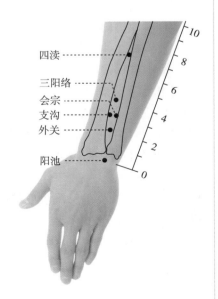

图 3-10-6

主之。"

②《铜人腧穴针灸图经》："治肘臂不得屈伸,手五指尽痛不能握物,耳聋无所闻。"

③《八法八穴歌》："伤寒自汗表烘烘,独会外关为重。"

④ 针刺外关穴脑功能磁共振成像研究进展,《中医药学报》,2020 年 4 期。

6. 支沟 *　Zhīgōu(TE6)　经穴

【定位】在前臂后区,腕背侧远端横纹上 3 寸,尺骨与桡骨间隙中点(图 3-10-6)。

【取法】外关上 1 寸,两骨之间,横平会宗。

【解剖】皮肤→皮下组织→小指伸肌→拇长伸肌→前臂骨间膜。浅层分布有前臂后皮神经,头静脉和贵要静脉的属支。深层有骨间后动、静脉和骨间后神经。

【主治】

① 便秘,热病。

② 胁肋痛,落枕。

③ 耳鸣,耳聋。

【操作】直刺 0.5~1.0 寸。

【文献链接】

①《针灸甲乙经》："热病汗不出,互引颈嗌外肿,肩臂酸重,胁腋急痛,四肢不举,痂疥,项不可顾,支沟主之""暴喑不能言,支沟主之"。

②《铜人腧穴针灸图经》："治热病汗不出,肩臂酸重,胁腋痛,四肢不举,霍乱呕吐,口噤不开。"

7. 会宗　Huìzōng(TE7)　郄穴

【定位】在前臂后区,腕背侧远端横纹上 3 寸,尺骨的桡侧缘(图 3-10-6)。

【取法】支沟尺侧。

【解剖】皮肤→皮下组织→尺侧腕伸肌→食指伸肌→前臂骨间膜。浅层有前臂后皮神经,贵要静脉的属支等结构。深层有前臂骨间后动、静脉的分支或属支,前臂骨间后神经的分支。

【主治】

① 耳鸣,耳聋。

② 癫痫。

③ 上肢痹痛。

【操作】直刺 0.5~1.0 寸。

8. 三阳络　Sānyángluò(TE8)

【定位】在前臂后区,腕背侧远端横纹上 4 寸,尺骨与桡骨间隙中点(图 3-10-6)。

【取法】阳池与肘尖连线的上 2/3 与下 1/3 的交点处,两骨之间。

【解剖】皮肤→皮下组织→指伸肌→拇长展肌→拇短伸肌→前臂骨间膜。浅层分布有前臂后皮神经,头静脉和贵要静脉的属支。深层有前臂骨间后动、静脉的分支或属支,前臂骨间后神经的分支。

【主治】

① 耳聋,暴喑,齿痛。

② 上肢痹痛。

【操作】直刺 0.5~1.0 寸。

9. 四渎　Sìdú(TE9)

【定位】在前臂后区,肘尖下 5 寸,尺骨与桡骨间隙中点(图 3-10-6)。

【解剖】皮肤→皮下组织→小指伸肌与尺侧腕伸肌、拇长展肌和拇长伸肌。浅层分布着前臂后皮神经,头静脉和贵要静脉的属支。深层有骨间后动、静脉和骨间后神经。

【主治】

① 耳聋,暴喑,齿痛,咽喉肿痛,偏头痛。

② 上肢痹痛。

【操作】直刺 0.5~1.0 寸。

10. 天井　Tiānjǐng(TE10)　合穴

【定位】在肘后区,肘尖上 1 寸凹陷中(图 3-10-7)。

【解剖】皮肤→皮下组织→肱三头肌。浅层有臂后皮神经等结构。深层有肘关节动、静脉网,桡神经肌支。

【主治】

① 耳聋,偏头痛,癫痫。

② 瘰疬,肘臂痛。

【操作】直刺 0.5~1.0 寸。

11. 清冷渊　Qīnglěngyuān(TE11)

【定位】在臂后区,肘尖与肩峰角连线上,肘尖上 2 寸(图 3-10-7)。

【解剖】皮肤→皮下组织→肱三头肌。浅层分布有臂后皮神经。深层有中副动、静脉,桡神经肌支等。

【主治】

① 头痛,目痛,胁痛。

② 肩臂痛。

【操作】直刺 0.5~1.0 寸。

12. 消泺　Xiāoluò(TE12)

【定位】在臂后区,肘尖与肩峰角连线上,肘尖上 5 寸(图 3-10-7)。

【解剖】皮肤→皮下组织→肱三头肌长头→肱三头肌内侧头。浅层分布着臂后皮神经。深层有中副动、静脉和桡神经的肌支。

【主治】

① 头痛,项强,齿痛。

② 肩臂痛。

【操作】直刺 0.8~1.2 寸。

13. 臑会　Nàohuì(TE13)

【定位】在臂后区,肩峰角下 3 寸,三角肌的后下缘(图 3-10-7)。

【解剖】皮肤→皮下组织→肱三头肌长头及外侧头、桡神经、肱三头肌内侧头。浅层有臂后皮神经。深层有桡神经,肱深动、静脉。

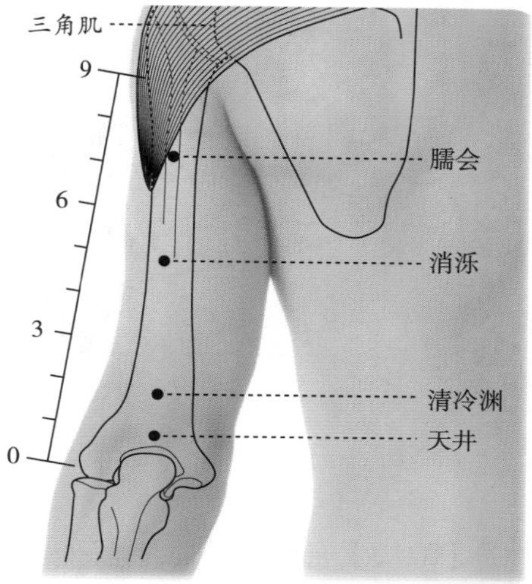

三角肌

9

6

3

0

臑会

消泺

清冷渊

天井

图 3-10-7

【主治】

① 瘿气,瘰疬。

② 上肢痿痹。

【操作】直刺 0.8~1.2 寸。

14. 肩髎 *　Jiānliáo(TE14)

【定位】在三角肌区,肩峰角与肱骨大结节两骨间凹陷中(图 3-10-8)。

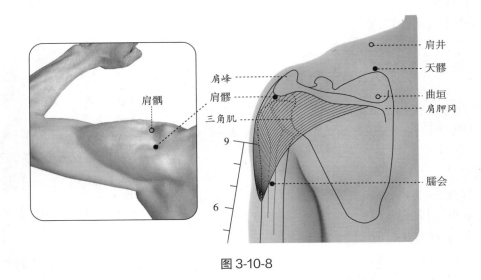

图 3-10-8

【取法】屈臂外展时,肩峰外侧缘前后端呈现两个凹陷,前一较深凹陷为肩髃,后一凹陷即本穴。或垂肩时,肩髃后约 1 寸。

【解剖】皮肤→皮下组织→肱三头肌→小圆肌→大圆肌→背阔肌腱。浅层分布着锁骨上外侧神经。深层有腋神经和旋肱后动、静脉。

【主治】肩臂挛痛不遂。

【操作】直刺 0.8~1.2 寸。

【文献链接】

①《针灸甲乙经》:"肩重不举,臂痛,肩髎主之。"

②《铜人腧穴针灸图经》:"肩重,不可举臂肘。"

③《备急千金要方》:"肩髎、天宗、阳谷,主臂痛。"

15. 天髎　Tiānliáo(TE15)　手少阳、阳维脉交会穴

【定位】在肩胛区,肩胛骨上角骨际凹陷中(图 3-10-8)。

【取法】正坐垂肩,肩井与曲垣连线的中点。

【解剖】皮肤→皮下组织→斜方肌、冈上肌。浅层分布着锁骨上神经和第一胸神经后支外侧皮支。深层有肩胛背动、静脉的分支或属支,肩胛上动、静脉的分支和属支以及肩胛上神经等结构。

【主治】肩臂痛,颈项强痛。

【操作】直刺 0.5~0.8 寸。

16. 天牖　Tiānyǒu(TE16)

【定位】在颈部,横平下颌角,胸锁乳突肌的后缘凹陷中(图 3-10-9)。

166

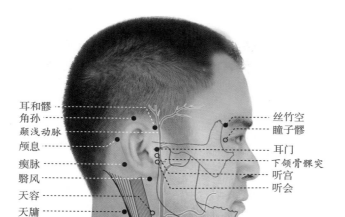

图 3-10-9

【解剖】皮肤→皮下组织→头颈夹肌,头颈半棘肌,在胸锁乳突肌和斜方肌之间。浅层分布有颈外静脉属支、耳大神经和枕小神经。深层有枕动、静脉的分支或属支,颈深动、静脉升支。

【主治】

① 头痛,项强。

② 目痛,耳聋,瘰疬,面肿。

【操作】直刺 0.5~1.0 寸。

17. 翳风 *　Yìfēng(TE17)　手、足少阳经交会穴

【定位】在颈部,耳垂后方,乳突下端前方凹陷中(图 3-10-9)。

【解剖】皮肤→皮下组织→腮腺。浅层分布有耳大神经和颈外静脉的属支。深层有颈外动脉的分支耳后动脉、面神经等。

【主治】

① 耳鸣,耳聋,聤耳。

② 口㖞,牙关紧闭,齿痛,呃逆,瘰疬,颊肿。

【操作】直刺 0.8~1.2 寸。

【文献链接】

①《针灸甲乙经》:"痓,(喑)不能言,翳风主之。"

②《针灸大成》:"主耳鸣耳聋,口眼㖞斜,脱颔颊肿,口噤不开,不能言。"

③ 深刺廉泉与翳风穴对脑卒中后吞咽障碍的影响,《针刺研究》,2019 年 2 期。

18. 瘈脉　Chìmài(TE18)

【定位】在头部,乳突中央,角孙与翳风沿耳轮弧形连线的上 2/3 与下 1/3 的交点处(图 3-10-9)。

【解剖】皮肤→皮下组织→耳后肌。分布有耳大神经和面神经耳后支及耳后动、静脉。

【主治】

① 耳鸣,耳聋,头痛。

② 小儿惊风。

【操作】平刺 0.3~0.5 寸,或点刺出血。

笔记栏

19. 颅息 Lúxī(TE19)

【定位】在头部,角孙与翳风沿耳轮弧形连线的上 1/3 与下 2/3 的交点处(图 3-10-9)。

【解剖】皮肤→皮下组织→耳后肌。分布着耳大神经,枕小神经,面神经耳后支,耳后动、静脉的耳支。

【主治】

① 小儿惊风。

② 耳鸣,耳聋,头痛。

【操作】平刺 0.3~0.5 寸。

20. 角孙 * Jiǎosūn(TE20) 手、足少阳,手阳明经交会穴

【定位】在头部,耳尖正对发际处(图 3-10-9)。

【取法】将耳郭向前折,耳尖直上发际处。

【解剖】皮肤→皮下组织→耳上肌、颞筋膜浅层及颞肌。分布着耳颞神经的分支,颞浅动、静脉耳前支。

【主治】

① 目翳,齿痛,痄腮。

② 偏头痛,项强。

【操作】平刺 0.3~0.5 寸。小儿腮腺炎宜用灯火灸。

【文献链接】

①《针灸甲乙经》:"齿牙不可嚼,龂肿。"

②《铜人腧穴针灸图经》:"目生肤翳。"

③《针灸大成》:"齿龈肿,唇吻强,头项强。"

21. 耳门 * Ěrmén(TE21)

【定位】在耳区,耳屏上切迹与下颌骨髁突之间的凹陷中(图 3-10-9)。

【取法】微张口,耳屏上切迹前的凹陷中,听宫直上。

【解剖】皮肤→皮下组织→腮腺。分布有耳颞神经,颞浅动、静脉耳前支,面神经颞支等。

【主治】

① 耳鸣,耳聋,聤耳。

② 齿痛。

【操作】微张口,直刺 0.5~1.0 寸。

【文献链接】

①《针灸甲乙经》:"耳聋鸣,头颔痛,耳门主之。"

②《针灸大成》:"主耳鸣如蝉声,聤耳脓汁出,耳生疮,重听无所闻。"

③《铜人腧穴针灸图经》:"耳有脓汁出,生疮,耳聤,耳鸣如蝉声,重听无所闻,齿龋。"

④《外台秘要》:"卒中风口喝。"

22. 耳和髎 Ěrhéliáo(TE22) 手、足少阳,手太阳经交会穴

【定位】在头部,鬓发后缘,耳郭根的前方,颞浅动脉的后缘(图 3-10-9)。

【解剖】皮肤→皮下组织→耳前肌→颞筋膜浅层及颞肌。浅层分布有耳颞神经,面神经颞支,颞浅动、静脉的分支或属支。深层有颞深前、后神经,均是三叉神经下颌神经的分支。

【主治】

① 头痛,耳鸣。

② 牙关紧闭,口喎。

【操作】避开动脉,斜刺或平刺 0.3~0.5 寸。

23. 丝竹空＊　Sīzhúkōng(TE23)

【定位】在面部,眉梢凹陷中。(图 3-10-9)。

【解剖】皮肤→皮下组织→眼轮匝肌。分布有眶上神经,颧面神经,面神经颞支和颧支,颞浅动、静脉的额支。

【主治】

① 目赤肿痛,眼睑𥇍动,目眩。

② 头痛,癫狂痫。

【操作】平刺 0.5~1.0 寸。不灸。

【文献链接】

①《针灸甲乙经》:"眩,头痛,刺丝竹空主之。""小儿脐风,目上插。"

②《备急千金要方》:"丝竹空、通谷,主风痫癫疾,涎沫狂烦满。"

思维导图

PPT 课件

足少阳经脉
循行动画

第十一节　足少阳经络与腧穴

本节包括经络和腧穴两部分。第一部分为经络,包括足少阳经脉、足少阳络脉、足少阳经别和足少阳经筋。第二部分为腧穴,首穴是瞳子髎,末穴是足窍阴,左右各 44 穴。

一、足少阳经络

(一) 足少阳经脉

1. 经脉循行

胆足少阳之脉,起于目锐眦,上抵头角[1],下耳后,循颈,行手少阳之前,至肩上,却交出手少阳之后,入缺盆。

其支者,从耳后入耳中,出走耳前,至目锐眦后。

其支者,别锐眦,下大迎,合于手少阳,抵于𩮮,下加颊车,下颈,合缺盆,以下胸中,贯膈,络肝,属胆,循胁里,出气街,绕毛际,横入髀厌[2]中。

其直者,从缺盆下腋,循胸,过季胁[3],下合髀厌中。以下循髀阳,出膝外廉,下外辅骨[4]之前,直下抵绝骨[5]之端,下出外踝之前,循足跗上,入小指次指之间。

其支者,别跗上,入大指之间,循大指歧骨[6]内,出其端;还贯爪甲,出三毛[7](《灵枢·经脉》)(图 3-11-1)。

【注释】

[1]头角:指额结节部,一般称额角。

[2]髀厌:义同髀枢,指股骨大转子部,环跳穴在其旁。

[3]季胁:指 11、12 肋中。11 肋部位置最低,偏后则为 12 肋。一般多指前者为季胁,其下有章门穴,后方则为京门穴。

[4]外辅骨:指腓骨。《铜人腧穴针灸图经》注:"辅骨,谓辅佐骨之骨,在骭之外。"意指腓骨在胫骨之外,故称外辅骨。

[5]绝骨:指腓骨长短肌未覆盖的腓骨下端低凹处。其上端稍前为阳辅穴。

[6]大指歧骨:指第 1、2 跖骨。

［7］三毛：指大趾爪甲后方有毫毛处，意同"丛毛"。

足少阳胆经，从外眼角开始(瞳子髎)，上行到额角(颔厌、悬颅、悬厘、曲鬓，会头维、耳和髎、角孙)，下耳后(率谷、天冲、浮白、头窍阴、完骨，本神、阳白、头临泣、目窗、正营、承灵、脑空、风池)，沿颈侧部，行手少阳三焦经之前(经天容)，至肩上退后，交出手少阳三焦经之后(会大椎，经肩井，会秉风)，进入缺盆(锁骨上窝)。

耳部支脉，从耳后进入耳中(会翳风)，走耳前(听会、上关，会听宫、下关)，至外眼角后。

目部支脉，从外眼角分出，下向大迎，会合手少阳三焦经至眼下；下边经过颊车(下颌角)，下行颈部，会合于缺盆(锁骨上窝)。由此下向胸中，通过膈肌，络于肝，属于胆，沿胁里，出于气街(腹股沟动脉处)绕阴部毛际，横向进入髋关节部。

躯体部主干，从缺盆(锁骨上窝)下向腋下(渊腋、辄筋，会天池)，沿侧胸，过季胁(日月、京门，会章门)，向下会合于髋关节部(带脉、五枢、维道、居髎、环跳)。由此向下，沿大腿外侧(风市、中渎)，出膝外侧(膝阳关)，下向腓骨小头前(阳陵泉)，直下到腓骨下段(阳交、外丘、光明、阳辅、悬钟)，下出外踝之前(丘墟)，沿足背进入第4趾外侧(足临泣、地五会、侠溪、足窍阴)。

足背部支脉，从足背分出，进入大趾趾缝间，沿第1、2跖骨间，出大趾端，回转来通过爪甲，出于趾背汗毛部，接足厥阴肝经。

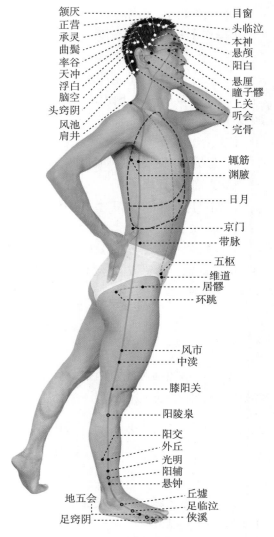

图 3-11-1　足少阳经脉循行示意图

2. 经脉病候

是动则病，口苦，善太息，心胁痛，不能转侧，甚则面微有尘[1]，体无膏泽[2]，足外[3]反热，是为阳厥[4]。

是主骨所生病者[5]：头痛，颔痛，目锐眦痛，缺盆中肿痛，腋下肿，马刀侠瘿[6]，汗出振寒，疟，胸胁、肋、髀、膝外至胫、绝骨、外踝前，及诸节皆痛，小指次指不用(《灵枢·经脉》)。

【注释】

［1］面微有尘：形容面色灰暗，似蒙有尘土状。

［2］膏泽：即脂滑润泽之意。

［3］足外：指下肢外侧，经脉所过部分。

［4］阳厥：此指足少阳经气阻逆为病。

［5］主骨所生病：其一：张介宾曰"胆味苦，苦走骨，故胆主骨所生病。又骨为干，其质刚，胆为中正之官，其气亦刚，胆病则失其刚，故病及于骨。凡惊伤胆者骨必软，即其明证"；其二：少阳行头身之侧，多骨节，故主骨所生病。其病"诸节皆痛""百节皆纵""骨摇而不安于地"等，均言骨节病。

[6]马刀侠瘿：此指瘰疬生在颈项或腋下部位。颈前为"瘿""马刀"可生于腋下，而"侠瘿"应在颈侧。

（二）足少阳络脉

足少阳之别，名曰光明，去踝五寸，别走厥阴，下络足跗（图 3-11-2）。

实则厥；虚则痿躄[1]，坐不能起。取之所别也（《灵枢·经脉》）。

【注释】

[1]痿躄：下肢软弱无力，跛行或仆倒。

（三）足少阳经别

足少阳之正，绕髀，入毛际，合于厥阴；别者入季胁之间，循胸里，属胆，散之上肝，贯心[1]，以上挟咽，出颐颌中，散于面，系目系，合少阳于外眦也（《灵枢·经别》）（图3-11-3）。

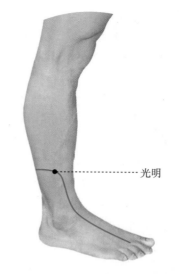

图 3-11-2 足少阳络脉循行示意图

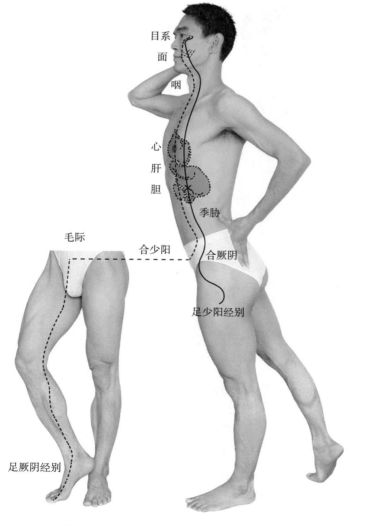

图 3-11-3 足少阳、足厥阴经别循行示意图

笔记栏

【注释】

[1] 散之上肝,贯心:《灵枢评文》拟改为"散之肝,上贯心",以与足阳明条"散之脾"和足太阳条"散之肾"句法相合。如是,则足三阳经别分别散于脾、肾、肝而皆通于心。

(四) 足少阳经筋

足少阳之筋,起于小指次指,上结外踝;上循胫外廉,结于膝外廉。

其支者,别起外辅骨,上走髀,前者结于伏兔之上,后者结于尻。其直者,上乘眇[1]、季胁,上走腋前廉,系于膺乳,结于缺盆。直者上出腋,贯缺盆,出太阳之前,循耳后,上额角,交巅上,下走颔,上结于頄。支者,结于目外眦[2],为外维[3](图 3-11-4)。

其病:小指次指支转筋,引膝外转筋,膝不可屈伸,腘筋急,前引髀,后引尻,即上乘眇季胁痛,上引缺盆、膺乳、颈维筋急,从左之右,右目不开[4],上过右角,并跻脉而行,左络于右,故伤左角,右足不用,命曰维筋相交[5](《灵枢·经筋》)。

【注释】

[1] 眇:音秒(miǎo),侧腹部季胁之下空软处。

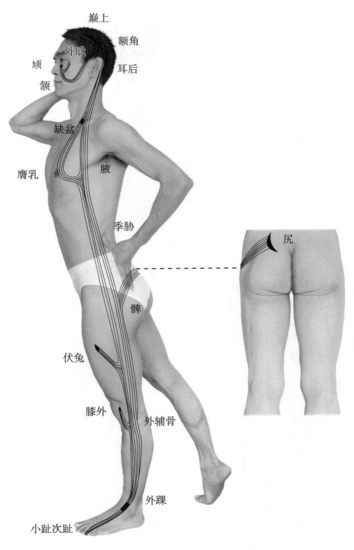

图 3-11-4 足少阳经筋分布示意图

〔2〕结于目外眦:目后原无"外"字,据《黄帝内经太素》《针灸甲乙经》补。

〔3〕外维:指维系目外眦之筋,此筋收缩即可左右盼视。

〔4〕从左之右,右目不开:《黄帝内经太素》杨注:"此筋本起于足,至项上而交至左右目,故左箱有病,引右箱,目不得开;右箱有病,引左箱,目不得开也。"

〔5〕维筋相交:《黄帝内经太素》杨注:"跷脉至于目眦,故此筋交巅,左右下于目眦,与之并行也。筋既交于左右,故伤左额角,右足不用;伤右额角,左足不用,以此维筋相交故也。"

二、足少阳腧穴

本经腧穴一侧44穴,15穴分布于外侧面,8穴在髋、侧腹、侧胸部,21穴在头面、项、肩部(图3-11-5)。

1. 瞳子髎 * Tóngzǐliáo(GB1） 手太阳、手足少阳经交会穴

【定位】在面部,目外眦外侧0.5寸凹陷中(图3-11-6)。

【解剖】皮肤→皮下组织→眼轮匝肌→颞筋膜→颞肌。浅层布有颧神经的颧面支与颧颞支。深层有颞深前、后神经和颞深前、后动脉的分支。

【主治】

①目赤肿痛,目翳,青盲,口㖞。

②头痛。

【操作】直刺或平刺0.3~0.5寸。

【文献链接】

①《针灸甲乙经》:"手太阳,手、足少阳之会。"

②《铜人腧穴针灸图经》:"治青盲目无所见,远视晌晌,目中肤翳,白膜,头痛,目外眦赤痛。"

③《类经图翼》:"一云兼少泽,能治妇人乳肿。"

2. 听会 * Tīnghuì(GB2)

【定位】在面部,耳屏间切迹与下颌骨髁突之间的凹陷中(图3-11-6)。

【取法】微张口,耳屏间切迹前方的凹陷中。听宫直下。

【解剖】皮肤→皮下组织→腮腺囊→腮腺。浅层布有耳颞神经和耳大神经。深层有颞浅动、静脉和面神经丛等。

【主治】

①耳鸣,耳聋,聤耳。

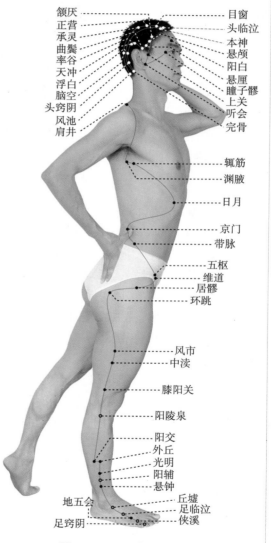

颔厌　　　　目窗
正营　　　　头临泣
承灵　　　　本神
曲鬓　　　　悬颅
率谷　　　　阳白
天冲　　　　悬厘
浮白　　　　瞳子髎
脑空　　　　上关
头窍阴　　　听会
风池　　　　完骨
肩井

　　　　　　辄筋
　　　　　　渊腋
　　　　　　日月
　　　　　　京门
　　　　　　带脉
　　　　　　五枢
　　　　　　维道
　　　　　　居髎
　　　　　　环跳

　　　　　　风市
　　　　　　中渎
　　　　　　膝阳关
　　　　　　阳陵泉
　　　　　　阳交
　　　　　　外丘
　　　　　　光明
　　　　　　阳辅
　　　　　　悬钟
地五会　　　丘墟
　　　　　　足临泣
足窍阴　　　侠溪

图3-11-5　足少阳胆经穴

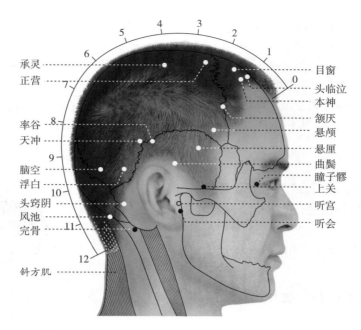

承灵
正营
率谷
天冲
脑空
浮白
头窍阴
风池
完骨
斜方肌

目窗
头临泣
本神
颔厌
悬颅
悬厘
曲鬓
瞳子髎
上关
听宫
听会

图 3-11-6

② 齿痛,口㖞,面痛。

【操作】张口,直刺 0.5~1.0 寸。

【文献链接】

①《针灸甲乙经》:"聋,耳中颠飕风,听会主之。"

②《卫生宝鉴》:"风中脉,口眼㖞斜:听会、颊车、地仓。"

③《医宗金鉴》:"主治耳聋耳鸣,牙车脱臼,齿痛,中风瘰疬㖞邪等证。"

④《针灸大成·玉龙歌》:"耳聋之症不闻声,痛痒蝉鸣不快情,红肿生疮须用泻,宜从听会用针行。"

⑤《胜玉歌》:"耳闭听会莫迟延。"

3. 上关　Shàngguān(GB3)　手、足少阳,足阳明经交会穴

【定位】在面部,颧弓上缘中央凹陷中(图 3-11-6)。

【取法】下关直上,颧弓上缘凹陷中。

【解剖】皮肤→皮下组织→颞浅筋膜→颞深筋膜→颞筋膜下疏松结缔组织→颞肌。浅层布有耳颞神经,面神经颞支和颞浅动、静脉。深层有颞深前、后神经的分支。

【主治】

① 耳鸣,耳聋,聤耳。

② 偏头痛,口㖞,口噤,齿痛,面痛,癫狂痫。

【操作】直刺 0.5~1.0 寸。

4. 颔厌　Hànyàn(GB4)　手、足少阳,足阳明经交会穴

【定位】在头部,从头维至曲鬓的弧形连线(其弧度与鬓发弧度相应)的上 1/4 与下 3/4 的交点处(图 3-11-6)。

【取法】先定头维和曲鬓。从头维沿鬓角凸至曲鬓作一弧线,于弧线之中点定悬颅,在头维与悬颅之间定颔厌。在悬颅与曲鬓之间定悬厘。

【解剖】皮肤→皮下组织→耳上肌→颞筋膜→颞肌。浅层布有耳颞神经,颞浅动、静脉顶支。深层有颞深前、后神经的分支。

【主治】

① 偏头痛,眩晕,癫痫。

② 齿痛,耳鸣,口㖞。

【操作】平刺 0.5~0.8 寸。

5. 悬颅　Xuánlú(GB5)

【定位】在头部,从头维至曲鬓的弧形连线(其弧度与鬓发弧度相应)的中点处(图 3-11-6)。

【解剖】皮肤→皮下组织→耳上肌→颞筋膜→颞肌。浅层布有耳颞神经,颞浅动、静脉顶支。深层有颞深前、后神经的分支。

【主治】

① 偏头痛。

② 目赤肿痛,齿痛,衄,面肿。

【操作】平刺 0.5~0.8 寸。

6. 悬厘　Xuánlí(GB6)　手、足少阳,足阳明经交会穴

【定位】在头部,从头维至曲鬓的弧形连线(其弧度与鬓发弧度相应)的上 3/4 与下 1/4 的交点处(图 3-11-6)。

【解剖】皮肤→皮下组织→耳上肌→颞筋膜→颞肌。浅层布有耳颞神经,颞浅动、静脉顶支。深层有颞深前、后神经的分支。

【主治】

① 偏头痛。

② 目赤肿痛,耳鸣,齿痛,面痛。

【操作】平刺 0.5~0.8 寸。

7. 曲鬓 *　Qūbìn(GB7)　足少阳、足太阳经交会穴

【定位】在头部,耳前鬓角发际后缘与耳尖水平线的交点处(图 3-11-6)。

【解剖】皮肤→皮下组织→耳上肌→颞筋膜→颞肌。浅层布有耳颞神经,颞浅动、静脉顶支。深层有颞深前、后神经的分支。

【主治】

① 偏头痛,颔颊肿。

② 目赤肿痛,暴喑,牙关紧闭。

【操作】平刺 0.5~0.8 寸。

【文献链接】

①《针灸甲乙经》:"足太阳、少阳之会。"

②《备急千金要方》:"曲鬓、冲阳主齿龋。"

③《针灸大成》:"主颔颊肿,引牙车不得开,急痛,口噤不能言,颈项不得回顾,脑两角痛为巅风,引目眇。"

④ 曲鬓穴的古代临床应用,《长春中医药大学学报》,2018 年 5 期。

8. 率谷 *　Shuàigǔ(GB8)　足少阳、足太阳经交会穴

【定位】在头部,耳尖直上入发际 1.5 寸(图 3-11-6)。

【取法】角孙直上,入发际 1.5 寸。咀嚼时,颞肌隆起处。

【解剖】皮肤→皮下组织→耳上肌→颞筋膜→颞肌。布有耳神经和枕大神经会合支及颞浅动、静脉顶支。

【主治】

① 偏正头痛,眩晕,耳鸣,耳聋。

② 小儿急、慢惊风。

【操作】平刺 0.5~0.8 寸。

【文献链接】

①《针灸甲乙经》:"醉酒风热,发两目(一作'角')眩痛,不能饮食,烦满呕吐,率谷主之。"

②《类经图翼》:"主治脑病,两头角痛,胃膈寒痰,烦闷呕吐,酒后皮风肤肿。"

③《医宗金鉴》:"伤酒呕吐,痰眩。"

④《针灸大成》:"痰气膈痛,脑两角强痛,头重,醉后酒风,皮肤肿,胃寒,烦闷,呕吐。"

⑤《针方六集》:"偏正头风,胃寒呕吐,目痛。"

9. 天冲　Tiānchōng(GB9)　足少阳、足太阳经交会穴

【定位】在头部,耳根后缘直上,入发际 2 寸(图 3-11-6)。

【取法】率谷之后 0.5 寸。

【解剖】皮肤→皮下组织→耳上肌→颞筋膜→颞肌。布有耳神经和枕小神经以及枕大神经的会合支,颞浅动、静脉顶支和耳后动、静脉。

【主治】

① 头痛,耳鸣,耳聋,牙龈肿痛。

② 癫痫。

【操作】平刺 0.5~0.8 寸。

10. 浮白　Fúbái(GB10)　足少阳、足太阳经交会穴

【定位】在头部,耳后乳突的后上方,从天冲至完骨的弧形连线(其弧度与耳郭弧度相应)的上 1/3 与下 2/3 交点处(图 3-11-6)。

【取法】侧头部,耳尖后方,入发际 1 寸。

【解剖】皮肤→皮下组织→帽状腱膜。布有枕小神经和枕大神经的吻合支以及耳后动、静脉。

【主治】

① 头痛,耳鸣,耳聋,目痛。

② 瘿气。

【操作】平刺 0.5~0.8 寸。

11. 头窍阴　Tóuqiàoyīn(GB11)　足少阳、足太阳经交会穴

【定位】在头部,耳后乳突的后上方,从天冲到完骨的弧形连线(其弧度与耳郭弧度相应)的上 2/3 与下 1/3 交点处(图 3-11-6)。

【解剖】皮肤→皮下组织→帽状腱膜。布有枕小神经和耳后动、静脉的分支。

【主治】

① 耳鸣,耳聋。

② 头痛,眩晕,颈项强痛。

【操作】平刺 0.5~0.8 寸。

12. 完骨 * Wángǔ（GB12） 足少阳、足太阳经交会穴

【定位】在头部,耳后乳突的后下方凹陷中(图 3-11-6)。

【解剖】皮肤→皮下组织→胸锁乳突肌→头夹肌→头最长肌。浅层布有枕小神经,耳后动、静脉的分支或属支。深层有颈深动、静脉。如果深刺可能刺中椎动脉。

【主治】

① 头痛,失眠,颈项强痛。

② 齿痛,口㖞,口噤不开,颊肿。

③ 癫痫,疟疾。

【操作】直刺 0.5~0.8 寸。

【文献链接】

①《针灸甲乙经》:"项肿不可俯仰,颊肿引耳,完骨主之""癫疾,僵仆,狂易,面有气,完骨及风池主之"。

②《铜人腧穴针灸图经》:"治头痛,烦心,癫疾,头面虚肿,齿龋,偏风,口眼㖞斜,颈项痛,不得回顾,小便赤黄,喉痹颊肿。"

③ 巨刺针法结合梅花针叩刺翳风、完骨穴治疗周围性面瘫临床研究,《针灸临床杂志》,2020 年 8 期。

④ 完骨穴古今应用概况探析,《针灸临床杂志》,2018 年 1 期。

13. 本神 * Běnshén（GB13） 足少阳、阳维脉交会穴

【定位】在头部,前发际上 0.5 寸,头正中线旁开 3 寸(图 3-11-7)。

【取法】神庭与头维弧形连线(其弧度与前发际弧度相应)的内 2/3 与外 1/3 的交点处。

【解剖】皮肤→皮下组织→枕额肌额腹。布有眶上动、静脉和眶上神经以及颞浅动、静脉额支。

【主治】

① 头痛,眩晕,目赤肿痛。

② 癫痫,小儿惊风,中风昏迷。

【操作】平刺 0.3~0.5 寸。

【文献链接】

①《针灸甲乙经》:"足少阳、阳维之会""头痛目眩,颈项强急,胸胁相引,不得倾侧,本神主之"。

②《针灸大成》:"主惊痫吐涎沫,颈项强急痛,目眩,胸相引不得转侧。"

③《备急千金要方》:"治诸风。"

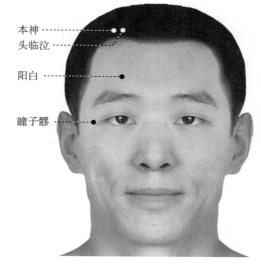

图 3-11-7

14. 阳白 * Yángbái（GB14） 足少阳、阳维脉交会穴

【定位】在头部,眉上 1 寸,瞳孔直上(图 3-11-7)。

【解剖】皮肤→皮下组织→枕额肌额腹。布有眶上神经外侧支和眶上动、静脉外侧支。

【主治】

① 头痛,眩晕。

② 视物模糊,目痛,眼睑下垂,面瘫。

【操作】平刺 0.3~0.5 寸。

【文献链接】

①《针灸甲乙经》:"足少阳、阳维之会""头目瞳子痛,不可以视,挟项强急不可以顾,阳白主之"。

②《类经图翼》:"头痛,目昏多眵,背寒栗,重衣不得温。"

15. 头临泣 *　Tóulínqì(GB15)　足少阳、太阳与阳维脉交会穴

【定位】在头部,前发际上 0.5 寸,瞳孔直上(图 3-11-7)。

【取法】两目平视,瞳孔直上,正当神庭与头维弧形连线(其弧度与前发际弧度相应)的中点处。

【解剖】皮肤→皮下组织→帽状腱膜→腱膜下疏松结缔组织。布有眶上神经和眶上动、静脉。

【主治】

① 头痛,目眩,流泪,鼻塞,鼻渊。

② 小儿惊风,癫痫。

【操作】平刺 0.3~0.5 寸。

【文献链接】

①《针灸甲乙经》:"足太阳、少阳、阳维之会。"

②《铜人腧穴针灸图经》:"治卒中风不识人,目眩鼻塞,目生白翳,多泪。"

③《神应经》:"白翳:临泣、肝俞。"

④《针灸大成》:"主目眩,目生白翳,目泪,枕骨合颅痛,恶寒鼻塞,惊痫反视,大风,目外眦痛,卒中风不识人。"

16. 目窗　Mùchuāng(GB16)　足少阳、阳维脉交会穴

【定位】在头部,前发际上 1.5 寸,瞳孔直上(图 3-11-6)。

【解剖】皮肤→皮下组织→帽状腱膜→腱膜下疏松结缔组织。布有眶上神经和颞浅动、静脉的额支。

【主治】

① 目赤肿痛,青盲,视物模糊,鼻塞。

② 头痛,眩晕,小儿惊痫。

【操作】平刺 0.3~0.5 寸。

17. 正营　Zhèngyíng(GB17)　足少阳、阳维脉交会穴

【定位】在头部,前发际上 2.5 寸,瞳孔直上(图 3-11-6)。

【解剖】皮肤→皮下组织→帽状腱膜→腱膜下疏松结缔组织。布有眶上神经和枕大神经的吻合支,颞浅动、静脉的顶支,枕大神经和枕动、静脉的分支。

【主治】

① 头痛,眩晕,项强。

② 齿痛,唇吻急强。

【操作】平刺 0.3~0.5 寸。

18. 承灵　Chénglíng(GB18)　足少阳、阳维脉交会穴

【定位】在头部,前发际上 4 寸,瞳孔直上(图 3-11-6)。

【解剖】皮肤→皮下组织→帽状腱膜→腱膜下疏松结缔组织。布有枕大神经和枕动、静脉的分支。

【主治】

① 头痛,眩晕。

② 目痛,鼻塞,鼻衄。

【操作】平刺 0.3~0.5 寸。

19. 脑空　Nǎokōng(GB19)　足少阳、阳维脉交会穴

【定位】在头部,横平枕外隆凸的上缘,风池直上(图 3-11-6)。

【解剖】皮肤→皮下组织→枕额肌枕腹。布有枕大神经,枕动、静脉,面神经耳后支。

【主治】

① 头痛,目眩,颈项强痛。

② 癫狂痫。

③ 惊悸。

【操作】平刺 0.3~0.5 寸。

20. 风池 *　Fēngchí(GB20)　足少阳、阳维脉交会穴

【定位】在颈后区,枕骨之下,胸锁乳突肌上端与斜方肌上端之间的凹陷中(图 3-11-6)。

【取法】项部枕骨下两侧,横平风府,胸锁乳突肌与斜方肌两肌之间凹陷中。

【解剖】皮肤→皮下组织→斜方肌和胸锁乳突肌之间→头夹肌→头半棘肌→头后大直肌与头上斜肌之间。浅层布有枕小神经和枕动、静脉的分支或属支。深层有枕大神经。

【主治】

① 头痛,眩晕,失眠,癫痫,中风。

② 目赤肿痛,视物不明,鼻塞,鼻衄,鼻渊,耳鸣,咽喉肿痛。

③ 感冒,热病。

④ 颈项强痛。

【操作】向鼻尖方向斜刺 0.8~1.2 寸。

【文献链接】

①《针灸大成》:"主洒淅寒热,伤寒温病汗不出,目眩苦,偏正头痛,疟疾,颈项如拔,痛不得回顾。"

②《医宗金鉴》:"肺受风寒,及偏正头风。"

③《外台秘要》:"寒热癫疾僵仆,温热病汗不出,头眩痛。"

④《铜人腧穴针灸图经》:"洒淅寒热,目眩,苦头痛,疟疾,目泪出,欠气多,气发耳塞目不明,腰伛偻引颈筋无力不收。"

⑤ 针刺风池穴对椎动脉型颈椎患者静息态功能核磁的影响,《中华中医药杂志》,2020年 4 期。

21. 肩井 *　Jiānjǐng(GB21)　手足少阳、足阳明与阳维脉交会穴

【定位】在肩胛区,第 7 颈椎棘突与肩峰最外侧点连线的中点(图 3-11-8)。

【解剖】皮肤→皮下组织→斜方肌→肩胛提肌。浅层布有锁骨上神经及颈浅动、静脉的分支或属支。深层有颈横动、静脉的分支或属支和肩胛背神经的分支。

【主治】

① 头痛,眩晕。

②乳痈,乳汁少,难产,胞衣不下。

③瘰疬,颈项强痛,肩背疼痛,上肢不遂。

【操作】直刺 0.3~0.5 寸,切忌深刺、捣刺。孕妇禁用。

【文献链接】

①《铜人腧穴针灸图经》:"五劳七伤,颈项不得回顾,背膊闷,两手不得向头,或因扑伤腰髋痛,脚气上攻,妇人堕胎后,手足厥逆。"

②《备急千金要方》:"难产,针两肩井,入一寸泻之,须臾即分娩。"

③《儒门事亲》:"乳汁不下……针肩井两穴。"

④《针灸大成》:"主中风,气塞涎上不语,气逆,妇人难产。"

⑤肩井穴孕妇禁针源流考,《中华中医药杂志》,2019 年第 10 期。

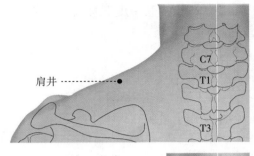

图 3-11-8

22. 渊腋 Yuānyè(GB22)

【定位】在胸外侧区,第 4 肋间隙中,在腋中线上(图 3-11-9)。

【解剖】皮肤→皮下组织→前锯肌→肋间外肌。深层布有第三、四、五肋间神经外侧皮支,胸长神经和胸外侧动、静脉。深层有第四肋间神经和第四肋间后动、静脉。

【主治】

①胸满,胁痛。

②上肢痹痛。

【操作】平刺 0.5~0.8 寸。

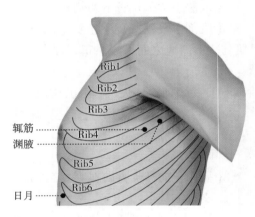

图 3-11-9

23. 辄筋 Zhéjīn(GB23)

【定位】在胸外侧区,第 4 肋间隙中,在腋中线前 1 寸(图 3-11-9)。

【解剖】皮肤→皮下组织→前锯肌→肋间外肌。浅层布有第三、四、五肋间神经外侧皮支和胸外侧动、静脉的分支或属支。深层有第四肋间神经和第四肋间后动、静脉。

【主治】

①胸满,胁痛,腋肿,气喘。

②呕吐,吞酸。

【操作】平刺 0.3~0.5 寸。

24. 日月 * Rìyuè(GB24) 胆募穴,足少阳、足太阴经交会穴

【定位】在胸部,第 7 肋间隙中,前正中线旁开 4 寸(图 3-11-10)。

【取法】乳头直下,期门下 1 肋。女性在锁骨中线与第 7 肋间隙交点处。

【解剖】皮肤→皮下组织→腹外斜肌→肋间外肌。浅层布有第六、七、八肋间神经外侧皮支和伴行的动、静脉。深层有第七肋间神经和第七肋间后动、静脉。

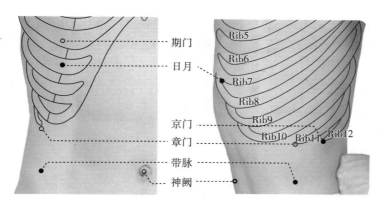

图 3-11-10

【主治】

① 黄疸,呕吐,吞酸,呃逆,胃脘痛。

② 胁肋胀痛。

【操作】斜刺或平刺 0.5~0.8 寸。

【文献链接】

①《针灸甲乙经》:"足太阴、少阳之会";"太息善悲,少腹有热,欲走,日月主之"。

②《铜人腧穴针灸图经》:"治太息善悲,小腹热,欲走,多唾,言语不正,四肢不收。"

③《医宗金鉴》:"呕吐吞酸。"

25. 京门 *　Jīngmén(GB25)　肾募穴

【定位】在上腹部,第 12 肋骨游离端的下际(图 3-11-10)。

【取法】侧卧举臂,从腋后线的肋弓软骨缘下方向后触及第 12 肋骨游离端,在下方取穴。

【解剖】皮肤→皮下组织→腹外斜肌→腹内斜肌→腹横肌。浅层布有第十一、十二胸神经前支的外侧皮支及伴行的动、静脉。深层有第十一、十二胸神经前支的肌支和相应的肋间、肋下动、静脉。

【主治】

① 小便不利,水肿。

② 腹胀,泄泻,肠鸣,呕吐。

③ 腰痛,胁痛。

【操作】直刺 0.5~1.0 寸。

【文献链接】

①《针灸甲乙经》:"腰痛不可以久立俯仰,京门及行间主之""溢饮,水道不通,溺黄,小腹痛,里急肿,洞泄,髀痛引背,京门主之"。

②《备急千金要方》:"京门、昆仑,主洞泄体痛。"

③《针灸大成》:"主肠鸣,小肠痛,肩背寒,痉,肩胛内廉痛,腰痛不得俯仰久立。"

26. 带脉 *　Dàimài(GB26)　足少阳、带脉交会穴

【定位】在侧腹部,第 11 肋骨游离端垂线与脐水平线的交点上(图 3-11-10)。

【取法】尽量收腹时,显露肋弓软骨缘,沿此缘向外下方至其底部稍下方可触及第 11 肋骨游离端。或章门直下,横平神阙。

【解剖】皮肤→皮下组织→腹外斜肌→腹内斜肌→腹横肌。浅层布有第九、十、十一胸神经前支的外侧皮支和伴行的动、静脉。深层有第九、十、十一胸神经前支的肌支和相应的动、静脉。

【主治】

① 带下,月经不调,阴挺,经闭,疝气,小腹痛。

② 胁痛,腰痛。

【操作】直刺 0.8~1.0 寸。

【文献链接】

①《针灸甲乙经》:"妇人少腹坚痛,月水不通,带脉主之。"

②《针灸聚英·玉龙赋》:"带脉、关元多灸,肾败堪攻。"

③《医宗金鉴》:"主治疝气,偏堕木肾,及妇人赤白带下等证。"

④《针灸大成》:"主腰腹纵,溶溶如囊水之状,妇人小腹痛,里急后重,瘈疭,月事不调,赤白带下。"

⑤ 针刺对腹型肥胖小鼠肝脏病理及糖脂代谢影响的研究,《河北中医药学报》,2020 年 3 期。

27. 五枢 Wǔshū(GB27) 足少阳、带脉交会穴

【定位】在下腹部,横平脐下 3 寸,髂前上棘内侧(图 3-11-11)。

【解剖】皮肤→皮下组织→腹外斜肌→腹内斜肌→腹横肌。浅层布有第十一、十二胸神经前支和第一腰神经前支的外侧皮支及伴行的动、静脉。深层有旋髂深动、静脉,第十一、十二胸神经,第一腰神经前支的肌支及相应的动、静脉。

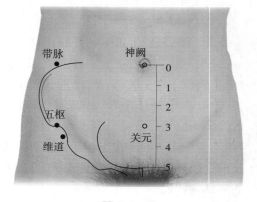

图 3-11-11

【主治】

① 腹痛,便秘。

② 带下,月经不调,阴挺,疝气。

【操作】直刺 1.0~1.5 寸。

【文献链接】

针刺"髂腰三穴"对髂腰肌劳损患者腰椎功能及疼痛的影响,《中国针灸》,2019 年第 12 期。

28. 维道 Wéidào(GB28) 足少阳、带脉交会穴

【定位】在下腹部,髂前上棘内下 0.5 寸(图 3-11-11)。

【取法】五枢内下 0.5 寸。

【解剖】皮肤→皮下组织→腹外斜肌→腹内斜肌→腹横肌→髂腰肌。浅层布有旋髂浅动、静脉,第十一、十二胸神经前支和第一腰神经前支的外侧皮支及伴行的动、静脉。深层有旋髂深动、静脉,股外侧皮神经,第十一、十二胸神经前支和第一腰神经前支的肌支及相应的动、静脉。

【主治】

① 少腹痛,便秘,肠痈。

② 阴挺,带下,疝气,月经不调。

【操作】直刺 1.0~1.5 寸。

29. 居髎　Jūliáo（GB29）　足少阳、阳跷脉交会穴

【定位】在臀区,髂前上棘与股骨大转子最凸点连线的中点处(图 3-11-12)。

【解剖】皮肤→皮下组织→阔筋膜→臀中肌→臀小肌。浅层布有臀上皮神经和髂腹下神经外侧皮支。深层有臀上动、静脉的分支或属支和臀上神经。

【主治】

①腰痛,下肢痿痹。

②疝气。

【操作】直刺 1.0~1.5 寸。

30. 环跳 *　Huántiào（GB30）　足少阳、太阳经交会穴

【定位】在臀区,股骨大转子最凸点与骶管裂孔连线的外 1/3 与内 2/3 交点处(图 3-11-12)。

【取法】侧卧,伸直下腿,上腿屈髋屈膝取穴。

【解剖】皮肤→皮下组织→臀大肌→坐骨神经→股方肌。浅层布有臀上皮神经。深层有坐骨神经,臀下神经,股后皮神经和臀下动、静脉等。

【主治】下肢痿痹,半身不遂,腰腿痛。

【操作】直刺 2.0~3.0 寸。

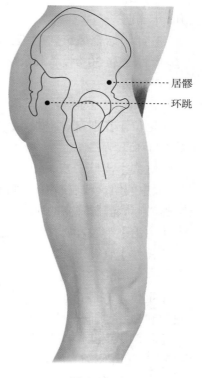

图 3-11-12

【文献链接】

①《针灸甲乙经》:"腰胁相引痛急,髀筋瘈,胫痛不可屈伸,痹不仁,环跳主之。"

②《铜人腧穴针灸图经》:"治冷风湿痹,风胗,偏风半身不遂,腰胯痛不得转侧。"

③《针灸大全·席弘赋》:"冷风冷痹疾难愈,环跳腰间针与烧。"

④《针灸大成》:"主冷风湿痹不仁,风疹遍身,半身不遂,腰胯痛塞,膝不得转侧伸缩。环跳穴痛,恐生附骨疽。"

⑤ 强刺激环跳穴治疗腰突下肢痛,《长春中医药大学学报》,2019 年 2 期。

31. 风市 *　Fēngshì（GB31）

【定位】在股部,直立垂手,掌心贴于大腿时,中指尖所指凹陷中,髂胫束后缘(图 3-11-13)。

【取法】稍屈膝,大腿稍内收提起,可显露髂胫束,结合定位描述可确定此穴。

【解剖】皮肤→皮下组织→髂胫束→股外侧肌→股中间肌。浅层布有股外侧皮神经。深层有旋股外侧动脉降支的肌支和股神经的肌支。

【主治】

①下肢痿痹,脚气。

②遍身瘙痒。

【操作】直刺 1.0~2.0 寸。

【文献链接】

①《针灸大成》:"主中风腿膝无力,脚气,浑身瘙痒,麻痹,厉风疮。"

②《医宗金鉴》:"主治腿中风湿,疼痛无力,脚气,浑身瘙痒,麻痹等证。"

③《备急千金要方》:"两膝挛痛,引胁拘急,缓纵痿痹。"

④ 风市穴定位标准化探究,《中国针灸》,2018 年 5 期。

⑤ 针刺结合风市穴刺络拔罐治疗足少阳经型坐骨神经痛 30 例,《山东中医药大学学报》,2019 年 3 期。

32. 中渎 Zhōngdú(GB32)

【定位】在股部,腘横纹上 7 寸,髂胫束后缘(图 3-11-13)。

【解剖】皮肤→皮下组织→髂胫束→股外侧肌→股中间肌。浅层布有股外侧皮神经。深层有旋股外侧动、静脉降支的肌支和股神经的肌支。

【主治】下肢痿痹,半身不遂,脚气。

【操作】直刺 1.0~2.0 寸。

33. 膝阳关 Xīyángguān(GB33)

【定位】在膝部,股骨外上髁后上缘,股二头肌腱与髂胫束之间的凹陷中。(图 3-11-13)。

【解剖】皮肤→皮下组织→髂胫束后缘→腓肠肌外侧头前方。浅层布有股外侧皮神经。深层有膝上外侧动、静脉。

【主治】半身不遂,膝髌肿痛挛急,小腿麻木,脚气。

【操作】直刺 1.0~1.5 寸。

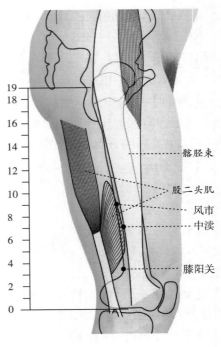

图 3-11-13

34. 阳陵泉* Yánglíngquán(GB34) 合穴,筋会

【定位】在小腿外侧,腓骨头前下方凹陷处(图 3-11-14)。

【解剖】皮肤→皮下组织→腓骨长肌→趾长伸肌。浅层布有腓肠外侧皮神经。深层有胫前返动、静脉,膝下外侧动、静脉的分支或属支和腓总神经分支。

【主治】

① 黄疸,口苦,呕吐,胁肋疼痛。

② 下肢痿痹,膝髌肿痛,脚气。

③ 小儿惊风。

【操作】直刺 1.0~1.5 寸。

【文献链接】

①《灵枢·邪气脏腑病形》:"胆合入于阳陵泉,胆病者善太息,口苦呕宿汁,心下澹澹,恐人将捕之。"

②《针灸甲乙经》:"胁下支满,呕吐逆,阳陵

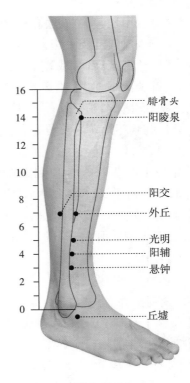

图 3-11-14

泉主之。"

③《针灸大成》:"主膝股内外廉不仁,偏风半身不遂,脚冷无血色,苦嗌中介然,头面肿。"

④《针灸大全·席弘赋》:"最是阳陵泉一穴,膝间疼痛用针烧。"

⑤ 基于《灵枢经》浅析阳陵泉穴,《中医药导报》,2020 年 3 期。

35. 阳交　Yángjiāo(GB35)　阳维脉郄穴

【定位】在小腿外侧,外踝尖上 7 寸,腓骨后缘(图 3-11-14)。

【解剖】皮肤→皮下组织→小腿三头肌→腓骨长肌→后肌间隔→踇长屈肌。浅层布有腓肠外侧皮神经。深层有腓动、静脉,胫后动、静脉和胫神经。

【主治】

① 胸胁胀满。

② 下肢痿痹。

③ 癫狂。

【操作】直刺 1.0~1.5 寸。

36. 外丘　Wàiqiū(GB36)　郄穴

【定位】在小腿外侧,外踝尖上 7 寸,腓骨前缘(图 3-11-14)。

【解剖】皮肤→皮下组织→腓骨长、短肌→前肌间隔→趾长伸肌→腓长伸肌。浅层布有腓肠外侧皮神经。深层有腓浅神经,腓深神经和胫前动、静脉。

【主治】

① 胸胁胀满。

② 颈项强痛,下肢痿痹。

③ 癫狂。

④ 狂犬伤毒不出。

【操作】直刺 1.0~1.5 寸。

37. 光明 *　Guāngmíng(GB37)　络穴

【定位】在小腿外侧,外踝尖上 5 寸,腓骨前缘(图 3-11-14)。

【解剖】皮肤→皮下组织→腓骨短肌→前肌间隔→趾长伸肌→踇长伸肌→小腿骨间膜→胫骨后肌。浅层布有腓浅神经和腓肠外侧皮神经。深层有腓深神经和胫前动、静脉。

【主治】

① 目痛,夜盲,目视不明。

② 乳房胀痛,乳汁少。

【操作】直刺 1.0~1.5 寸。

【文献链接】

①《针灸甲乙经》:"实则厥,胫热时痛,身体不仁,手足偏小,善啮颊,光明主之。"

②《针灸大全·席弘赋》:"睛明治眼未效时,合谷、光明安可缺。"

③《医宗金鉴》:"妇人少腹胞中疼痛,大便难,小便淋,好怒色青。"

④ 健康志愿者针刺光明穴后视觉皮层神经元活动观察,《山东医药》,2020 年 9 期。

38. 阳辅　Yángfǔ(GB38)　经穴

【定位】在小腿外侧,外踝尖上 4 寸,腓骨前缘(图 3-11-14)。

【解剖】皮肤→皮下组织→趾长伸肌→踇长伸肌→小腿骨间膜→胫骨后肌。浅层布有腓肠外侧皮神经和腓浅神经。深层有腓动、静脉。

【主治】

① 偏头痛,目外眦痛,咽喉肿痛。

② 腋下肿痛,胸胁胀痛,瘰疬。

③ 下肢痿痹,脚气。

【操作】直刺 0.8~1.2 寸。

39. 悬钟 *　Xuánzhōng(GB39)　髓会

【定位】在小腿外侧,外踝尖上 3 寸,腓骨前缘(图 3-11-14)。

【解剖】皮肤→皮下组织→趾长伸肌→小腿骨间膜。浅层布有腓肠外侧皮神经。深层有腓深神经的分支。如穿透小腿骨间膜可刺中腓动、静脉。

【主治】

① 颈项强痛,偏头痛,咽喉肿痛。

② 胸胁胀痛。

③ 痔疾,便秘。

④ 下肢痿痹,脚气。

【操作】直刺 0.5~0.8 寸。

【文献链接】

①《针灸甲乙经》:"腹满,胃中有热,不嗜食。"

②《备急千金要方》:"治风,身重心烦,足胫疼。"

③《铜人腧穴针灸图经》:"治心腹胀满,胃中热不嗜食,膝胻痛,筋挛足不收履,坐不能起。"

④《医宗金鉴》:"主治胃热腹胀,胁痛脚气,脚胫湿痹,浑身瘙痒,趾疼等证。"

⑤ 悬钟穴位置考,《中国针灸》,2019 年 2 期。

40. 丘墟 *　Qiūxū(GB40)　原穴

【定位】在踝区,外踝的前下方,趾长伸肌腱的外侧凹陷中(图 3-11-15)。

【取法】第 2~5 趾抗阻力伸展,可显现趾长伸肌腱,结合定位描述可确定此穴。

【解剖】皮肤→皮下组织→趾短伸肌→距跟外侧韧带→跗骨窦。布有足背浅静脉,足背外侧皮神经,足背中间皮神经,外踝前动、静脉。

【主治】

① 胸胁胀痛。

② 下肢痿痹,外踝肿痛,脚气。

③ 疟疾。

【操作】直刺 0.5~0.8 寸。

【文献链接】

①《针灸甲乙经》:"目视不明,振寒,目翳,瞳子不见,腰两胁痛,脚酸转筋,丘墟主之。"

②《针灸大成》:"胸胁满痛,腿胻酸,转筋,卒疝,腰胯痛,太息。"

③《类经图翼》:"主治胸胁满痛不得息,寒热,目生

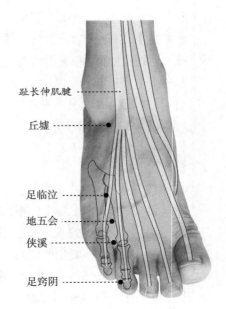

趾长伸肌腱

丘墟

足临泣

地五会

侠溪

足窍阴

图 3-11-15

翳膜,颈肿,久疟振寒,痿厥,腰腿酸痛,髀枢中痛,转筋足胫偏细,小腹坚卒疝。"

④《针灸大成·玉龙歌》:"脚背疼起丘墟穴。"

⑤经丘墟穴诱发踝背屈运动对脑卒中患者步态的影响,《中国康复医学杂志》,2020年1期。

41. 足临泣 * Zúlínqì(GB41) 输穴,八脉交会穴,通带脉

【定位】在足背,第4、5跖骨底结合部的前方,第5趾长伸肌腱外侧凹陷中(图3-11-15)。

【解剖】皮肤→皮下组织→第四骨间背侧肌和第三骨间足底肌(第四与第五跖骨之间)。布有足背静脉网,足背中间皮神经,第四跖背动、静脉和足底外侧神经的分支等。

【主治】

①偏头痛,目赤肿痛,目眩。

②乳痈,乳胀,月经不调。

③胁肋疼痛。

④瘰疬。

【操作】直刺0.3~0.5寸。

【文献链接】

①《针灸甲乙经》:"胸痹心痛,不得息,痛无常处,临泣主之。"

②《神应经》:"乳肿痛,足临泣。"

③《针灸大成·玉龙歌》:"两足有水临泣泻。"

④《类经图翼》:"主治胸满气喘,目眩心痛,缺盆中及腋下马刀疡,痹痛无常。"

⑤《医宗金鉴》:"中风手足举动难,麻痛发热筋拘挛,头风肿痛连腮项,眼赤而疼合头眩。"

42. 地五会 Dìwǔhuì(GB42)

【定位】在足背,第4、5跖骨间,第4跖趾关节近端凹陷中(图3-11-15)。

【解剖】皮肤→皮下组织→趾长伸肌腱→趾短伸肌腱外侧→第四骨间背侧肌→第三骨间足底肌。浅层布有足背中间皮神经,足背静脉网和跖背动、静脉。深层有趾足底总神经和趾底总动、静脉。

【主治】

①头痛,目赤,耳鸣。

②乳痈,乳胀。

③胁肋胀痛。

【操作】直刺0.3~0.5寸。

43. 侠溪 * Xiáxī(GB43) 荥穴

【定位】在足背,第4、5趾间,趾蹼缘后方赤白肉际处(图3-11-15)。

【解剖】皮肤→皮下组织→第四趾的趾长、短伸肌腱与第五趾的趾长、短伸肌腱之间→第四与第五趾的近节趾骨底之间。布有足背中间皮神经的趾背神经和趾背动、静脉。

【主治】

①头痛,眩晕,目赤肿痛,耳鸣,耳聋。

②胸胁疼痛,乳痈。

③热病。

【操作】直刺0.3~0.5寸。

【文献链接】

①《针灸大成》："寒热伤寒。"

②《针灸聚英·百症赋》："兼阳谷,治颔肿口噤。"

44. 足窍阴　Zúqiàoyīn（GB44）　井穴

【定位】在足趾,第 4 趾末节外侧,趾甲根角侧后方 0.1 寸（指寸）（图 3-11-15）。

【解剖】皮肤→皮下组织→甲根。布有足背中间皮神经的趾背神经,趾背动、静脉和趾底固有动、静脉构成的动、静脉网。

【主治】

① 目赤肿痛,耳鸣,耳聋,咽喉肿痛。

② 头痛,失眠,多梦。

③ 胁痛。

④ 热病。

【操作】浅刺 0.1~0.2 寸,或点刺出血。

思维导图

PPT 课件

足厥阴经脉
循行动画

第十二节　足厥阴经络与腧穴

本节包括经络和腧穴两部分。第一部分为经络,包括足厥阴经脉、足厥阴络脉、足厥阴经别和足厥阴经筋。第二部分为腧穴,首穴是大敦,末穴是期门,左右各 14 穴。

一、足厥阴经络

（一）足厥阴经脉

1. 经脉循行

肝足厥阴之脉,起于大指丛毛[1]之际,上循足跗上廉,去内踝一寸,上踝八寸,交出太阴之后,上腘内廉,循股阴[2],入毛中,环阴器[3],抵小腹,挟胃,属肝,络胆,上贯膈,布胁肋,循喉咙之后,上入颃颡[4],连目系,上出额,与督脉会于巅。

其支者,从目系下颊里,环唇内。

其支者,复从肝别,贯膈,上注肺（《灵枢·经脉》）（图 3-12-1）。

【注释】

[1] 丛毛:指足大趾爪甲后方有毫毛处,意同"三毛"。

[2] 股阴:股指大腿,内侧为阴。即指本经行于大腿内侧。

[3] 环阴器:环,原作"过"。此据《脉经》《针灸甲乙经》《黄帝内经太素》《备急千金要方》《素问·刺疟》王冰注引文等改,意指环绕阴部。

[4] 颃颡:音杭（háng）嗓（sǎng）,指鼻咽部,喉头以上至鼻后窍之间,又写作"吭嗓"。

足厥阴肝经,从大趾背毫毛部开始（大敦）,向上沿着足背内侧（行间、太冲）,至距内踝一寸（中封）处,上循小腿内侧（会三阴交,经蠡沟、中都）,在内踝上八寸处交出足太阴脾经之后,上膝腘内侧（膝关、曲泉）,沿着大腿内侧（阴包、足五里、阴廉）,进入阴毛中,环绕阴部,至小腹（急脉,会冲门、府舍、曲骨、中极、关元）,夹胃旁边,属于肝,络于胆（章门、期门）;向上通过膈肌,分布胁肋部,沿气管之后,向上入颃颡（鼻咽部）,连接目系（眼与脑的联系）,上行出于额部,与督脉交会于头顶。

目部支脉,从"目系"下向颊里,环绕唇内。

肝部支脉,从肝分出,通过膈肌,向上流注于肺,接手太阴肺经。

2. 经脉病候

是动则病,腰痛不可以俯仰,丈夫㿉疝,妇人少腹肿[1],甚则嗌干,面尘脱色[2]。

是主肝所生病者,胸满,呕逆,飧泄[3],狐疝[4],遗溺、闭癃[5](《灵枢·经脉》)。

【注释】

[1]少腹肿:张介宾说:"足厥阴气逆则为睾肿卒疝,妇人少腹肿,即疝病也。"

[2]面尘脱色:面垢如尘,神色晦暗。

[3]飧泄:飧,音孙(sūn)。大便稀薄,完谷不化叫飧泄。

[4]狐疝:七疝之一,其症为阴囊疝气时上时下,像狐之出入无常。

[5]闭癃:闭为小便点滴不出,癃为小便不畅,点滴而出。癃闭又泛指尿不通或淋沥不畅。

(二)足厥阴络脉

足厥阴之别,名曰蠡沟,去内踝五寸,别走少阳;其别者,循胫,上睾,结于茎[1]。

其病:气逆则睾肿、卒疝。实则挺长,虚则暴痒。取之所别也(《灵枢·经脉》)(图3-12-2)。

【注释】

[1]茎:指阴茎。

(三)足厥阴经别

足厥阴之正,别跗上[1],上至毛际,合于少阳,与别俱行(《灵枢·经别》)(图3-11-3)。

【注释】

[1]跗上:此经别于足背部分出。正统本《针灸甲乙经》"跗"作"膝",如是,则经别的部位上移。

(四)足厥阴经筋

足厥阴之筋,起于大指之上,上结于内踝之前,上循胫,结内辅骨之下,上循阴股,结于阴器,络诸筋[1]。

其病:足大指支,内踝之前痛,内辅痛,阴股痛,转筋,阴器不用。伤于内则不起,伤于寒则阴缩入,伤于热则纵挺不收(《灵枢·经筋》)(图3-12-3)。

【注释】

[1]络诸筋:指足三阴和足阳明之筋结聚于阴器。

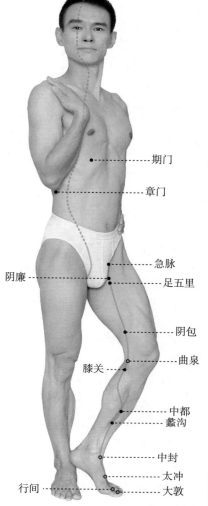

图 3-12-1　足厥阴经脉循行示意图

二、足厥阴腧穴

本经腧穴一侧14穴,12穴分布于下肢内侧,2穴在腹、胸部(图3-12-4)。

1. 大敦 *　Dàdūn(LR1)　井穴

【定位】在足趾,大趾末节外侧,趾甲根角侧后方0.1寸(指寸)(图3-12-5)。

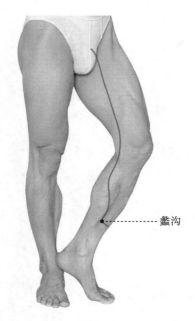

图 3-12-2 足厥阴络脉循行示意图

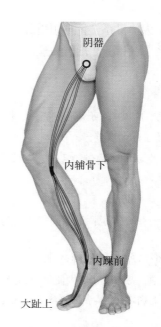

图 3-12-3 足厥阴经筋分布示意图

【解剖】皮肤→皮下组织→甲根。布有腓深神经的背外侧神经和趾背动、静脉。

【主治】

①疝气,遗尿,癃闭,经闭,崩漏,月经不调,阴挺。

②癫痫。

【操作】浅刺 0.1~0.2 寸,或点刺出血。

【文献链接】

①《针灸甲乙经》:"卒心痛,汗出。"

②《备急千金要方》:"大敦主目不欲视,太息。又主卒疝暴痛,阴跳上入腹,寒疝阴挺出偏大肿脐腹中。"

③《铜人腧穴针灸图经》:"治卒疝,小便数,遗溺,阴头中痛……妇人血崩不止。"

④《千金翼方》:"五淋灸大敦三壮。"

⑤睾丸鞘膜积液案,《中国针灸》,2020 年 5 期。

2. 行间 * Xíngjiān(LR2) 荥穴

【定位】在足背,第 1、2 趾之间,趾蹼缘后方赤白肉际处(图 3-12-5)。

【解剖】皮肤→皮下组织→姆趾近节趾骨基底部与第二跖骨头之间。布有腓深神经的趾背神经和趾背动、静脉。

【主治】

①头痛,目眩,目赤肿痛,青盲,口㖞。

②月经过多,崩漏,痛经,经闭,带下,疝气,小便不利,尿痛。

③中风,癫痫。

④胁肋疼痛,急躁易怒,黄疸。

【操作】直刺 0.5~0.8 寸。

【文献链接】

①《灵枢·厥病》:"厥心痛,色苍苍,如死状,终日不得太息,肝心痛也,取之行间、太冲。"

②《针灸甲乙经》:"癫疾短气,呕血,胸背痛,行间主之。"

③《针灸大成》:"主妇人小腹肿,面尘脱色,经血过多不止,崩中,小儿急惊风。"

④《通玄赋》:"治膝肿腰痛。"

⑤《针灸聚英·百症赋》:"观其雀目汗气,睛明、行间而细推。兼涌泉,疗消渴。"

3. 太冲 * Tàichōng(LR3) 输穴,原穴

【定位】在足背,第1、2跖骨间,跖骨底结合部前方凹陷中,或触及动脉搏动(图3-12-5)。

【取法】从1、2跖骨间向后推移至底部的凹陷中取穴。

【解剖】皮肤→皮下组织→拇长伸肌腱与趾长伸肌腱之间→拇短伸肌腱的外侧→第一骨间背侧肌。浅层布有足背静脉网,足背内侧皮神经等。深层有腓深神经和第一趾背动、静脉。

【主治】

① 头痛,眩晕,目赤肿痛,口㖞,青盲,咽喉干痛,耳鸣,耳聋。

② 月经不调,崩漏,疝气,遗尿。

③ 癫痫,小儿惊风,中风。

④ 胁痛,抑郁,急躁易怒。

⑤ 下肢痿痹。

【操作】直刺0.5~1.0寸。

【文献链接】

①《神应经》:"女人漏下不止,太冲、三阴交。"

②《标幽赋》:"心胀咽痛,针太冲而必除。"

③《针灸大成·玉龙歌》:"行步艰难疾转加,太冲二穴效堪夸,更针三里中封穴,去病如同如手抓。"

④ 针刺太冲穴及其不同配穴对健康受试者fMRI脑功能成像的影响,《中医杂志》,2019年23期。

⑤ 太冲不同穴位配伍针刺对原发性高血压患者24h动态血压的影响,《中华中医药杂志》,2017年9期。

4. 中封 Zhōngfēng(LR4) 经穴

【定位】在踝区,商丘与解溪中间,内踝前,胫骨前肌肌腱的内侧缘凹陷中(图3-12-5)。

【解剖】皮肤→皮下组织→胫骨前肌腱内侧→距骨和胫骨内踝之间。布有足背内侧皮神经的分支,内踝前动脉,足背浅静脉。

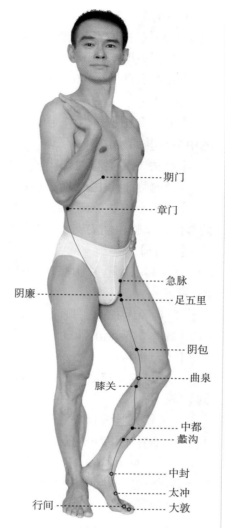

期门
章门
急脉
阴廉
足五里
阴包
曲泉
膝关
中都
蠡沟
中封
太冲
行间
大敦

图3-12-4 足厥阴肝经穴

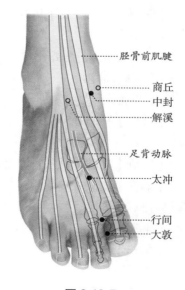

胫骨前肌腱
商丘
中封
解溪
足背动脉
太冲
行间
大敦

图3-12-5

【主治】

① 疝气,小便不利,遗精,腹痛。

② 下肢痿痹,足踝肿痛。

【操作】直刺 0.5~0.8 寸。

5. 蠡沟 * Lígōu(LR5) 络穴

【定位】在小腿内侧,内踝尖上 5 寸,胫骨内侧面的中央(图 3-12-6)。

【取法】髌尖与内踝尖连线的上 2/3 与下 1/3 交点,胫骨内侧面的中央,横平筑宾。

【解剖】皮肤→皮下组织→胫骨骨面。浅层布有隐神经的小腿内侧皮支和大隐静脉。

【主治】

① 睾丸肿痛,外阴瘙痒,小便不利,遗尿,月经不调,带下。

② 足胫疼痛。

【操作】平刺 0.5~0.8 寸。

【文献链接】

①《灵枢·经脉》:"气逆则睾肿卒疝,实则挺长,虚则暴痒。"

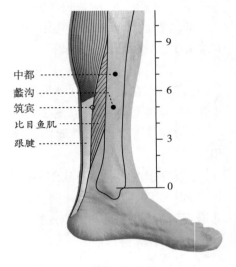

图 3-12-6

②《铜人腧穴针灸图经》:"治卒疝少腹肿,时少腹暴痛,小便不利如癃闭,数噫恐悸,少气不足,腹中痛悒悒不乐,咽中闷如有息肉状。背拘急不可俯仰。"

③《针灸甲乙经》:"女子疝,小腹肿,赤白淫,时多时少,蠡沟主之。"

④ 蠡沟穴循经刺法为主治疗湿热下注型霉菌性阴道炎 30 例,《中国针灸》,2018 年 1 期。

6. 中都 Zhōngdū(LR6) 郄穴

【定位】在小腿内侧,内踝尖上 7 寸,胫骨内侧面的中央(图 3-12-6)。

【取法】髌尖与内踝尖连线中点下 0.5 寸,胫骨内侧面的中央。

【解剖】皮肤→皮下组织→胫骨骨面。布有隐神经的小腿内侧皮支,大隐静脉。

【主治】

① 疝气,崩漏,恶露不尽。

② 腹痛,泄泻。

③ 胁痛,下肢痿痹。

【操作】平刺 0.5~0.8 寸。

7. 膝关 Xīguān(LR7)

【定位】在膝部,胫骨内侧髁的下方,阴陵泉后 1 寸(图 3-12-7)。

【解剖】皮肤→皮下组织→腓肠肌。浅层布有隐神经的小腿内侧皮支,大隐静脉的属支。深层有腘动、静脉,胫神经等结构。

【主治】膝股疼痛,下肢痿痹。

【操作】直刺 1.0~1.5 寸。

【文献链接】

《针灸大成》:"两膝红肿疼痛:膝关,委中。"

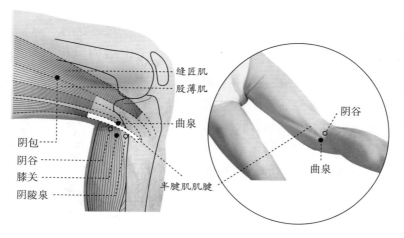

图 3-12-7

8. 曲泉 *　Qūquán（LR8）　合穴

【定位】在膝部,腘横纹内侧端,半腱肌肌腱内缘凹陷中(图 3-12-7)。

【取法】屈膝,在膝内侧横纹端最明显的肌腱内侧凹陷中取穴。

【解剖】皮肤→皮下组织→缝匠肌后缘→股薄肌腱后缘→半膜肌腱→腓肠肌内侧头。浅层布有隐神经,大隐静脉。深层有膝上内侧动、静脉的分支或属支。

【主治】

① 小腹痛,小便不利,淋证,癃闭。

② 月经不调,痛经,带下,阴挺,阴痒,遗精,阳痿。

③ 膝股疼痛。

【操作】直刺 0.8~1.0 寸。

【文献链接】

①《备急千金要方》:"主膝不可屈伸""男子失精,膝胫疼痛冷,灸曲泉百壮"。

②《针灸大成》:"女子血瘕,按之如汤浸股内,小腹肿,阴挺出,阴痒。"

③《针灸聚英·肘后歌》:"脐腹有病曲泉针。"

④ 针刺"尺卵"、曲泉穴配合隔药灸脐法治疗排卵性腹痛 19 例,《中国针灸》,2018 年第 9 期。

9. 阴包　Yīnbāo（LR9）

【定位】在股前区,髌底上 4 寸,股薄肌与缝匠肌之间(图 3-12-8)。

【取法】下肢稍屈,稍外展,略提起(或坐位,大腿稍外展,用力收缩肌肉),显露出明显的缝匠肌,在其后缘取穴。

【解剖】皮肤→皮下组织→缝匠肌与股薄肌之间→大收肌。浅层布有闭孔神经的皮支,大隐静脉的属支。深层有股神经的肌支,隐神经,股动、静脉等结构。

【主治】

① 月经不调,遗尿,小便不利。

② 腰骶痛引小腹。

【操作】直刺 1.0~2.0 寸。

10. 足五里　Zúwǔlǐ（LR10）

【定位】在股前区,气冲直下3寸,动脉搏动处(图3-12-8)。

【解剖】皮肤→皮下组织→长收肌→短收肌→大收肌。浅层布有股神经的前皮支,大隐静脉。深层有闭孔神经的前支和后支,股深动、静脉的肌支,旋股内侧动、静脉的肌支。

【主治】小便不利,小腹胀痛,遗尿,带下,阴囊湿痒,阴挺,睾丸肿痛。

【操作】直刺1.0~1.5寸。

11. 阴廉　Yīnlián（LR11）

【定位】在股前区,气冲(ST30)直下2寸(图3-12-8)。

【取法】稍屈髋,屈膝,外展,大腿抗阻力内收时显露出长收肌,在其外缘取穴。

【解剖】皮肤→皮下组织→长收肌→短收肌→小收肌。浅层布有股神经前皮支,大隐静脉和腹股沟浅淋巴结。深层有闭孔神经的前、后支,旋股内侧动、静脉的肌支。

【主治】月经不调,带下,小腹胀痛。

【操作】直刺1.0~2.0寸。

12. 急脉　Jímài（LR12）

【定位】在腹股沟区,横平耻骨联合上缘,前正中线旁开2.5寸(图3-12-8)。

【解剖】皮肤→皮下组织→耻骨肌→闭孔外肌。浅层布有股神经前皮支,大隐静脉和腹股沟浅淋巴结。深层有阴部外动、静脉,旋股内侧动、静脉的分支或属支,闭孔神经前支等结构。

【主治】疝气,少腹痛,阴挺,阴茎痛,外阴肿痛。

【操作】避开动脉,直刺0.5~0.8寸。

13. 章门 *　Zhāngmén（LR13）　脏会,脾募穴,足厥阴、足少阳经交会穴

【定位】在侧腹部,在第11肋游离端的下际(图3-12-9)。

【取法】侧卧举臂,从腋前线的肋弓软骨缘下方向前触摸第11肋骨游离端,在其下际取穴。或垂肩屈肘于平肘尖处。

【解剖】皮肤→皮下组织→腹外斜肌→腹内斜肌→腹横肌。浅层布有第十及第十一胸神经前支的外侧皮支,胸腹壁浅静脉的属支。深层有第十及第十一胸神经和肋间后动、静脉的分支或属支。

【主治】

①腹胀,泄泻,痞块。

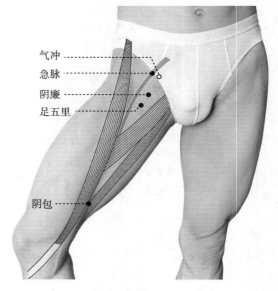

气冲
急脉
阴廉
足五里

阴包

图3-12-8

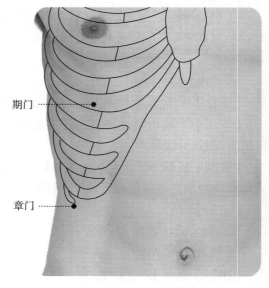

期门

章门

图3-12-9

194

② 胁痛,黄疸。

【操作】直刺 0.8~1.0 寸。

【文献链接】

①《针灸甲乙经》:"腰痛不得转侧,章门主之。"

②《类经图翼》:"主治两胁积气如卵石,臌胀肠鸣,食不化,胸胁痛。"

③《备急千金要方》:"章门主心痛而呕,章门主四肢懈怠喜怒。章门主饮食不化,入腹还可热中不嗜食。"

④《针灸大成》:"主肠鸣盈盈然,食不化,胁痛不得卧,烦热口干,不嗜食。胸胁痛支满,喘息,心痛而呕,吐逆,饮食却出,腰痛不得转侧,腰脊冷痛,溺多白浊,伤饱身黄瘦。"

⑤ 艾灸章门穴治疗溃疡性结肠炎疗效观察,《上海针灸杂志》,2017 年 10 期。

14. 期门 * Qīmén(LR14) 肝募穴,足厥阴、足太阴与阴维脉交会穴

【定位】在胸部,第 6 肋间隙,前正中线旁开 4 寸(图 3-12-9)。

【取法】女性在锁骨中线与第 6 肋间隙交点处。

【解剖】皮肤→皮下组织→胸大肌下缘→腹外斜肌→肋间外肌→肋间内肌。浅层布有第六肋间神经的外侧皮支,胸腹壁静脉的属支。深层有第六肋间神经和第六肋间后动、静脉的分支或属支。

【主治】

① 胸胁胀痛。

② 腹胀,呃逆,吐酸。

③ 乳痈,抑郁。

【操作】斜刺或平刺 0.5~0.8 寸。

【文献链接】

①《针灸甲乙经》:"足太阴、厥阴、阴维之会";"主咳,胁下积聚,喘逆,卧不安席,时寒热"。

②《铜人腧穴针灸图经》:"治胸中烦热,奔豚上下,目青而呕,霍乱泄痢,腹坚硬,大喘不得安卧,胁下积气。"

③《针灸大全·席弘赋》:"期门穴主伤寒患,六日过经犹未汗,但向乳根二肋间,又治妇人生产难。"

④《伤寒论》:"阳明病、下血、谵语者,此为热入血室。但头汗出者,刺期门,随其实而泻之,濈然汗出则愈。"

⑤ 伤寒论期门穴应用探究,《中国针灸》,2018 年 4 期。

————————●（曾 芳 林 莺 陈日兰 林永青 李慧璟 陈 理 陈利芳）

思维导图

复习思考题

1. 手太阳小肠经为什么被称为"肩脉"?

2. 与"脑"有联系的经络有哪些? 请写出相关原文。

3. 与"鼻"有联系的经络有哪些? 请写出相关原文。

4. 与"心"有联系的经络有哪些? 请写出相关原文。

5. 与"腰"有联系的经络有哪些? 请写出相关原文。

6. 为何足阳明胃经主"血"所生病?

7. 试述"四总穴歌"的内容及理论依据。

8. 总结合谷穴的适应证和现代针刺研究。

9. 依据经络腧穴理论简述三阴交应用特点及适应证。

10. 试述公孙、阴陵泉二穴主治作用的异同点。

11. 归纳十二井穴的定位、归经和主治病证。

12. 试述养老、列缺、睛明穴的主治作用及针刺方法。

13. 试述与中脘穴同一水平线上的腧穴,介绍其归经、定位和主治作用。

14. 试述听宫、听会、耳门穴的归经及定位,并归纳其取穴针刺要点。

15. 试述位于腕关节的手三阴、手三阳经上的 6 个腧穴名称、归经及主治。

16. 写出十四经络中 10 个名称中有"阳"的腧穴,并介绍其归经、定位。

17. 写出 5 组在四肢上相距 2 寸的腧穴名称。

18. 写出手三阴经的起止穴名称及定位。

19. 写出足太阳、足阳明、足少阴经络中五输穴的名称。

20. 举例说明躯干部腧穴的针刺方法及注意事项。

21. 举例说明哪些腧穴不宜灸。

22. 举例说明哪些腧穴孕妇慎用、禁用。

23. 运用经络理论解释为什么说心、肝为"牡脏"。

24. 运用经络理论解释"五脏六腑皆能令人咳,非独肺也"。

◇◇◇ 第四章 ◇◇◇

奇经八脉

▊ 学习目标

1. 掌握奇经八脉的分布概况和功能特点以及督脉、任脉常用腧穴的定位、主治和操作。

2. 熟悉非常用穴的定位以及奇经八脉的病候特点。

3. 了解奇经八脉的交会穴。

PPT 课件

第一节　督　　脉

督,本义为察看、审察,《说文解字》:"督,察也。"引申为总督、统率、正中。提示此脉统率全身阳气,主要分布于头身正中。

本节包括经脉循行、功能与病候、腧穴三部分。本经首穴为长强,末穴为龈交,一名一穴,共 29 穴(印堂由原经外奇穴归入督脉)。

一、督脉经络

(一) 循行分布

起于少腹以下骨中央[1](胞中),下出会阴[2],经长强,行于后背正中,上至风府,入属于脑[3],上巅,循额,至鼻柱[4],经素髎、水沟,会手足阳明,至兑端,入龈交[5]。

分支:其少腹直上者,贯脐中央,上贯心,入喉,上颐,环唇,上系两目之下中央[6](《素问·骨空论》)。

督脉循行
动画

络脉:督脉之别,名曰长强,挟脊上项,散头上,下当肩胛左右,别走太阳,入贯脊(《灵枢·经脉》)(图 4-1-1,图 4-1-2)。

(说明:奇经八脉经脉循行的内容以段为单位进行阐述,并于段末标明原文出处,未标出处段落系本书作者编撰。)

【注释】

[1]起于少腹以下骨中央:见《素问·骨空论》。少腹,张介宾注:"小腹也,胞宫之所居。"与《奇经八脉考》所言"起于肾下胞中"位置一致。胞中,指内生殖器,张介宾注:"在女子为孕育胎儿之所,在男子当藏精之所。"

[2]会阴:《素问·骨空论》称之为"纂",又误作"篡",原意指肛门。张介宾注:"纂,交纂之义,谓两便争行之所,即前后二阴之间也。"会阴穴为本经与任脉、冲脉的交会穴。

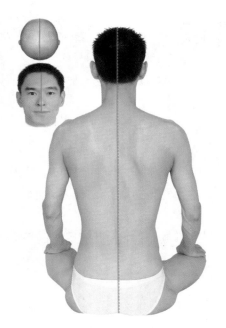
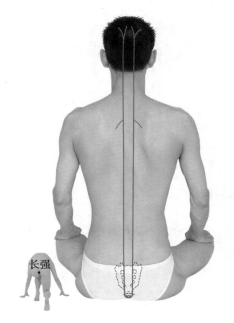

图 4-1-1　督脉经脉循行示意图　　　图 4-1-2　督脉络脉循行示意图

［3］入属于脑：见《难经·二十八难》。督脉在内行于脊里，入属于脑；在外行于后背与头正中线。

［4］上巅，循额，至鼻柱：见《针灸甲乙经》。

［5］经素髎……入龈交：见《奇经八脉考》。

［6］分支……上系两目之下中央：此分支与任脉循行相同，王冰注："今《针灸甲乙经》及《古经脉流注图经》以任脉循背者谓之督脉，自少腹直上者谓之任脉，亦谓之督脉，是则以背腹阴阳别为名目尔。"

【交会穴】

会阴（任脉、冲脉），会阳（足太阳），风门（足太阳）。此外，手太阳小肠经之腧穴后溪通于督脉。

【参考文献】

《灵枢·营气》："足厥阴……上循喉咙，入颃颡之窍，究于畜门[1]；其支别者，上额，循巅，下项中，循脊，入骶，是督脉也。"（按：此"支别"是督脉主干，营气运行由上而下。）

《素问·骨空论》："督脉者，起于少腹以下骨中央（按：此指督脉和任、冲脉起源）。女子入系廷孔[2]——其孔，溺孔之端也。其络循阴器，合篡[3]间，绕篡后，别绕臀，至少阴，与巨阳中络者合（此指与足太阳经的'从腰中，下夹脊'的一支会合）。少阴上股内后廉，贯脊属肾（此指足少阴经从下而上者）。与太阳起于目内眦，上额交巅上，入络脑，还出别下项，循肩髆内，侠脊抵腰中，入循膂络肾（此指足太阳经从上而下者）。其男子循茎下至篡，与女子等。其少腹直上者，贯脐中央，上贯心，入喉，上颐，环唇，上系两目之下中央（此支与任脉相同）。"

《难经·二十八难》："督脉者，起于下极之俞[4]，并于脊里，上至风府，入属于脑。"

《灵枢·经脉》："督脉之别，名曰长强，挟脊上项，散头上，下当肩胛左右，别走太阳，入贯脊。实则脊强，虚则头重……取之所别也。"（按：此指络脉。）

《奇经八脉考》："其脉起于肾下胞中，至于少腹，乃下行于腰横骨围之中央，系溺孔之端。男子循茎下至篡，女子络阴器，合篡间，俱绕篡后屏翳，别绕臀，至少阴与太阳中络者合少阴上股内廉，由会阳贯脊，会于长强穴。在骶骨端与少阴会，并脊里上行，历腰俞、阳关、命门、悬枢、脊中、中枢、筋缩、至阳、灵台、神道、身柱、陶道、大椎，与手足三阳会合；上哑门，会阳维;入系舌本,上至风府,会足太阳阳维,同入脑中;循脑户、强间、后顶、上巅、历百会、前顶、囟会、上星,至神庭,为足太阳督脉之会;循额中,至鼻柱,经素髎、水沟,会手足阳明;至兑端,入龈交,与任脉、足阳明交会而终。凡三十一穴(按:三十一穴中,督脉本经为二十八穴;屏翳是会阴别名,为交会穴。会阳属足太阳经,是双穴)。"

【注释】

[1]畜门:指鼻后孔。

[2]廷孔:指阴户;溺孔,指尿道口。

[3]篡:会阴部,原作"纂"。

[4]下极之俞:指脊柱下端的长强穴。

(二)功能与病候

1. 功能

督脉的功能主要可概括为"阳脉之海"或称"总督诸阳""阳脉之都纲"。即督脉有督领全身阳气,统率诸阳经的作用。滑伯仁《十四经发挥》载:"督之为言都也,行背部之中行,为阳脉之都纲。"一方面督脉上有各阳经所交会的穴位,如手、足三阳经交会于大椎;阳维脉交会于风府、哑门;带脉出于第二腰椎。另一方面,督脉主干行于背部正中,入属于脑。"脑为元神之府""头为诸阳之会",背部属阳,故称。

2. 病候

《素问·骨空论》:"督脉为病,脊强反折。"(《难经·二十九难》作"督之为病,脊强而厥"。)

《灵枢·经脉》:"其络脉病:实则脊强,虚则头重。"

《难经·二十九难》:"督之为病,脊强而厥。"

《脉经·平奇经八脉病》:"尺寸俱浮,直上直下,此为督脉。腰背强痛,不得俯仰,大人癫病,小儿风痫疾。"

根据督脉分布和以上文献记载,督脉病候主要表现为腰脊强痛、头重头痛和神志病。此外,髓海不足的症候,如脑转耳鸣、眩晕、目无所见、懈怠、嗜睡等也多责之于督脉。

二、督脉经穴

本经腧穴共29穴,2穴分布于尾骶部、11穴分布于腰背部、3穴位于项部、8穴位于头部、5穴位于面部(图4-1-3)。

1. 长强*　Chángqiáng(GV1)　络穴,督脉、足少阳、足少阴经交会穴

【定位】在会阴区,尾骨下方,尾骨端与肛门连线的中点处(图4-1-4)。

【取法】胸膝位或侧卧位时,结合定位描述可确定此穴。

【解剖】皮肤→皮下组织→肛尾韧带。浅层主要布有尾神经的后支。深层有阴部神经的分支,肛神经,阴部内动、静脉的分支或属支,肛动、静脉。

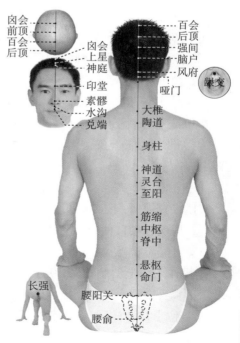

图4-1-3　督脉经穴

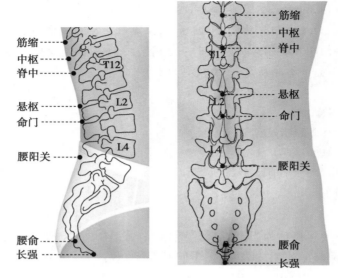

图 4-1-4

【主治】

① 痔疾,脱肛,泄泻,便秘。

② 癫狂痫,瘈疭。

③ 腰痛,尾骶骨痛。

【操作】斜刺,针尖向上与骶骨平行刺入 0.5~1.0 寸。不得刺穿直肠,以防感染。

【文献链接】

①《备急千金要方·针灸下·心腹》:"长强、小肠俞,主大小便难,淋癃。"

②《针灸聚英·玉龙赋》:"长强、承山,灸痔最妙。"

③《针灸聚英·百症赋》:"刺长强于承山,善主肠风新下血。"

④《针灸资生经·惊痫》:"长强、身柱,疗小儿惊痫。"

⑤ 推拿配合针刺长强穴治疗小儿腹泻的疗效观察,《中医临床研究》,2019 年 32 期。

2. 腰俞　Yāoshū(GV2)

【定位】在骶区,正对骶管裂孔,后正中线上(图 4-1-4)。

【取法】臀裂正上方的小凹陷即骶管裂孔。

【解剖】皮肤→皮下组织→骶尾背侧韧带→骶管。浅层主要布有第五骶神经的后支。深层有尾丛。

【主治】

① 腰脊强痛,下肢痿痹。

② 痔疾,脱肛,便秘。

③ 月经不调。

【操作】向上斜刺 0.5~1.0 寸。

3. 腰阳关 *　Yāoyángguān(GV3)

【定位】在脊柱区,第 4 腰椎棘突下凹陷中,后正中线上(图 4-1-4)。

【取法】两髂嵴最高点连线的中点下方凹陷处。

【解剖】皮肤→皮下组织→棘上韧带→棘间韧带→弓间韧带。浅层主要布有第四腰神经后支的内侧支和伴行的动、静脉。深层有棘突间的椎外(后)静脉丛,第四腰神经后支的分支和第四腰动、静脉背侧支的分支或属支。

【主治】

①腰骶疼痛,下肢痿痹。

②月经不调,带下,遗精,阳痿。

【操作】直刺 0.5~1.0 寸。

【文献链接】

①《素问·骨空论》:"灸脊中。"王冰注:"是曰阳关。"

②《针灸聚英·督脉》:"十六椎节下间,坐取之。"

③《循经考穴编·督脉经》:"主劳损腰胯痛,遗精白浊,妇人月病带下。"

④ 电针结合杵针治疗中央型腰椎间盘突出症临床观察,《上海针灸杂志》,2020 年 4 期。

⑤ 从督脉论治月经不调浅析,《湖南中医杂志》,2019 年 5 期。

4. 命门 * Mìngmén(GV4)

【定位】在脊柱区,第 2 腰椎棘突下凹陷中,后正中线上(图 4-1-4)。

【解剖】皮肤→皮下组织→棘上韧带→棘间韧带→弓间韧带。浅层主要布有第二腰神经后支的内侧支和伴行的动、静脉。深层有棘突间的椎外(后)静脉丛,第二腰神经后支的分支和第二腰动、静脉背侧支的分支或属支。

【主治】

①腰痛,下肢痿痹。

②遗精,阳痿,早泄,月经不调,赤白带下,遗尿,尿频。

③泄泻。

【操作】直刺 0.5~1.0 寸。

【文献链接】

①《针灸甲乙经·六经受病发伤寒热病》:"头痛如破,身热如火,汗不出,瘛疭,《千金》作头痛寒热,汗不出,恶寒里急,腰腹相引痛,命门主之。"

②《类经图翼·督脉穴》:"一云平脐,用线牵而取之……若年二十以上者,灸恐绝子。"

③《针灸聚英·玉龙赋》:"老者多便,命门兼肾俞而着艾。"

④《医宗金鉴·刺灸心法要诀》:"治老人肾虚腰疼及久痔脱肛,肠风下血等症。"

⑤ 粗针命门穴平刺联合中药治疗特发性少弱精子症疗效观察,《上海针灸杂志》,2020 年 6 期。

5. 悬枢 Xuánshū(GV5)

【定位】在脊柱区,第 1 腰椎棘突下凹陷中,后正中线上(图 4-1-4)。

【取法】先定第 12 胸椎棘突,往下 1 个棘突即第 1 腰椎。

【解剖】皮肤→皮下组织→棘上韧带→棘间韧带。浅层主要布有第一腰神经后支的内侧支和伴行的动、静脉。深层有棘突间的椎外(后)静脉丛,第一腰神经后支的分支和第一腰动、静脉背侧支的分支或属支。

【主治】

①腹痛,泄泻,肠鸣。

②腰脊强痛。

【操作】直刺 0.5~1.0 寸。

6. 脊中　Jǐzhōng（GV6）

【定位】在脊柱区,第 11 胸椎棘突下凹陷中,后正中线上(图 4-1-4)。

【取法】先定第 12 胸椎棘突,往上 1 个棘突即第 11 胸椎。

【解剖】皮肤→皮下组织→棘上韧带→棘间韧带。浅层主要布有第十一胸神经后支的内侧皮支和伴行的动、静脉。深层有棘突间的椎外(后)静脉丛、第十一胸神经后支的分支和第十一肋间后动、静脉背侧支的分支或属支。

【主治】

① 泄泻,脱肛,痔疾,黄疸,小儿疳积。

② 癫痫。

【操作】斜刺 0.5~1.0 寸。

7. 中枢　Zhōngshū（GV7）

【定位】在脊柱区,第 10 胸椎棘突下凹陷中,后正中线上(图 4-1-4)。

【取法】先定第 12 胸椎棘突,往上 2 个棘突即第 10 胸椎。

【解剖】皮肤→皮下组织→棘上韧带→棘间韧带。浅层主要布有第十胸神经后支的内侧皮支和伴行的动、静脉。深层有棘突间的椎外(后)静脉丛,第十胸神经后支的分支和第十肋间后动、静脉背侧支的分支或属支。

【主治】胃病,呕吐,腹满,黄疸。

【操作】斜刺 0.5~1.0 寸。

8. 筋缩 *　Jīnsuō（GV8）

【定位】在脊柱区,第 9 胸椎棘突下凹陷中,后正中线上(图 4-1-4)。

【取法】从至阳向下 2 个棘突,其下方凹陷中。

【解剖】皮肤→皮下组织→棘上韧带→棘间韧带。浅层主要布有第九胸神经后支的内侧皮支和伴行的动、静脉。深层有棘突间的椎外(后)静脉丛,第九胸神经后支的分支和第九肋间后动、静脉背侧支的分支或属支。

【主治】

① 脊强。

② 癫痫,抽搐。

③ 胃痛。

【操作】斜刺 0.5~1.0 寸。

【文献链接】

①《针灸聚英·百症赋》:"脊强兮,水道、筋缩。"

②《针灸大成·胜玉歌》:"更有天突与筋缩,小儿吼闭自然疏。"

③ 陈朝明"通督益髓法"治疗小儿多动症经验,《辽宁中医杂志》,2019 年 7 期。

9. 至阳 *　Zhìyáng（GV9）

【定位】在脊柱区,第 7 胸椎棘突下凹陷中,后正中线上(图 4-1-5)。

【取法】直立,两手下垂时,两肩胛骨下角连线的中点处。

【解剖】皮肤→皮下组织→棘上韧带→棘间韧带。浅层主要布有第七胸神经后支的内侧皮支和伴行的动、静脉。深层有棘突间的椎外(后)静脉丛,第七胸神经后支的分支和第七肋间后动、静脉背侧支的分支或属支。

【主治】

① 黄疸,身热。

② 咳嗽,气喘。

③ 胃痛。

④ 胸胁胀痛,乳痈。

⑤ 脊背强痛。

【操作】斜刺 0.5~1.0 寸。

【文献链接】

①《素问·刺热》:"七椎下间主肾热。"

②《针灸甲乙经·五脏传病发寒热》:"寒热懈懒,淫泺胫酸,四肢重痛,少气难言,至阳主之。"

③《针灸聚英·玉龙赋》:"至阳却疸,善治神疲。"

④ 隔盐压灸中脘穴、至阳穴治疗脾胃虚寒型胃脘痛 30 例,《中医外治杂志》,2020 年 1 期。

⑤ 快针至阳及背俞穴治疗稳定型心绞痛 1 例,《湖南中医杂志》,2020 年 9 期。

10. 灵台 Língtái(GV10)

【定位】在脊柱区,第 6 胸椎棘突下凹陷中,后正中线上(图 4-1-5)。

【取法】从至阳向上 1 个棘突,其上方凹陷中。

【解剖】皮肤→皮下组织→棘上韧带→棘间韧带。浅层主要布有第六胸神经后支的内侧皮支和伴行的动、静脉。深层有棘突间的椎外(后)静脉丛,第六胸神经后支的分支和第六肋间后动、静脉背侧支的分支或属支。

【主治】

① 疔疮。

② 气喘,咳嗽。

③ 胃痛。

④ 脊背强痛。

【操作】斜刺 0.5~1.0 寸。

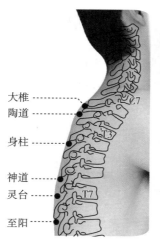

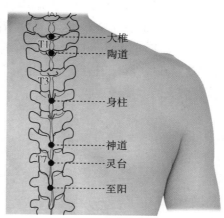

图 4-1-5

11. 神道 Shéndào（GV11）

【定位】在脊柱区，第 5 胸椎棘突下凹陷中，后正中线上（图 4-1-5）。

【取法】从至阳向上 2 个棘突，其上方凹陷中。

【解剖】皮肤→皮下组织→棘上韧带→棘间韧带。浅层主要布有第五胸神经后支的内侧皮支和伴行的动、静脉。深层有棘突间的椎外（后）静脉丛，第五胸神经后支的分支和第五肋间后动、静脉背侧支的分支或属支。

【主治】

① 心悸，健忘，小儿惊痫。

② 咳喘。

③ 脊背强痛。

【操作】斜刺 0.5~1.0 寸。

12. 身柱 * Shēnzhù（GV12）

【定位】在脊柱区，第 3 胸椎棘突下凹陷中，后正中线上（图 4-1-5）。

【取法】直立，两手下垂时，两肩胛冈内侧端连线与后正中线之间的交点处。

【解剖】皮肤→皮下组织→棘上韧带→棘间韧带。浅层主要布有第三胸神经后支的内侧皮支和伴行的动、静脉，深层有棘突间的椎外（后）静脉丛，第三胸神经后支的分支和第三肋间后动、静脉背侧支的分支或属支。

【主治】

① 咳嗽，气喘。

② 身热。

③ 癫痫。

④ 脊背强痛。

【操作】斜刺 0.5~1.0 寸。

【文献链接】

①《素问·刺热论》："热病气穴，三椎下间主胸中热。"

②《针灸学简编》："针感，以酸胀者居多，向下放散。"

③ 身柱穴临证探微，《中国中医基础医学杂志》，2017 年 1 期。

13. 陶道 Táodào（GV13）督脉、足太阳经交会穴

【定位】在脊柱区，第 1 胸椎棘突下凹陷中，后正中线上（图 4-1-5）。

【取法】从第 7 颈椎向下 1 个棘突，在棘突下凹陷中。

【解剖】皮肤→皮下组织→棘上韧带→棘间韧带。浅层主要布有第一胸神经后支的内侧皮支和伴行的动、静脉。深层有棘突间的椎外（后）静脉丛，第一胸神经后支的分支和第一肋间后动、静脉背侧支的分支或属支。

【主治】

① 热病，骨蒸潮热，疟疾。

② 头痛，脊强。

③ 癫狂痫。

【操作】斜刺 0.5~1.0 寸。

【文献链接】

① 十字颈部针法治疗椎动脉型颈椎病的临床观察，《光明中医》，2018 年 9 期。

② 耳鸣患者督脉压敏穴的分布及其聚类分析,《环球中医药》,2017 年 2 期。

14. 大椎 *　Dàzhuī(GV14)　督脉、手足三阳经交会穴

【定位】在脊柱区,第 7 颈椎棘突下凹陷中,后正中线上(图 4-1-5)。

【解剖】皮肤→皮下组织→棘上韧带→棘间韧带。浅层主要布有第八颈神经后支的内侧支和棘突间皮下静脉丛。深层有棘突间的椎外(后)静脉丛和第八颈神经后支的分支。

【主治】

① 热病,疟疾,骨蒸盗汗。

② 咳嗽,气喘。

③ 感冒,畏寒,风疹,小儿惊风,头项强痛。

④ 癫痫。

【操作】斜刺 0.5~1.0 寸。

【文献链接】

①《备急千金要方·伤寒方下(温疟)》:"凡灸疟者,必先问其病之所先发者先灸之。从头项发者,于未发前预灸大椎尖头,渐灸过时止;从腰脊发者,灸肾俞百壮;从手臂发者,灸三间。"

②《类经图翼·督脉穴》:"又治颈瘿,灸百壮,及大椎两边相去各一寸半少垂下,各三十壮。"

③《素问·骨空论》:"灸寒热之法,先灸项大椎,以年为壮数。"

④《针灸聚英·肘后歌》:"疟疾寒热真可畏,须知虚实可用意;间使宜透支沟中,大椎七壮合圣治。"

⑤ 大椎穴督灸贴预防 PKRP、输尿管镜下激光碎石手术围术期低体温疗效观察,《中国针灸》,2020 年 10 期。

15. 哑门 *　Yǎmén(GV15)　督脉、阳维脉交会穴

【定位】在颈后区,第 2 颈椎棘突上际凹陷中,后正中线上(图 4-1-6)。

【取法】先定风府,再于风府下 0.5 寸取本穴。或后发际正中直上 0.5 寸。

【解剖】皮肤→皮下组织→左、右斜方肌之间→项韧带(左、右头夹肌之间→左、右头半

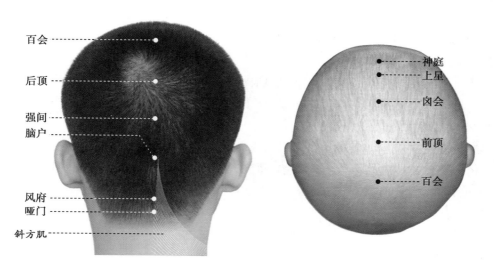

图 4-1-6

棘肌之间)。浅层有第三枕神经和皮下静脉。深层有第二、第三颈神经后支的分支。椎外(后)静脉丛和枕动、静脉的分支或属支。

【主治】

① 暴喑,舌强不语。

② 癫狂痫。

③ 头痛,项强,中风。

【操作】伏案正坐位,使头微前倾,项肌放松,向下颌方向缓慢刺入 0.5~1.0 寸。针尖切不可向前上方深刺,以免伤及延髓。

【文献链接】

①《针灸甲乙经·诸穴》:"督脉、阳维之会""不可灸,灸之令人瘖。"

②《铜人腧穴针灸图经》:"喑门一穴,一名'舌厌'。在项后,入发际宛宛中,入系舌本。是督脉、阳维之会。仰而取之。主头风、脑疼,失音不能言,舌急,项强不能回头。针入八分,徐徐出之。不宜灸,灸即令人哑。"

③《针灸大成·玉龙歌》:"偶尔失音言语难,哑门一穴两筋间,若知浅针莫深刺,言语音和照旧安。"

④《针灸聚英·百症赋》:"哑门、关冲,舌缓不语而要紧。"

⑤ 寰枢椎脱位针刺哑门穴安全深度的研究,《中国针灸》,2019 年 6 期。

16. 风府 * Fēngfǔ(GV16) 督脉、阳维脉交会穴

【定位】在颈后区,枕外隆凸直下,两侧斜方肌之间凹陷中(图 4-1-6)。

【取法】正坐,头稍仰,使颈部斜方肌松弛,从项后发际正中上推至枕骨而止即是本穴。或后发际正中直上 1 寸。

【解剖】皮肤→皮下组织→左、右斜方肌腱之间→项韧带(左、右头半棘肌之间)→左、右头后大、小直肌之间。浅层布有枕大神经和第三枕神经的分支及枕动、静脉的分支或属支。深层有枕下神经的分支。

【主治】

① 头痛,眩晕,项强,中风不语,半身不遂,癫狂痫。

② 目痛,鼻衄,咽喉肿痛。

【操作】伏案正坐,使头微前倾,项肌放松,向下颌方向缓慢刺入 0.5~1.0 寸。针尖不可向上,以免刺入枕骨大孔,误伤延髓。

【文献链接】

①《素问·骨空论》:"大风颈项痛,刺风府。"

②《针灸资生经·偃伏头部中行十六》:"风府者,固伤寒所自起也,北人皆以毛裹之,南人怯弱者,亦以帛护其项。"

③《针灸聚英·行针指要歌》:"或针风,先向风府、百会中。"

④《针灸大全·席弘赋》:"风府风池寻得到,伤寒百病一时消。"

⑤ 电针百会、风府穴对阿尔茨海默病患者学习记忆能力的影响,《上海针灸杂志》,2020 年 8 期。

17. 脑户 Nǎohù(GV17) 督脉、足太阳经交会穴

【定位】在头部,枕外隆凸的上缘凹陷处(图 4-1-6)。

【取法】后正中线与枕外隆凸上缘交点处的凹陷中。横平玉枕。

【解剖】皮肤→皮下组织→左、右枕额肌枕腹之间→腱膜下疏松组织。布有枕大神经的分支和枕动、静脉的分支或属支。

【主治】

① 头痛,项强,眩晕。

② 癫痫。

【操作】平刺 0.5~1.0 寸。

18. 强间 Qiángjiān(GV18)

【定位】在头部,后发际正中直上 4 寸(图 4-1-6)。

【取法】脑户直上 1.5 寸凹陷中。

【解剖】皮肤→皮下组织→帽状腱膜→腱膜下疏松组织。布有枕大神经及左、右枕动、静脉的吻合网。

【主治】

① 头痛、目眩,项强。

② 癫狂,失眠。

【操作】平刺 0.5~0.8 寸。

19. 后顶 Hòudǐng(GV19)

【定位】在头部,当后发际正中直上 5.5 寸(脑户上 3 寸)(图 4-1-6)。

【取法】百会向后 1.5 寸处。

【解剖】皮肤→皮下组织→帽状腱膜→腱膜下疏松组织。布有枕大神经以及枕动、静脉和颞浅动、静脉的吻合网。

【主治】

① 头痛,项强,眩晕。

② 癫狂痫。

【操作】平刺 0.5~1.0 寸。

20. 百会 * Bǎihuì(GV20) 督脉、足太阳经交会穴

【定位】在头部,前发际正中直上 5 寸(图 4-1-6)。

【取法】在前、后发际正中连线的中点向前 1 寸凹陷中。或将耳郭向前折,两耳尖向上连线的中点。

【解剖】皮肤→皮下组织→帽状腱膜→腱膜下疏松组织。布有枕大神经、额神经的分支和左、右颞浅动、静脉及枕动、静脉吻合网。

【主治】

① 头痛,眩晕,中风失语,癫狂痫。

② 失眠,健忘。

③ 脱肛,阴挺,久泻。

【操作】平刺 0.5~1.0 寸。

【文献链接】

①《针灸甲乙经·头直鼻中入发际一寸循督脉却行至风府凡八穴》:"督脉、足太阳之会""热病汗不出,而呕苦,百会主之"。

②《圣济总录·针灸门》:"凡灸头顶,不得过七七壮,缘头顶皮肤浅薄,灸不宜多。"

③《太平圣惠方·具列一十二人形共计二百九十六穴》:"若频灸,恐拔气上,令人眼暗。"

④《针灸资生经·偃伏头部中行十六穴》:"北人始生子,则灸此穴,盖防他日惊风也。"

⑤《类经图翼·督脉穴》:"若灸至百壮,停三五日后绕四畔,用三棱针出血,以井花水淋之,令气宣通,否则恐火气上壅,令人目暗。"

21. 前顶 Qiándǐng(GV21)

【定位】在头部,前发际正中直上 3.5 寸(图 4-1-6)。

【取法】百会与囟会连线的中点。

【解剖】皮肤→皮下组织→帽状腱膜→腱膜下疏松组织。布有额神经左、右颞浅动、静脉和额动、静脉的吻合网。

【主治】

① 头痛,眩晕,中风偏瘫,癫痫。

② 目赤肿痛,鼻渊。

【操作】平刺 0.3~0.5 寸。

22. 囟会 Xìnhuì(GV22)

【定位】在头部,前发际正中直上 2 寸(图 4-1-6)。

【解剖】皮肤→皮下组织→帽状腱膜→腱膜下疏松组织。布有额神经及左、右颞浅动、静脉和额动、静脉的吻合网。

【主治】

① 头痛,眩晕,鼻渊,鼻衄。

② 癫痫。

【操作】平刺 0.3~0.5 寸,小儿禁刺。

23. 上星 * Shàngxīng(GV23)

【定位】在头部,前发际正中直上 1 寸(图 4-1-6)。

【解剖】皮肤→皮下组织→帽状腱膜→腱膜下疏松组织。布有额神经的分支和额动、静脉的分支或属支。

【主治】

① 鼻渊,鼻衄,目痛,头痛,眩晕,癫狂。

② 热病,疟疾。

【操作】平刺 0.5~0.8 寸。

【文献链接】

①《铜人腧穴针灸图经·偃伏头部中行凡一十穴》:"以细三棱针刺之,即宣泄诸阳热气,无令上冲头目。可灸七壮,不宜多灸,若频灸,即拔气上,令人目不明。"

②《针灸大成·玉龙歌》:"鼻流清涕名鼻渊,先泻后补即可痊,若是头风并眼痛,上星穴内刺无偏。"

③《类经图翼·督脉穴》:"又十三鬼穴,此名鬼堂,主百邪癫狂,当在第十次下针。"

④ 通络止眩针法结合基础治疗后循环缺血性眩晕临床观察,《四川中医》,2020 年 7 期。

24. 神庭 * Shéntíng(GV24) 督脉、足太阳、足阳明经交会穴

【定位】在头部,前发际正中直上 0.5 寸(图 4-1-6)。

【取法】发际不明或变异者,从眉心直上 3.5 寸处取穴。

【解剖】皮肤→皮下组织→枕额肌额腹→腱膜下疏松组织。布有额神经的滑车上神经和额动、静脉的分支或属支。

【主治】

① 头痛,眩晕,失眠,癫痫。

② 鼻渊,流泪,目痛。

【操作】平刺 0.3~0.5 寸。

【文献链接】

①《针灸甲乙经·头直鼻中发际傍行至头维凡七穴》:"督脉、足太阳、阳明之会。"

②《针灸甲乙经·阳受病发风》:"风眩善呕,烦满,神庭主之。"

③《铜人腧穴针灸图经·偃伏头部中行凡一十穴》:"岐伯曰:凡欲疗风,勿令灸多,缘风性轻,多即伤,惟宜灸七壮至二七壮止;禁不可针,针即发狂。"

④《类经图翼·督脉穴》:"灸三壮,禁刺,刺之令人癫狂目失明。"

⑤《针灸大成·玉龙歌》:"头风呕吐眼昏花,穴取神庭始不瘥。"

25. 素髎 Sùliáo(GV25)

【定位】在面部,鼻尖的正中央(图 4-1-7)。

【解剖】皮肤→皮下组织→鼻中隔软骨和鼻外侧软骨。布有筛前神经鼻外支及面动、静脉的鼻背支。

【主治】

① 鼻塞,鼻渊,鼻衄,酒渣鼻,目痛。

② 惊厥,昏迷,窒息。

【操作】向上斜刺 0.3~0.5 寸,或点刺出血。一般不灸。

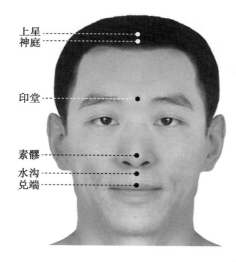
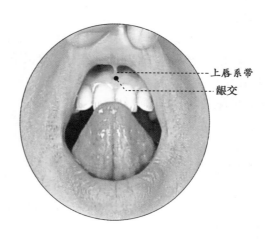

图 4-1-7

26. 水沟 * Shuǐgōu(GV26) 督脉、手足阳明经交会穴

【定位】在面部,人中沟的上 1/3 与中 1/3 交点处(图 4-1-7)。

【解剖】皮肤→皮下组织→口轮匝肌。布有眶下神经的分支和上唇动、静脉。

【主治】

① 昏迷,晕厥,中风,癫狂痫,抽搐。

② 口喎,唇肿,齿痛,鼻塞,鼻衄,牙关紧闭。

③ 闪挫腰痛,脊膂强痛。

④ 消渴,黄疸,水肿。

【操作】向上斜刺 0.3~0.5 寸(或用指甲按掐)。一般不灸。

【文献链接】

①《铜人腧穴针灸图经·正面部中行凡六穴》:"风水面肿,针此一穴,出水尽即顿愈。"

②《类经图翼·督脉穴》:"《备急千金要方》云:此穴为鬼市,治百邪癫狂,此当在第一次下针。凡人中恶,先掐鼻下是也。鬼击卒死者,须即灸之。"

③《针灸聚英·百症赋》:"原夫面肿虚浮,须仗水沟、前顶。"

④ 针刺"水沟""内关"对脑出血大鼠血肿周围脑组织细胞凋亡相关因子表达的影响,《针刺研究》,2020 年 10 期。

⑤ 不同频率水沟穴提插对局灶性脑缺血再灌注大鼠的影响,《中华中医药学刊》,2021 年 1 期。

27. 兑端　Duìduān(GV27)

【定位】在面部,上唇结节的中点(图 4-1-7)。

【解剖】皮肤→皮下组织→口轮匝肌。布有眶下神经的分支和上唇动、静脉。

【主治】

① 口喎,齿龈肿痛,鼻塞,鼻衄。

② 癫疾,昏厥。

【操作】斜刺 0.2~0.3 寸。一般不灸。

28. 龈交　Yínjiāo(GV28)

【定位】在上唇内,上唇系带与上齿龈的交点(图 4-1-7)。

【取法】正坐仰头,提起上唇,于上唇系带与齿龈的移行处取穴。

【解剖】上唇系带与牙龈之移行处→口轮匝肌深面与上颌骨牙槽弓之间。布有上颌神经的上唇支以及眶下神经与面神经分支交叉形成的眶下丛和上唇动、静脉。

【主治】

① 牙龈肿痛,鼻渊,鼻衄。

② 癫狂痫。

③ 腰痛,项强。

【操作】向上斜刺 0.2~0.3 寸。不灸。

29. 印堂　Yìntáng(GV29)

【定位】在头部,两眉毛内侧端中间的凹陷中(图 4-1-7)。

【取法】左右攒竹连线的中点。

【解剖】皮肤→皮下组织→降眉间肌。布有额神经的分支滑车上神经,眼动脉的分支额动脉及伴行的静脉。

【主治】

① 头痛,眩晕,失眠,小儿惊风。

② 鼻塞,鼻渊,鼻衄,眉棱骨痛,目痛。

【操作】提捏进针,从上向下平刺,或向左、右透刺攒竹、睛明等,深 0.5~1.0 寸。

【文献链接】

①《外台秘要·哕方七首》:"肘后疗哕不止方,痛抓眉中央闭气也。"

②《针灸聚英·玉龙赋》:"印堂治其惊搐。"

③《医学纲目·肝胆部头风痛》："头重如石,印堂一分,沿皮透攒竹,先左后右,弹针出血。"

④电针神庭、印堂穴对谵妄状态大鼠下丘脑 5- 羟色胺及白细胞介素 -1β 的影响,《新中医》,2020 年 12 期。

⑤电针不同穴位对肠易激综合征大鼠精神行为及 NMDA 受体表达的影响研究,《中国中医急症》,2020 年 5 期。

第二节 任 脉

笔记栏

思维导图

PPT 课件

任脉循行动画

任,通"妊",指妊养。《难经集注》杨玄操注:"任者,妊也。"《正字通》:"任,与妊、姙同。"指此脉与妊养胎儿有关。又通"衽",指衣服前襟。《康熙字典》:"谓裳幅所交裂也。"言此脉行于身前。

本节包括经脉循行、功能与病候、腧穴三部分。本经首穴为会阴,末穴为承浆,一名一穴,共 24 穴。

一、任脉经络

(一)循行分布

起于胞中[1],出于会阴,上循毛际,循腹里,上关元,至咽喉,上颐循面入目[2]。

络脉:任脉之别,名曰尾翳,下鸠尾,散于腹(《灵枢·经脉》)。(图 4-2-1,图 4-2-2)

【注释】

[1]起于胞中:据《灵枢·五音五味》:"冲脉、任脉皆起于胞中。"《素问·骨空论》言:"起于中极之下。""下"指内(深部),杨上善注:"中极之下,即是胞中。"

[2]上颐循面入目:《难经》无此六字。颐,指下颌部。

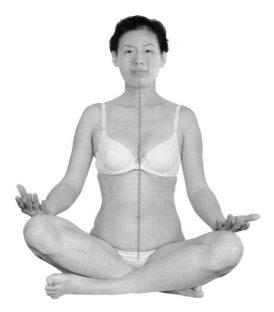

图 4-2-1 任脉经脉循行示意图

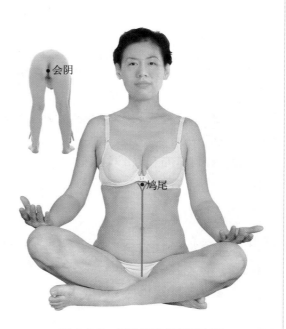

图 4-2-2 任脉络脉循行示意图

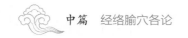

【交会穴】

承泣（足阳明）。此外，手太阴肺经络穴列缺通于任脉。

【参考文献】

《灵枢·五音五味》："冲脉、任脉皆起于胞中，上循脊里，为经络之海；其浮而外者，循腹各[1]上行，会于咽喉，别而络唇口。"

《素问·骨空论》："任脉者，起于中极之下，以上毛际，循腹里，上关元，至咽喉，上颐循面入目。"

《难经·二十八难》："任脉者，起于中极之下，以上毛际，循腹里，上关元，至咽喉。"

《灵枢·经脉》："任脉之别，名曰尾翳，下鸠尾，散于腹。"

《灵枢·本输》："缺盆之中，任脉也，名曰天突。"

《奇经八脉考》："起于中极之下，少腹之内，会阴之分，上行而外出，循曲骨、上毛际、至中极，同足厥阴、太阴、少阴并行腹里，循关元，历石门、气海，会足少阳（应作'阴'）、冲脉于阴交，循神阙、水分，会足太阴于下脘，历建里，会手太阳、少阳、足阳明于中脘，上上脘、巨阙、鸠尾、中庭、膻中、玉堂、紫宫、华盖、璇玑，上喉咙，会阴维于天突、廉泉，上颐，循承浆，与手足阳明、督脉会，环唇上，至下龈交，复而分行，循面，系两目下之中央，至承泣而终。凡二十七穴。"

【注释】

[1] 各：原作"右"。各行指两侧各自分行。

（二）功能与病候

1. 功能

任脉的功能主要可概括为"阴脉之海"。任脉主干行于腹，腹为阴，诸阴经均直接或间接交会于任脉。如足三阴经交会于关元、中极；冲脉交会于阴交、会阴；阴维交会于天突、廉泉；手三阴经通过足三阴经而与任脉发生联系。任脉的另一功能是"主胞胎"，即与生育功能有关。《素问·上古天真论》说，女子"二七（十四岁）而天癸至，任脉通，太冲脉盛，月事以时下，故有子""七七（四十九岁）任脉虚，太冲脉衰少，天癸竭，地道不通，故形坏而无子"。

2. 病候

《素问·骨空论》："任脉为病，男子内结、七疝，女子带下、瘕聚。"（《难经·二十九难》作："任之为病，其内苦结，男子为七疝，女子为瘕聚。"）

《灵枢·经脉》：其络脉病，"实则腹皮痛，虚则痒搔。"

《脉经·平奇经八脉病》："脉来紧细实长至关者，任脉也。动苦少腹绕脐，下引横骨、阴中切痛，取脐下三寸。"

根据任脉分布和以上文献记载，任脉病候主要表现为泌尿生殖系统病症和下腹部病痛。如带下、不孕、少腹疼痛、月经不调、阳痿、早泄、遗精、遗尿、男子疝气、女子盆腔肿块等。

二、任脉经穴

本经腧穴共 24 穴，1 穴位于会阴，21 穴分布于胸腹部，1 穴位于咽部，1 穴位于面部（图4-2-3）。

1. 会阴 huìyīn（CV1）

【定位】在会阴区，男性在阴囊根部与肛门连线的中点，女性在大阴唇后联合与肛门连线的中点（图 4-2-4）。

【取法】胸膝位或侧卧位,在前后二阴中间。

【解剖】皮肤→皮下组织→会阴中心腱。浅层布有股后皮神经会阴支,阴部神经的会阴神经分支。深层有阴部神经的分支和阴部内动、静脉的分支或属支。

【主治】

① 小便不利,遗尿,遗精,阳痿,月经不调,阴痛,阴痒。

② 溺水,窒息,产后昏迷,癫狂。

③ 脱肛,痔疾。

【操作】直刺 0.5~1.0 寸,孕妇慎用。

2. 曲骨　Qūgǔ(CV2)　任脉,足厥阴经交会穴

【定位】在下腹部,耻骨联合上缘,前正中线上(图 4-2-5)。

【解剖】皮肤→皮下组织→腹白线→腹横筋膜→腹膜外脂肪→壁腹膜。浅层主要布有髂腹下神经前皮支和腹壁浅静脉的属支。深层主要有髂腹下神经的分支。

【主治】月经不调,痛经,带下,小便不利,遗尿,遗精,阳痿。

【操作】直刺 0.5~1.0 寸,需在排尿后进行针刺。孕妇禁针。可灸。

3. 中极 *　Zhōngjí(CV3)　膀胱募穴,任脉、足三阴经交会穴

【定位】在下腹部,脐中下 4 寸,前正中线上(图 4-2-5)。

【解剖】皮肤→皮下组织→腹白线→腹横筋膜→腹膜外脂肪→壁腹膜。浅层主要布有髂腹下神经的前皮支和腹壁浅动、静脉的分支或属支。深层有髂腹下神经的分支。

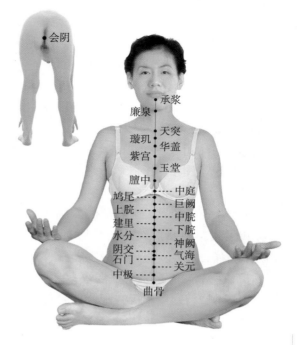

图 4-2-3　任脉经穴

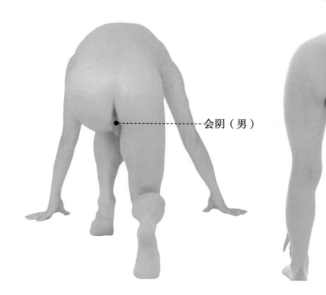

图 4-2-4

【主治】

① 癃闭,遗尿,尿频。

② 月经不调,带下,痛经,闭经,崩漏,阴挺,遗精,阳痿,疝气。

【操作】直刺 1.0~1.5 寸,需在排尿后进行针刺。孕妇禁针。可灸。

【文献链接】

①《类经图翼·任脉穴》:"孕妇不可灸。"

②《针灸甲乙经·经络受病入肠胃五脏积发伏梁息贲肥气痞气奔豚》:"脐下疝绕脐痛,冲胸不得息,中极主之。"

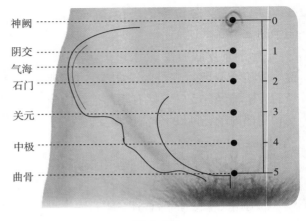

图 4-2-5

③《医宗金鉴·刺灸心法要诀》:"中极下元虚寒病,一切痼冷总皆宜。"

④ 针刺"精宫"、中极穴配合神阙穴穴位贴敷治疗小儿神经性尿频 31 例,《中国针灸》,2019 年 7 期。

⑤ 基于慢性前列腺炎不同经穴红外热像图的改变探讨腧穴特异性,《中华中医药学刊》,2019 年 3 期。

4. 关元 *　Guānyuán(CV4)　小肠募穴,任脉、足三阴经交会穴

【定位】在下腹部,脐中下 3 寸,前正中线上(图 4-2-5)。

【解剖】皮肤→皮下组织→腹白线→腹横筋膜→腹壁外脂肪→壁腹膜。浅层主要有十二胸神经前支的前皮支和腹壁浅动、静脉的分支或属支。深层主要有第十二胸神经前支的分支。

【主治】

① 虚劳羸瘦,眩晕,中风脱证。

② 阳痿,遗精,早泄,月经不调,痛经,闭经,崩漏,带下,不孕,遗尿,小便频数,癃闭,疝气。

③ 少腹疼痛,腹泻。

【操作】直刺 1.0~2.0 寸,需排尿后进行针刺。孕妇慎用。可灸。

【文献链接】

①《扁鹊心书·住世之法》:"每夏秋之交,即灼关元千壮,久久不畏寒暑。人至三十,可三年一灸脐下三百壮;五十,可二年一灸脐下三百壮;六十,可一年一灸脐下三百壮,令人长生不老。"

②《类经图翼·任脉穴》:"此穴当人身上下四旁之中,故又名大中极,乃男子藏精,女子畜血之处。"

③ 艾灸关元穴对自然衰老大鼠肝脏组织中 SIRT1、FOXO3a、PPARα 表达的影响,《辽宁中医杂志》,2020 年 11 月。

④ 关元穴热奄包贴敷治疗小儿遗尿的临床研究,《黑龙江中医药》,2020 年 4 期。

5. 石门　Shímén(CV5)　三焦募穴

【定位】在下腹部,脐中下 2 寸,前正中线上(图 4-2-5)。

【解剖】皮肤→皮下组织→腹白线→腹横筋膜→腹壁外脂肪→壁腹膜。浅层主要布有

第十一胸神经前支的前皮支和腹壁浅静脉的属支。深层主要有第十一胸神经前支的分支。

【主治】

① 小便不利,遗精,阳痿,带下,崩漏,产后恶露不尽,疝气。

② 腹痛,腹胀,水肿,泄泻。

【操作】直刺 1.0~2.0 寸,孕妇慎用。

6. 气海 * Qìhǎi(CV6)

【定位】在下腹部,脐中下 1.5 寸,前正中线上(图 4-2-5)。

【解剖】皮肤→皮下组织→腹白线→腹横筋膜→腹膜外脂肪→壁腹膜。浅层主要布有第十一胸神经前支的前皮支和脐周静脉网。深层主要有第十一胸神经前支的分支。

【主治】

① 腹痛,泄泻,便秘,痢疾,奔豚,疝气。

② 遗尿,阳痿,遗精,闭经,痛经,崩漏,带下,阴挺,疝气。

③ 中风脱证,虚劳羸瘦。

【操作】直刺 1.0~2.0 寸。可灸。

【文献链接】

①《铜人腧穴针灸图经·腹部中行凡一十五穴》:"针八分,得气即泻,泻后宜补之。可灸百壮。今附气海者,是男子生气之海也。治脏气虚惫,真气不足,一切气疾,久不瘥,悉皆灸之。"

②《类经图翼·任脉穴》:"昔柳公度曰:吾养生无他术,但不使元气佐喜怒,使气海常温尔。今人既不能不以元气佐喜怒,若能时灸气海使温,亦其次也。"

③《针灸大全·席弘赋》:"气海专能治五淋,更针三里随呼吸。"

④《医宗金鉴·刺灸心法要诀·胸腹部主病针灸要穴歌》:"气海主治脐下气。"

⑤ 针刀联合隔药灸气海穴治疗腰三横突综合征,《广州中医药大学学报》,2019 年 6 期。

7. 阴交 Yīnjiāo(CV7) 任脉、冲脉、足少阴经交会穴

【定位】在下腹部,脐中下 1 寸,前正中线上(图 4-2-5)。

【解剖】皮肤→皮下组织→腹白线→腹横筋膜→腹膜外脂肪→壁腹膜。浅层主要布有第十一胸神经前支的前皮支,脐周静脉网。深层有第十一胸神经前支的分支。

【主治】

① 腹痛,泄泻,水肿。

② 月经不调,带下,疝气。

【操作】直刺 1.0~2.0 寸。可灸。

8. 神阙 * Shénquè(CV8)

【定位】在脐区,脐中央(图 4-2-5)。

【解剖】皮肤→结缔组织→壁腹膜。浅层主要布有第十胸神经前支的前皮支和腹壁脐周静脉网。深层有第十胸神经前支的分支。

【主治】

① 腹泻,久泻,脱肛,痢疾,水肿。

② 虚脱,厥证,角弓反张,风痫。

【操作】禁刺。宜灸。

【文献链接】

①《针灸甲乙经·腹自鸠尾循任脉下行至会阴凡十五穴》："禁不可刺,刺之令人恶疡遗夭(一作"矢")者,死不治。"

②《类经图翼·任脉穴》："故神阙之灸,须填细盐,然后灸之,以多为良,若灸之三五百壮。不惟愈疾,亦且延年,若灸少,则时或暂愈,后恐复发,必难救矣。但夏月人神在脐,乃不宜灸。"

③《类经图翼·诸证灸法要穴》："凡卒中风者,神阙最佳。罗天益曰:中风服药,只可扶持,要收全功,灸火为良。盖不惟逐散风邪,宣通血脉,其于回阳益气之功,真有莫能尽述者。"

④《医宗金鉴·刺灸心法要诀·胸腹部主病针灸要穴歌》："神阙百病老虚泻,产胀溲难儿脱肛。"

⑤ 隔药灸脐对原发性痛经大鼠神经 - 内分泌 - 免疫网络调节的经穴效应特异性研究,《针刺研究》,2019 年 2 期。

9. 水分　Shuǐfēn(CV9)

【定位】在上腹部,脐中上 1 寸,前正中线上。(图 4-2-6)

【解剖】皮肤→皮下组织→腹白线→腹横筋膜→腹壁外脂肪→壁腹膜。浅层主要布有第九胸神经前支的前皮支及腹壁浅静脉的属支。深层有第九胸神经前支的分支。

【主治】

① 腹痛,泄泻,翻胃吐食。

② 腹胀,水肿,小便不利。

【操作】直刺 1.0~2.0 寸。宜灸。

10. 下脘 *　Xiàwǎn(CV10)　任脉、足太阴经交会穴

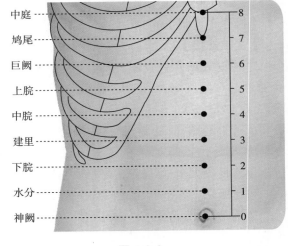

图 4-2-6

中庭　8
鸠尾　7
巨阙　6
上脘　5
中脘　4
建里　3
下脘　2
水分　1
神阙　0

【定位】在上腹部,脐中上 2 寸,前正中线上(图 4-2-6)。

【解剖】皮肤→皮下组织→腹白线→腹横筋膜→腹膜外脂肪→壁腹膜。浅层主要布有第九胸神经前支的前皮支和腹壁浅静脉的属支。深层有第九胸神经前支的分支。

【主治】

① 腹痛,腹胀,食谷不化,呕吐,泄泻。

② 虚肿,消瘦。

【操作】直刺 1.0~2.0 寸。可灸。

【文献链接】

①《针灸甲乙经·脾胃大肠受病发腹胀满肠中鸣短气》："食饮不化,入腹还出,下脘主之。"

②《针灸聚英·百症赋》："腹内肠鸣,下脘、陷谷能平。"

③ 调神和胃针法治疗脾胃不和型失眠临床研究,《针灸临床杂志》,2020 年 5 期。

11. 建里　Jiànlǐ(CV11)

【定位】在上腹部,脐中上 3 寸,前正中线上(图 4-2-6)。

【解剖】皮肤→皮下组织→腹白线→腹横筋膜→腹膜外脂肪→壁腹膜。浅层主要布有第八胸神经前支的前皮支和腹壁浅静脉的属支。深层主要有第八胸神经前支的分支。

【主治】

① 胃痛,腹胀,肠鸣,呕吐,不嗜食。

② 水肿。

【操作】直刺 1.0~1.5 寸。可灸。

12. 中脘 * Zhōngwǎn(CV12) 胃募穴,八会穴之腑会,任脉、手太阳、手少阳、足阳明经交会穴

【定位】在上腹部,脐中上 4 寸,前正中线上(图 4-2-6)。

【取法】剑胸结合中点与脐中连线的中点处。

【解剖】皮肤→皮下组织→腹白线→腹横筋膜→腹膜外脂肪→壁腹膜。浅层主要布有第八胸神经前支的前皮支和腹壁浅静脉的属支。深层主要有第八胸神经前支的分支。

【主治】

① 胃痛,呕吐,吞酸,腹胀,食不化,反胃,肠鸣,泄泻,黄疸。

② 咳喘痰多,胁下痛。

③ 癫痫,失眠,脏躁。

【操作】直刺 1.0~1.5 寸。可灸。

【文献链接】

①《针灸甲乙经·腹自鸠尾循任脉下行至会阴凡十五穴》:"中脘,一名太仓,胃募也,在上脘下一寸,居心蔽骨与脐之中,手太阳少阳、足阳明所生,任脉之会,刺入三分,灸七壮。"

②《针灸聚英·行针指要歌》:"或针痰,先针中脘、三里间。或针吐,中脘、气海、膻中补。"

③《医宗金鉴·刺灸心法要诀·胸腹部主病针灸要穴歌》:"上脘奔豚与伏梁,中脘主治脾胃伤,兼治脾痛疟痰晕,痞满翻胃尽安康。"

④ 重灸中脘穴对脾胃虚寒型糖尿病胃轻瘫患者胃肠激素、胃动力学的影响,《上海针灸杂志》,2020 年 4 期。

13. 上脘 Shàngwǎn(CV13) 任脉、手太阳、足阳明经交会穴

【定位】在上腹部,脐中上 5 寸,前正中线上(图 4-2-6)。

【解剖】皮肤→皮下组织→腹白线→腹横筋膜→腹膜外脂肪→壁腹膜。浅层主要布有第七胸神经前支的前皮支和腹壁浅静脉的属支。深层主要有第七胸神经前支的分支。

【主治】

① 胃痛,呕吐,腹胀,吞酸,食不化,吐血,黄疸。

② 癫狂痫。

【操作】直刺 1.0~1.5 寸。可灸。

14. 巨阙 Jùquè(CV 14) 心募穴

【定位】在上腹部,脐中上 6 寸,前正中线上(图 4-2-6)。

【解剖】皮肤→皮下组织→腹白线→腹横筋膜→腹膜外脂肪→壁腹膜。浅层主要布有第七胸神经前支的前皮支和腹壁浅静脉。深层主要有第七胸神经前支的分支。

【主治】

① 胃痛,吞酸,呕吐。

② 心悸,胸痛。

③癫狂痫。

【操作】直刺 0.3~0.6 寸。可灸。

15. 鸠尾 Jiūwěi（CV15） 络穴,膏之原

【定位】在上腹部,剑胸结合下 1 寸,前正中线上（图 4-2-6）。

【解剖】皮肤→皮下组织→腹白线→腹横筋膜→腹膜外脂肪→壁腹膜。浅层主要布有第七胸神经前支的前皮支。深层主要有第七胸神经前支的分支。

【主治】

①胸闷,心悸,心痛。

②噎膈,呕吐,腹胀。

③癫狂痫。

【操作】直刺 0.3~0.6 寸。可灸。

16. 中庭 Zhōngtíng（CV16）

【定位】在胸部,剑胸结合中点处,前正中线上（图 4-2-7）。

【解剖】皮肤→皮下组织→胸肋辐状韧带和肋剑突韧带→胸剑结合部。布有第六肋间神经的前皮支和胸廓内动、静脉的穿支。

【主治】

①胸胁胀满,心痛。

②呕吐,小儿吐乳。

【操作】斜刺 0.3~0.6 寸。可灸。

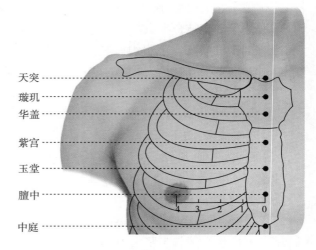

图 4-2-7

天突
璇玑
华盖
紫宫
玉堂
膻中
中庭

17. 膻中 * Dànzhōng（CV17） 心包募穴,八会穴之气会,任脉、足太阴、足少阴、手太阳、手少阳交会穴

【定位】在胸部,横平第 4 肋间隙,前正中线上（图 4-2-7）。

【解剖】皮肤→皮下组织→胸骨体。主要布有第四肋间神经前皮支和胸廓内动、静脉的穿支。

【主治】

①胸闷,气短,咳喘,胸痛,心悸,心烦。

②产妇乳少,乳腺炎。

③噎膈,呕吐。

【操作】平刺 0.3~0.5 寸。可灸。

【文献链接】

①《铜人腧穴针灸图经·膺腧部中行凡七穴》:"其穴禁不可针,不幸令人夭折。"

②《针灸甲乙经·胸自天突循任脉下行至中庭凡七穴》:"膻中,一名元儿,在玉堂下一寸六分陷者中,任脉气所发,仰而取之,刺入三分,灸五壮。"

③《针灸聚英·行针指要歌》:"或针气,膻中一穴分明记。或针吐,中脘、气海、膻中补;翻胃吐食一般医,针中有妙少人知。"

④电针膻中穴联合电脑中频（透热）治疗仪治疗产后缺乳 46 例临床研究,《河北中医》,2018 年 3 期。

18. 玉堂 Yùtáng(CV18)

【定位】在胸部,横平第 3 肋间隙,前正中线上(图 4-2-7)。

【解剖】皮肤→皮下组织→胸骨体。主要布有第三肋间神经前皮支和胸廓内动、静脉的穿支。

【主治】

① 胸痛,胸闷,咳嗽,气喘。

② 呕吐。

【操作】平刺 0.3~0.5 寸。可灸。

19. 紫宫 Zǐgōng(CV19)

【定位】在胸部,横平第 2 肋间隙,前正中线上(图 4-2-7)。

【解剖】皮肤→皮下组织→胸大肌起始腱→胸骨体。主要布有第二肋间神经前皮支和胸廓内动、静脉的穿支。

【主治】

① 胸痛,胸闷。

② 咳嗽,气喘。

【操作】平刺 0.3~0.5 寸。可灸。

20. 华盖 Huágài(CV20)

【定位】在胸部,横平第 1 肋间隙,前正中线上(图 4-2-7)。

【解剖】皮肤→皮下组织→胸大肌起始腱→胸骨柄与胸骨体之间(胸骨角)。主要布有第一肋间神经前皮支和胸廓内动、静脉的穿支。

【主治】

① 咳喘,胸痛,胸闷。

② 咽喉肿痛。

【操作】平刺 0.3~0.5 寸。可灸。

21. 璇玑 Xuánjī(CV21)

【定位】在胸部,胸骨上窝下 1 寸,前正中线上(图 4-2-7)。

【取法】在前正中线,天突下 1 寸。

【解剖】皮肤→皮下组织→胸大肌起始腱→胸骨柄。主要布有锁骨上内侧神经和胸廓内动、静脉的穿支。

【主治】

① 气喘,咳嗽,胸痛,胸闷。

② 咽喉肿痛。

③ 胃中积滞。

【操作】平刺 0.3~0.5 寸。可灸。

22. 天突 * Tiāntū(CV22) 任脉、阴维脉交会穴

【定位】在颈前区,胸骨上窝中央,前正中线上(图 4-2-7)。

【取法】两侧锁骨中间凹陷中。

【解剖】皮肤→皮下组织→左、右胸锁乳突肌腱(两胸骨头)之间→胸骨柄颈静脉切迹上方→左、右胸骨甲状肌→气管前间隙。浅层布有锁骨上内侧神经,皮下组织内有颈阔肌和颈静脉弓。深层有头臂干、左颈总动脉、主动脉弓和头臂静脉等重要结构。

【主治】

① 咳嗽,哮喘,胸痛。

② 咽喉肿痛,暴喑,瘿气,梅核气。

③ 噎膈。

【操作】先直刺 0.2 寸,当针尖超过胸骨柄内缘后,即向下沿胸骨柄后缘、气管前缘缓慢向下刺入 0.5~1.0 寸。可灸。

该穴针刺要注意角度、方向和深度。不能向左右深刺,以防刺伤锁骨下动脉和肺尖。如刺中气管壁,针下有硬而轻度弹性感,患者出现喉痒欲咳等现象;若刺破气管壁,可引起剧烈的咳嗽和血痰现象;如刺中无名静脉或主动脉弓时,针下有柔软而有弹力的阻力或患者有疼痛感,应立即退针。

【文献链接】

①《铜人腧穴针灸图经·膺腧部中行凡七穴》:"针入五分,留三呼,得气即泻……灸亦得。即不及针,其下针直(宜)横下,不得低手,即损五脏之气,伤人。"

②《类经图翼·诸证灸法要穴》:"治一切瘿瘤初起者,灸之妙。"

③ 基于数据挖掘的穴位贴敷治疗慢性阻塞性肺疾病稳定期选穴规律分析,《中国中药杂志》,2020 年 22 期。

④ 大黄粉贴敷天突穴治疗痰热型咳嗽临床观察,《上海针灸杂志》,2019 年 12 期。

⑤ 天突穴贴敷红外线贴对缓解气管插管全麻术后咽痛症状的临床观察,《广州中医药大学学报》,2019 年 9 期。

23. 廉泉 * Liánquán(CV23) 任脉、阴维脉交会穴

【定位】在颈前区,喉结上方,舌骨上缘凹陷中,前正中线上(图 4-2-8)。

【解剖】皮肤→皮下组织→(含颈阔肌)→左、右二腹肌前腹之间→下颌骨肌→颏舌骨肌→颏舌肌。浅层布有面神经颈支和颈横神经上支的分支。深层有舌动、静脉的分支或属支,舌下神经的分支和下颌舌骨肌神经等。

【主治】

① 舌下肿痛,咽喉肿痛,舌缓流涎。

② 中风失语,暴喑。

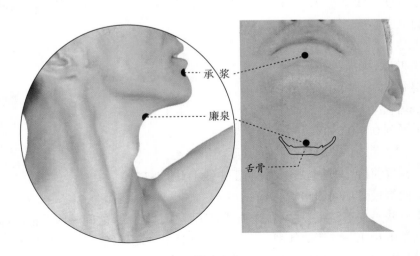

承浆

廉泉

舌骨

图 4-2-8

③ 梅核气,瘿气。

【操作】针尖向舌根或咽喉部直刺 0.5~0.8 寸。可灸。

【文献链接】

①《针灸甲乙经·颈凡十七穴》:"阴维、任脉之会。"

②《针灸聚英·百症赋》:"廉泉、中冲,舌下肿痛堪取。"

③ 针刺联合吞咽电刺激对老年痴呆伴吞咽障碍患者舌骨喉复合体动度的影响,《上海针灸杂志》,2020 年 10 期。

④ 针刺前廉泉穴联合八脉交会穴治疗慢性咽炎临床观察,《中国针灸》,2019 年 12 期。

⑤ 深刺廉泉与翳风穴对脑卒中后吞咽障碍的影响,《针刺研究》,2019 年 2 期。

24. 承浆 * Chéngjiāng(CV24) 任脉、足阳明经交会穴

【定位】在面部,颏唇沟的正中凹陷处(图 4-2-8)。

【解剖】皮肤→皮下组织→口轮匝肌→降下唇肌→颏肌。布有下牙槽神经的终支颏神经和颏动、静脉。

【主治】

① 口㖞,唇紧,齿痛,齿衄,流涎,口舌生疮。

② 暴喑,面肿。

【操作】斜刺 0.3~0.5 寸。可灸。

【文献链接】

①《医宗金鉴·刺灸心法要诀·头部主病针灸要穴歌》:"承浆主治男七疝,女子瘕聚儿紧唇,偏风不遂刺之效,消渴牙疳灸功深。"

②《铜人腧穴针灸图经·正面部中行凡六穴》:"灸即血脉通宣,其风应时立愈,其艾炷不用大,一依竹小箸头作炷;针入三分,得气即泻。"

③《类经图翼·任脉穴》:"又十三鬼穴云,此名鬼市,治百邪癫狂,当在第八次下针。"

④ 基于数据挖掘分析古籍针灸治疗面瘫的腧穴应用规律,《针灸临床杂志》,2019 年 11 期。

第三节 冲 脉

冲,有要冲、要道的意思。《集韵》:"冲,要也。"《说文解字》:"冲,通道也。"意本经为十二经气血通行之要冲,故称为"十二经之海"。

本节包括经脉循行,功能与病候两部分。

一、循行分布

起于肾下胞中[1],经会阴[2],出于气街[3],并足少阴肾经[4],挟脐上行,至胸中而散。

分支:

1. 从胸中上行,会咽喉,络唇口,其气血渗诸阳,灌诸精[5]。

2. 从气街下行,并足少阴经,循阴股内廉。入腘中,行胫内廉,至内踝后,渗三阴。

3. 从内踝后分出,行足背,入大趾内间。

4. 从胞中向后,行于脊内(图 4-3-1)。

思维导图

PPT 课件

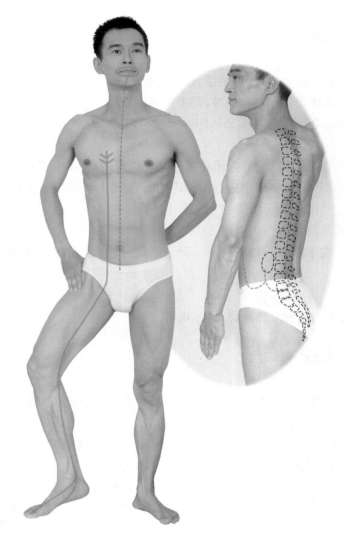

图 4-3-1 冲脉循行示意图

【注释】

[1] 肾下胞中:《灵枢·动输》言:"起于肾下。"《灵枢·五音五味》言:"起于胞中。"肾下,指两肾之间的下方,实为胞中之所在。《奇经八脉考》言督脉"起于肾下胞中"可佐证。

[2] 会阴:《针灸甲乙经》言:"任脉别络,侠督脉、冲脉之会。"

[3] 出于气街:《素问·骨空论》等文献言:"起于气街"。气街,为本经"浮而外者"的起始处。综合《灵枢》等文献,改为"出于气街"。

[4] 并足少阴肾经:《难经》言:"并足阳明之经。"《素问·骨空论》言:"并少阴之经。"《奇经八脉考》言:"并足阳明、少阴之间。"考《素问·气府论》:"冲脉气所发者二十二穴,侠鸠尾外各半寸,至脐寸一,侠脐下傍各五分,至横骨寸一。"腹部正中线旁开 0.5 寸正是足少阴肾经之所在,故冲脉在腹部当并足少阴肾经。

[5] 渗诸阳,灌诸精:杨上善注为"冲脉气渗诸阳,血灌诸精,精者,目中五脏之精"。

【交会穴】

气冲(足阳明);横骨,大赫,气穴,四海,中注,肓俞,商曲,石关,阴都,通谷,幽门(均足少阴);会阴,阴交(任脉)。此外,足太阴脾经络穴公孙通于冲脉。

【参考文献】

《灵枢·五音五味》："冲脉、任脉皆起于胞中，上循脊里，为经络之海；其浮而外者，循腹（各）上行，会于咽喉，别而络唇口。"

《灵枢·动输》："冲脉者，十二经脉之海也，与少阴之大络起于肾下，出于气街，循阴股内廉，邪（斜）入腘中，循胫骨内廉，并少阴之经，下入内踝之后，入足下；其别者，斜入踝，出属跗上，入大指之间，注诸络以温足胫。"

《灵枢·逆顺肥瘦》："夫冲脉者，五脏六腑之海也，五脏六腑皆禀焉。其上者，出于颃颡[1]，渗诸阳，灌诸精；其下者，注少阴之大络[2]，出于气街，循阴股内廉，入腘中，伏行骭骨[3]内，下至内踝之后属而别。其下者，并于少阴之经，渗三阴；其前者，伏行出跗属[4]，下循跗，入大指间，渗诸络而温肌肉。"

《素问·骨空论》："冲脉者，起于气街，并少阴之经夹脐上，至胸中而散也。"

《素问·举痛论》："冲脉起于关元[5]。"

《难经·二十七难》："冲脉者，起于气冲，并足阳明（应从《素问·骨空论》作'少阴'）之经，夹脐上行，至胸中而散也。"

《奇经八脉考》："冲为经脉之海，又曰血海，其脉与任脉皆起于少腹之内胞中，其浮而外者，起于气冲，并足阳明、少阴二经之间，循腹上行至横骨，挟脐左右各五分，上行历大赫……至胸中而散。凡二十四穴。"

【注释】

[1]颃颡：咽喉上部和后鼻道，即鼻咽部。

[2]注少阴之大络：指足少阴肾经的分支。

[3]骭骨：胫骨。骭、胻、胫，义通。

[4]跗属：跗骨与胫骨连接部。《灵枢·骨度》："跗属以下至地，长三寸。"约当足背高度。杨上善注："胫骨与跗骨相连之处曰属也。至此分为二道：一道后而下者，并少阴经循于小络，渗入三阴之中；其前而下者，至跗属，循跗下入大指间，渗入诸阳络，温于足胫肌肉。"

[5]关元：王冰注："言起自此穴，即随腹而上，非生出于此也。其本生出乃起于肾下也。"杨上善注："关元在脐下小腹，下当于胞，故前言'冲脉起于胞中'。"意指关元、中极的深部即当胞宫之所在。

二、功能与病候

（一）功能

冲脉的功能主要可概括为"十二经之海""五脏六腑之海"和"血海"。言"十二经之海"，主要是强调冲脉在十二经气血通行、渗灌中所起的重要作用。冲脉与督脉、任脉同起于胞中，同出于会阴，而督脉交会于全身所有的阳经，为"阳脉之海"，任脉交会于全身所有的阴经，为"阴脉之海"。因此冲脉通过交会任、督而通行十二经气血。另一方面，本经循行范围广泛，其上者"出于颃颡，渗诸阳、灌诸精"；其下者，"渗三阴"；其前者，"渗诸络而温肌肉"。张景岳曾概括冲脉循行："其上自头，下自足，后自背，前自腹，内自溪谷，外自肌肉，阴阳表里无所不涉"（《类经》），可见冲脉有通受全身气血的作用，故被称为"十二经之海"，或者"经脉之海"（《素问·痿论》）、"经络之海"（《灵枢·五音五味》）。

称其为"五脏六腑之海"主要是概括说明本经有秉受和输布先、后天精气的作用。先天精气来源于肾，而冲脉与足少阴肾经并行于腹部和下肢部，又起于"肾下""胞中"，而"胞络者系于肾"（《素问·奇病论》）。故本经秉受先天精气。后天精气来源于胃，而冲脉与胃经"会于气街""合于宗筋"（《素问·痿论》），另据《灵枢·海论》记载，冲脉之"输"（穴），"下出于巨虚之上下廉"。故本经也可输布后天之精气,以濡养五脏六腑,因此,被称为"五脏六腑之海"。

称其"血海",除说明本经有通行溢蓄全身血气的作用,还强调本经与女子经、孕,男子发育、生殖功能有密切联系。《素问》王冰注:"冲为血海,任主胞胎,两者相资,故能有子。"只有血海充盈,女子才能"月事以时下";男子才能"澹渗皮肤,生毫毛"(胡须)(《灵枢·五音五味》)。《临证指南医案》也说:"血海者,即冲脉也,男子藏精,女子系胞。"

(二)病候

《素问·骨空论》:"冲脉为病,逆气、里急。"(《难经》作:"冲之为病,逆气而里急。")

《灵枢·五音五味》:"宦者去其宗筋,伤其冲脉,血泻不复,皮肤内结,唇口不荣,故须不生。""天宦者……其任冲不盛,宗筋不成,有气无血,唇口不荣,故须不生。"

《脉经·平奇经八脉病》:"苦少腹痛,上抢心,有瘕疝、绝孕、遗失溺、胁支满烦也。"

根据冲脉分布和以上记载可以看出,本经病候主要表现在两方面:一是逆气上冲,表现为心痛、心烦、胸闷胁胀,腹痛里急;二是生殖、泌尿系统病症,如男女不育,月经不调,遗尿等。叶天士《临证指南医案》:"……不孕,经不调,冲脉病也。"

PPT 课件

第四节 带 脉

带,腰带、束带,引申为约束。《广雅》:"带,束也。"言此脉行于腰腹,有约束经脉和脏腑的作用。

本节包括循行分布,功能与病候两部分。

一、循行分布

起于季胁[1],回身一周[2](图 4-4-1)。

【注释】

[1]季胁:胁肋的末端。交会于足少阳胆经的带脉穴。一说起于足厥阴经的章门穴。因章门非带脉交会穴,故不取此说。

[2]回身一周:环绕腰腹部一周。经过十四椎,交会于足少阳胆经的五枢、维道。

【交会穴】

带脉,五枢,维道(均足少阳)。此外,足少阳胆经之输穴足临泣通于带脉。

【参考文献】

《灵枢·经别》:"足少阴之正,至腘中,别走太阳而合,上至肾,当十四椎,出属带脉。"

《素问·痿论》:"阳明、冲脉……皆属于带脉,而络于督脉。"

《难经·二十八难》:"带脉者,起于季胁,回身一周。"

《奇经八脉考》:"带脉者,起于季胁足厥阴之章

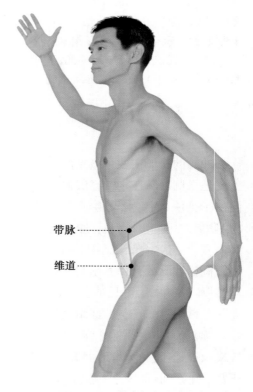

带脉 ·············

维道 ·············

图 4-4-1 带脉循行示意图

门穴,同足少阳循带脉穴,围身一周,如束带然。又与足少阳会于五枢、维道,凡八穴。"

二、功能与病候

(一)功能

带脉的功能可概括为"总束诸脉",健运腰腹和下肢。杨玄操《难经》注说:"带之为言,束也。言总束诸脉,使得调柔也。"指约束纵行诸经脉,使起到协调和柔顺作用。腰腹为胞宫和下焦之位,约束诸脉,也就能达到固摄下元的作用。故带脉配合冲、任,对男女生殖器官的关系尤为密切。《儒门事亲》说:"冲任督三脉,同起而异行,一源而三歧,皆络带脉。"

(二)病候

《素问·痿论》:"阳明虚则宗筋纵,带脉不引,故足痿不用也。"

《难经·二十九难》:"带之为病,腹满、腰溶溶若坐水中。"

《脉经·平奇经八脉病》:"左右绕脐,腹腰脊痛,冲阴股也。"

《脉经·手检图》:"苦少腹痛引命门,女子月水不来,绝继(经)复下止(也),阴辟寒,令人无子;男子苦少腹拘急或失精也。"

根据带脉分布和以上文献记载,带脉病候主要表现为"带脉不引",即约束无力所致各种弛缓、废痿诸症。如腰部酸软、腹痛引腰脊、下肢不利及男女生殖器官病症,包括阳痿、遗精、月经不调、崩漏、带下、少腹拘急、疝气下坠等。

第五节 阴跷脉、阳跷脉

04章05节PPT

PPT 课件

跷,原意为举足行高。《说文解字》:"跷,举足小高也。"引申为活动敏捷的意思。又通"屩"(jué),指草鞋。言跷脉起于足部。

本节包括循行分布,功能与病候两部分。

一、循行分布

(一)阴跷脉

起于跟中,出足少阴然骨之后,上内踝之上,直上循阴股,入阴,上循胸里,至咽喉[1],会冲脉[2],入𫟪[3],属目内眦,合于太阳、阳跷而上行(图 4-5-1)。

【注释】

[1] 起于跟中……至咽喉:参考《灵枢·脉度》记载。

[2] 会冲脉:《难经·二十八难》作"交贯冲脉"。

[3] 𫟪:鼻旁,颧骨部。"入𫟪,属目内眦,合于太阳、阳跷而上行"见《灵枢·脉度》。

【交会穴】

照海(足少阴;又为八脉交会穴,通阴跷),交信(阴跷郄;足少阴),睛明(足太阳,此据《素问》王冰注,《针灸甲乙经》无会阴跷记载。)

【参考文献】

《灵枢·脉度》:"(阴)跷脉者,少阴之别,起于然骨之后,上内踝之上,直上循阴股,入阴,上循胸里,入缺盆,上出人迎之前,入𫟪,属目内眦,合于太阳、阳跷而上行。"

《灵枢·脉度》:"跷脉从足至目,七尺五寸……"

《难经·二十八难》:"阴跷脉者,亦起于跟中,循内踝上行,至咽喉,交贯冲脉。"

《奇经八脉考》:"阴跷者,足少阴之别脉,其脉起于跟中足少阴然谷穴之后,同足少阴循内踝下照海穴,上内踝之上二寸,以交信为郄,直上循阴股,入阴,上循胸,入缺盆,上出人迎之前,至喉咙,交贯冲脉,入頄内廉,上行属目内眦,与手足太阳、足阳明、阳跷五脉会于睛明而上行。凡八穴。"

(二)阳跷脉

起于跟中,出足太阳之申脉[1],循外踝上行,沿髀胁上肩[2],循面[3],交目内眦、会睛明[4],入脑[5],下耳后,入风池[6](图4-5-2)。

【注释】

[1]申脉:据《针灸甲乙经》等记载为"阳跷所生也。"

[2]沿髀胁上肩:交会于居髎、臑俞、巨骨、肩髃。

[3]循面:会地仓、巨髎、承泣。据《针灸甲乙经》记载,地仓、巨髎为"跷脉"与足阳明之会,此"跷脉",似指阴跷脉更妥,以与《灵枢》所述(阴)跷脉在面部循行相吻合。

[4]睛明:据《素问·气穴论》王冰注,为"手足太阳、足阳明、阴跷、阳跷五脉之会。"

[5]入脑:参《灵枢·寒热病》:"……入脑乃别阴跷、阳跷。"

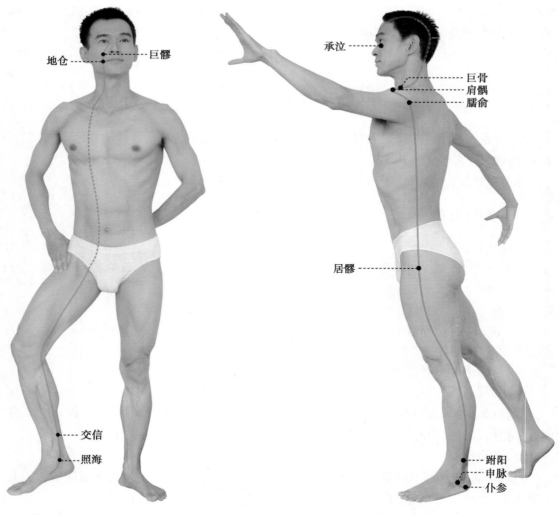

图4-5-1　阴跷脉循行示意图　　　　图4-5-2　阳跷脉循行示意图

［6］入风池：见《难经·二十八难》。但古今文献中无风池为阳跷脉交会穴记载。

【交会穴】

申脉（足太阳；又为八脉交会穴，通阳跷）、仆参（足太阳），跗阳（阳跷郄；足太阳），居髎（足少阳），臑俞（手太阳），巨骨、肩髃（均手阳明），地仓、巨髎、承泣（均足阳明），睛明（足太阳）。

【参考文献】

《灵枢·寒热病》："足太阳有通项入于脑者，正属目本，名曰眼系……在项中两筋间，入脑乃别阴跷、阳跷，阴阳相交……交于目锐（应作'内'）眦。"

《难经·二十八难》："阳跷脉者，起于跟中，循外踝上行，入风池。"

《奇经八脉考》："阳跷者，足太阳之别脉，其脉起于跟中，出于外踝下足太阳申脉穴，当踝后绕跟，以仆参为本，上外踝上三寸，以跗阳为郄，直上循股外廉，循胁后髀，上会手太阳、阳维于臑俞，上行肩膊外廉，会手阳明于巨骨，会手阳明、少阳于肩髃，上人迎，挟口吻，会手足阳明、任脉于地仓，同足阳明上而行巨髎、复会任脉于承泣，至目内眦，与手足太阳、足阳明、阴跷五脉会于睛明穴，从睛明上行入发际，下耳后，入风池而终。"

二、功能与病候

（一）功能

跷脉的功能主要为"司目之开阖"和主肢体运动。阴、阳跷脉交会于目内眦，阴阳气相并，能共同濡养眼目。《灵枢·脉度》言："跷脉者……气并相还则为濡目，气不荣则目不合。"当阳跷气盛时，则表现为精神振作，目开而不欲睡；阴跷气盛时，则表现为目合而入睡。即《灵枢·寒热病》所说的："阳气盛则瞋目，阴气盛则瞑目。"也就是说跷脉与人的睡眠关系密切，只有跷脉功能正常，人们才能保持"昼精夜眠"。

另一方面，跷脉起于足，与人的肢体运动，特别是下肢运动有密切关系。杨上善《黄帝内经太素》注："人行健疾，此脉所能，故因名也。"《太平圣惠方》也说："言此脉是人行走之机要，动足之所由也，故曰跷脉焉。"《奇经八脉考》认为，可主一身左右之阴阳。

（二）病候

《灵枢·大惑论》："病而不得卧者，何气使然……卫气不得入于阴，常留于阳，留于阳则阳气满，阳气满则阳跷盛，不得入于阴则阴气虚，故目不得瞑矣。"

《灵枢·大惑论》："病目（《针灸甲乙经》作"目闭"）而不得视者，何气使然……卫气留于阴，不得行于阳，留于阴则阴气盛，阴气盛则阴跷满，不得入于阳则阳气虚，故目闭也。"

《难经·二十九难》："阴跷为病，阳缓而阴急；阳跷为病，阴缓而阳急。"

总之，跷脉病候主要表现为两方面，一是失眠或嗜睡；二是下肢拘急。因阴跷循行于阴面，经下肢内侧，故其病见内侧面痉挛、拘急，外侧面弛缓；阳跷循行于阳面，经下肢外侧，故其病外侧面痉挛、拘急，内侧面弛缓。这些症象可见于癫痫一类病中，故同主痫证。

第六节 阴维脉、阳维脉

维，原意指系物之大绳，故有维系、连结的意思。说明维脉有维系诸阴、诸阳经的作用。本节包括循行分布，功能与病候两部分。

04第06我PPT

PPT 课件

笔记栏

一、循行分布

(一)阴维脉

阴维起于诸阴交[1],从少阴腨、股内廉上行入腹,行太阴会厥阴[2],贯膈,上咽[3],与任脉会于天突、廉泉(图 4-6-1)。

【注释】

[1]诸阴交:杨上善《黄帝内经太素》注:"则三阴交也。"可供参考。但三阴交一穴,无维脉交会穴记载。也有人理解为筑宾穴。

[2]行太阴会厥阴:循行并交会足太阴脾经冲门、府舍、大横、腹哀及足厥阴肝经期门。

[3]上咽:《奇经八脉考》作"挟咽",因其会于任脉的天突、廉泉,故改。

【交会穴】

筑宾(阴维郄;足少阴),冲门、府舍、大横、腹哀(均足太阴),期门(足厥阴),天突、廉泉(均任脉)。此外,手厥阴心包经的络穴内关通于阴维。

【参考文献】

《素问·刺腰痛》:"刺飞阳之脉,在内踝上五寸,少阴之前,与阴维之会。"

《难经·二十八难》:"阳维阴维者,维络于身,溢蓄不能环流灌溉诸经者也。故阳维起于诸阳会也,阴维起于诸阴交也。"

《奇经八脉考》:"阴维起于诸阴之交,其脉发于足少阴筑宾穴,为阴维之郄,在内踝上五寸腨肉分中,上循股内廉,上行入少腹,会足太阴、厥阴、少阴阳明于府舍,上会足太阴于大横、腹哀,循胁肋会足厥阴于期门,上胸膈挟咽,与任脉会于天突、廉泉,上至顶前而终。凡十四穴(注:十四穴当包括冲门,否则少二穴)。"

(二)阳维脉

阳维起于诸阳会[1],从太阳金门下绕外踝后,上七寸,迎[2]足少阳出膝外廉,循髀阳上髀厌,走季肋过腋后,会手太阳、少阳抵肩,从肩至头[3],入项,与督脉会于风府、哑门(图 4-6-2)。

【注释】

[1]诸阳会:指头部哑门、风府,为维脉与督脉的交会穴。张飞畴注:"诸阳皆会于头。"杨上善注:"阳维诸阳之会,从头下至金门,阳交即是也。"如是,则阳维脉但从上向下循行。但参考《奇经八脉考》和其他教材,本教材仍将循行从下至上描述。

[2]迎:逆行。

[3]从肩至头:交会臑俞、天髎、肩井、本神、阳白、头临泣、目窗、正营、承灵、脑空、风池。

【交会穴】

金门(足太阳),阳交(阳维郄;足少阳),臑俞(手太阳),天髎(手少阳),肩井、本神、阳白、头临泣、目窗、正营、承灵、脑空、风池(均足少阳),风府、哑门(均督脉)。此外,手少阳三焦经的络穴外关通于阳维。

【参考文献】

《素问·刺腰痛》:"阳维之脉,脉与太阳合腨下间,去地一尺所。"

《奇经八脉考》:"阳维起于诸阳之会,其脉发于足太阳金门穴,在足外踝下一寸五分,上外踝七寸,会足少阳于阳交,为阳维之郄,循膝外廉上髀厌抵少腹侧,会足少阳于居髎,循胁肋斜上肘、上会手阳明、手足太阳于臂臑,过肩前,与手少阳会于臑会、天髎,却会手足少阳、足阳明于肩井、入肩后,会手太阳、阳跷于臑俞,上循耳后,会手足少阳于风池,上脑空、承灵、正营、目窗、临泣,下额与手足少阳、阳明五脉会于阳白,循头入耳,上至本神而止。凡二十二穴。"

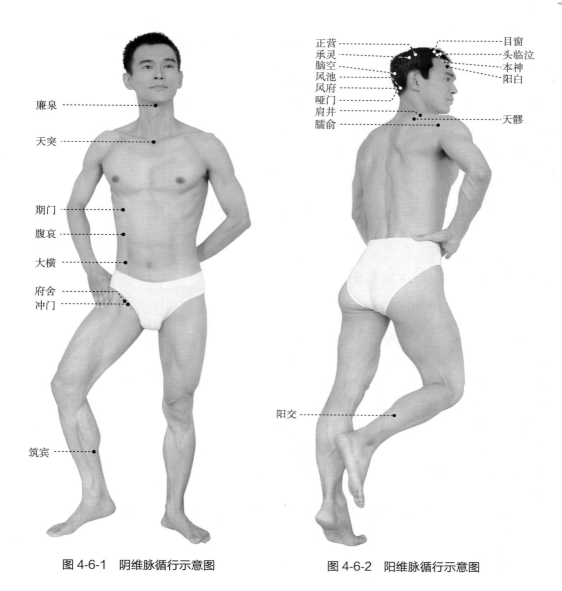

| 图 4-6-1　阴维脉循行示意图 | 图 4-6-2　阳维脉循行示意图 |

二、功能与病候

（一）功能

维脉的功能主要是"维络于身"，对全身气血起溢蓄调节作用，而不像十四经那样交接"环流"。杨玄操注："维者，维持之义也。此脉为诸脉之网维，故曰维脉也。"网维，是网络样连接各阴经或阳经，使与任督脉相沟通。

阳维主要维系诸阳经，主一身之表；阴维主要维系诸阴经，主一身之里。即《难经》所说的"阳维维于阳，阴维维于阴"，以达到阴阳"自相维"——各经之间互相联络，从而调节气血的盛衰。

（二）病候

《素问·刺腰痛》："阳维之脉令人腰痛，痛上怫然肿，刺阳维之脉。"

《难经·二十九难》："阳维维于阳，阴维维于阴，阴阳不能自相维则怅然失志，溶溶不能自收持……阳维为病苦寒热；阴维为病苦心痛。"

《脉经·平奇经八脉病》："诊得阳维脉浮者,暂起目眩,阳盛实者,苦肩息,洒洒如寒。诊得阴维脉沉大而实者,苦胸中痛,胁支满,心痛。"

据以上记载,阳维、阴维的主病,《内经》只提到腰痛,在《难经》中才从"不能自相维"去分析有关病症。"怅然失志,溶溶不能自收持",是形容精神涣散和体力松懈。阳维失去维络,就出现阳证、表证,见寒热、头痛、目眩等;阴维失去维络,就出现阴证、里证,见心腹痛、胸胁痛等。《脉经》所述可与《难经》相参照。

第七节　奇经八脉的总体作用

奇经八脉在经络系统中居于极为重要的地位,它对十二经脉、经别、络脉起广泛的联系作用,并主导调节全身气血的盛衰。

一、统领、联络作用

八脉中的督、任、冲脉都称为"海",意指其功能之大,联系之广。最初《灵枢·海论》提出冲脉为四海之一,被称为"血海";其后三国时吕广注《难经》,始称督脉为"阳脉之海",冲脉为"阴脉之海",后杨玄操将其改称任脉。诸阴经均直接或间接交会于任脉,诸阳经均直接或间接交会于督脉。这样任、督分别统领阴、阳经脉的作用得以明确。冲任同源,其作用有分有合,而冲脉又称为"十二经之海",其意义更广。冲脉通行十二经,主一身之血;任脉主一身之阴;督脉主一身之阳。冲、任、督又相互交通,下起于胞中,上及于头脑;前贯心,后贯脊。督脉还通于髓海,又被称为"督领经脉之海"。可见,这三条经脉对全身经络系统的统率、联络作用十分广泛。

八脉中的带脉、维脉和跷脉则起联络各经的作用。带脉横于腰腹而"络于督脉",对全身纵行经脉均有联络调节作用;阳维脉通过会督脉而联系各阳经,主一身之表;阴维脉通过会任脉而联系各阴经,主一身之里;阴阳跷脉,《难经》称之为"阴络"和"阳络",分别联络多条阴经或阳经。李时珍《奇经八脉考》说:"阳维主一身之表,阴维主一身之里,以乾(头)坤(腹)言也;阳跷主一身左右之阳,阴跷主一身之阴,以东(左)西(右)言也;督主身后之阳,任、冲主身前之阴,以南(前)北(后)言也;带脉横束诸脉,以六合(上下四方)言也。"这是就以八脉所联络的重点部位来分,使全身经络系统紧密相连,互相协调。

二、溢蓄、调节作用

奇经八脉之"奇",在于既有"经"的名义,又具"络"的性质。《难经》比拟十二经与奇经的关系有如"沟渠"与"深湖",也就是江河与湖海。后者能调节前者的水位涨落,因而奇经能调整十二经气血的盛衰。奇经八脉中只有任脉、督脉参与气血循环流注,其他六脉主要起溢蓄调节气血的作用。即所谓"溢畜不能环流灌溉诸经"。"溢",指溢出;"畜",通"蓄",指蓄入。带脉、跷脉、维脉的联络作用,是较小范围的调节;督脉、任脉、冲脉的统领作用,则是较大范围的调节。《难经·二十八难》说:"沟渠满溢,流于深湖……而人脉隆盛,入于八脉而不环周。"十二正经气血隆盛时流入于八脉;相对,气血虚衰时则可从八脉流入十二正经。这就是所说的"溢畜",即调节气血盛衰的作用。

（杨添淞　戴俭宇　杨茜芸）

复习思考题

1. 为何称督脉为"阳脉之海"？
2. 为何称任脉为"阴脉之海"？
3. 试述长强、腰阳关、命门、大椎、哑门、风府、百会、水沟等穴的定位和主治。
4. 试述中极、关元、气海、中脘、膻中、天突、廉泉穴的定位和主治。
5. 如何理解"冲为血海"？
6. 何谓一源三歧？
7. 简述阴阳跻脉的循行。
8. 简述奇经八脉的综合作用。

扫一扫
测一测

◆◆◆ 第五章 ◆◆◆

经 外 奇 穴

学习目标

1. 掌握常用奇穴的定位、主治和操作。
2. 了解奇穴的局部层次解剖。

第一节　头颈部奇穴

1. 四神聪 * Sìshéncōng(EX-HN1)

【定位】在头部,百会前后左右各旁开 1 寸,共 4 穴(图 5-1-1)。

【取法】后神聪在前后发际正中连线的中点处,前顶后 0.5 寸为前神聪。

【解剖】皮肤→皮下组织→帽状腱膜→腱膜下疏松结缔组织。布有枕动、静脉、颞浅动、静脉顶支和眶上动、静脉的吻合网,有枕大神经,耳颞神经及眶上神经的分支。

【主治】

① 头痛,眩晕,失眠,健忘。

② 癫痫。

【操作】平刺 0.5~0.8 寸。

【文献链接】

①《太平圣惠方》:"头风目眩,狂乱风痫。"

②《类经图翼》:"前神聪主治中风、风痫,灸三壮。后神聪同。"

③ 百会、四神聪深刺长留针法对调控血压及睡眠时间的增效作用的临床观察,《天津中医药》,2021 年 1 期。

④ 针刺百会、四神聪联合化痰活血方治疗脑梗死后血管性认知障碍的研究分析,《辽宁中医杂志》,2020 年 12 期。

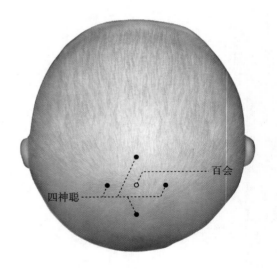

图 5-1-1

2. 当阳 Dāngyáng(EX-HN2)

【定位】在头部,瞳孔直上,前发际上 1 寸(图 5-1-2)。

【解剖】皮肤→皮下组织→枕额肌额腹或帽状腱膜→腱膜下疏松结缔组织。布有眶上神经和眶上动、静脉的分支或属支。

【主治】

① 偏、正头痛，眩晕。

② 目赤肿痛。

【操作】沿皮向上刺 0.5~0.8 寸。

3. 鱼腰 * Yúyāo（EX-HN4）

【定位】在头部，瞳孔直上，眉毛中（图 5-1-2）。

【解剖】皮肤→皮下组织→眼轮匝肌→枕额肌额腹。布有眶上神经外侧支，面神经的分支和眶上动、静脉的外侧支。

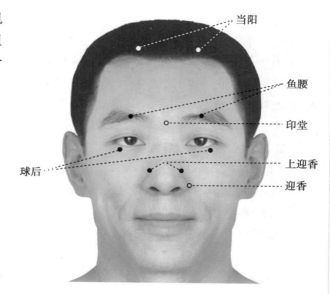

图 5-1-2

【主治】目赤肿痛，目翳，眼睑下垂，眼睑𥆧动，眉棱骨痛。

【操作】平刺 0.3~0.5 寸。

【文献链接】

① 攒竹、鱼腰透刺配合申脉直刺对面神经炎患者眼轮匝肌的影响，《针刺研究》，2020年 9 期。

② 穴位注射加中药离子导入治疗瞬目综合征临床观察，《陕西中医》，2017 年 4 期。

4. 太阳 * Tàiyáng（EX-HN5）

【定位】在头部，眉梢与目外眦之间，向后约一横指的凹陷处（图 5-1-3）。

【解剖】皮肤→皮下组织→眼轮匝肌→颞筋膜→颞肌。布有颧神经的分支颧面神经，面神经的颞支和颧支，下颌神经的颞神经和颞浅动、静脉的分支或属支。

【主治】

① 头痛，齿痛，面痛。

② 目疾。

【操作】直刺或斜刺 0.3~0.5 寸，或用三棱针点刺出血。

【文献链接】

①《太平圣惠方》："头风，赤眼头痛，目眩目涩。"

②《针灸集成》："头风及偏头痛，太阳二穴，针刺出血。"

③ 双侧太阳穴穴位贴敷治疗轻、中型颅脑损伤患者头痛的疗效分析，《中医临床研究》，2020 年 33 期。

④ 刺血疗法治疗慢性肌紧张性头痛 160 例，《中医临床研究》，2016 年 7 期。

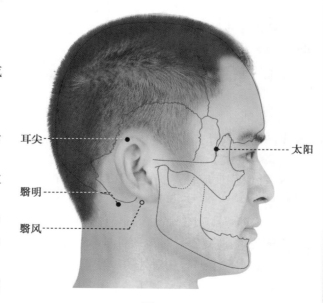

图 5-1-3

5. 耳尖 *　Ěrjiān（EX-HN6）

【定位】在耳区，在外耳轮的最高点（图5-1-3）。

【取法】将耳郭向前折，耳郭上方的尖端处。

【解剖】皮肤→皮下组织→耳郭软骨。布有颞浅动、静脉的耳前支，耳后动、静脉的耳后支，耳颞神经耳前支、枕小神经耳后支和面神经耳支等。

【主治】

① 目赤肿痛，目翳，睑腺炎。

② 咽喉肿痛。

【操作】直刺0.1~0.2寸；或用三棱针点刺出血。

【文献链接】

①《针灸大成》："耳尖二穴，在耳尖上，卷耳取尖上是穴。治眼生翳膜，用小艾炷五壮。"

② 针刺导气法配合放血治疗原发性失眠疗效观察，《针灸临床杂志》，2016年10期。

6. 球后 *　Qiúhòu（EX-HN7）

【定位】在面部，眶下缘外1/4与内3/4交界处（图5-1-2）。

【解剖】皮肤→皮下组织→眼轮匝肌→眶脂体→下斜肌与眶下壁之间。浅层布有眶下神经，面神经的分支和眶下动、静脉的分支或属支。深层有动眼神经下支，眼动、静脉的分支或属支和眶下动、静脉。

【主治】目疾。

【操作】嘱患者闭目，医者押手轻轻固定眼球，刺手持针，于眶下缘上方缓慢直刺0.5~1.0寸，不宜提插捻转，以防刺破血管引起血肿；出针后以棉签按压针孔片刻。禁灸。

【文献链接】

穴位注射辅助治疗单纯疱疹病毒性角膜炎恢复期干眼疗效观察，《中国针灸》，2020年10期。

7. 上迎香 *　Shàngyíngxiāng（EX-HN8）

【定位】在面部，鼻翼软骨与鼻甲的交界处，近鼻唇沟上端处（图5-1-2）。

【解剖】皮肤→皮下组织→提上唇鼻翼肌。布有眶下神经、滑车下神经的分支，面神经的颊支和内眦动、静脉。

【主治】

① 鼻塞，鼻渊，目赤肿痛，迎风流泪。

② 头痛。

【操作】向内上方斜刺0.3~0.5寸。

【文献链接】

蜂针治疗变应性鼻炎的临床疗效和作用机理研究，《广西中医药大学学报》，2018年3期。

8. 内迎香 *　Nèiyíngxiāng（EX-HN9）

【定位】在鼻孔内，鼻翼软骨与鼻甲交界的黏膜处（图5-1-4）。

【取法】与上迎香相对处的鼻黏膜上。

【解剖】鼻黏膜→黏膜下疏松组织。布有面动、静脉的鼻背支之动、静脉和筛前神经的鼻外支。

【主治】鼻疾,目赤肿痛。

【操作】用三棱针点刺出血。有出血体质者忌用。

【文献链接】

①《外台秘要》:"又猝死……奄忽而绝,皆是中恶之类疗方:取葱刺鼻,令入数寸,须使目中血出乃佳。"

②《扁鹊神应针灸玉龙经》:"心血炎上两眼红,好将芦叶搐鼻中,若还血出真为美,目内清凉显妙功。(内迎香在鼻孔内,用芦或箬叶作卷,搐之出血为好,应合谷穴。)"

③ 火针刺血内迎香治疗急性细菌性扁桃体炎临床观察,《上海针灸杂志》,2020 年 8 期。

9. 聚泉 *　Jùquán(EX-HN10)

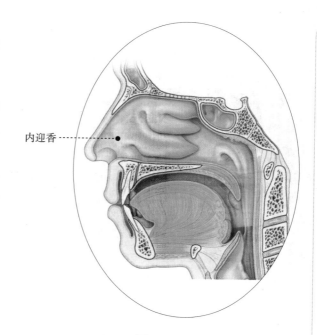

内迎香 ------

图 5-1-4

【定位】在口腔内,舌背正中缝的中点处(图 5-1-5)。

【解剖】舌黏膜→黏膜下疏松结缔组织→舌肌。布有下颌神经的舌神经,舌下神经和鼓索的神经纤维及舌动、静脉的动、静脉网。

【主治】

① 舌强,舌缓,食不知味,消渴。

② 气喘。

【操作】直刺 0.1~0.2 寸;或用三棱针点刺出血。

【文献链接】

聚泉穴配合舌面分区点刺治疗脑卒中后构音障碍的临床研究,《中西医结合心脑血管病杂志》,2020 年 22 期。

10. 海泉 *　Hǎiquán(EX-HN11)

【定位】在口腔内,舌下系带中点处(图 5-1-6)。

【解剖】黏膜→黏膜下组织→舌肌。布有下颌神经的舌神经,舌下神经和面神经鼓索的神经纤维及舌动脉的分支舌深动脉和舌静脉的属支舌深静脉。

【主治】

① 舌体肿胀,舌缓不收。

② 消渴。

【操作】用圆利针或细三棱针点刺出血。

【文献链接】

①《奇效良方》:"治消渴,用三棱针出血。"

②《针方六集》:"治舌上诸病,针不宜深。"

③ 单穴针刺治疗中风后遗症的体会,《江苏中医》,1992 年 6 期。

11. 金津、玉液 *　Jīnjīn,Yùyè(EX-HN12,EX-HN13)

【定位】在口腔内,舌下系带两侧的静脉上,左为金津,右为玉液(图 5-1-6)。

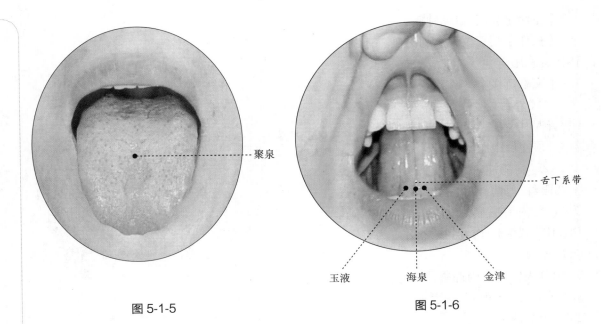

图 5-1-5 图 5-1-6

【解剖】黏膜→黏膜下组织→颏舌肌。布有下颌神经的颌神经,舌下神经和面神经鼓索的神经纤维及舌动脉的分支舌深动脉,舌静脉的属支舌深静脉。

【主治】

① 舌强不语,舌肿,口疮。

② 呕吐,消渴。

【操作】点刺出血。

【文献链接】

①《备急千金要方》:"治舌卒肿,满口溢出如吹猪胞,气息不得通,须臾不治杀人方……刺舌下两边大脉,血出,勿使刺著舌下中央脉,血出不止杀人。"

②《针灸大成》:"口内生疮……复刺后穴:金津、玉液、长强。"

③ 针药结合治疗风痰阻络证中风后吞咽障碍患者 75 例临床观察,《湖南中医药大学学报》,2017 年 2 期。

④ 分期针刺治疗中风后吞咽功能障碍临床观察,《上海针灸杂志》,2014 年 8 期。

12. 翳明 * Yìmíng(EX-HN14)

【定位】在项部,翳风后 1 寸(图 5-1-3)。

【解剖】皮肤→皮下组织→胸锁乳突肌→头夹肌。浅层布有耳大神经的分支。深层有颈深动、静脉。

【主治】目疾,耳鸣,失眠,头痛。

【操作】直刺 0.5~1.0 寸。

【文献链接】

小针刀松解翳明联合针刺颈夹脊治疗枕下三角区综合征的临床观察,《湖北中医杂志》,2019 年 8 期。

13. 颈百劳 * Jǐngbǎiláo(EX-HN15)

【定位】在颈部,第 7 颈椎棘突直上 2 寸,后正中线旁开 1 寸(图 5-1-7)。

【解剖】皮肤→皮下组织→斜方肌→上后锯肌→头颈夹肌→头半棘肌→多裂肌。浅层布有第四、五颈神经后支的皮支。深层有第四、五颈神经后支的分支。

【主治】

① 颈项强痛。

② 咳嗽,气喘,骨蒸潮热,盗汗。

【操作】直刺 0.5~1.0 寸。

【文献链接】

①《针灸资生经》:"妇人产后浑身疼,针百劳穴,遇痛处即针,避筋骨及禁穴。明下云,产后未满百日,不宜灸。"

② 电针疗法"颈四针"穴与"颈夹脊"穴治疗神经根型颈椎病的疗效对照观察,《中医临床研究》,2018 年 31 期。

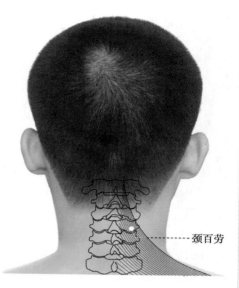

颈百劳

图 5-1-7

第二节 胸腹部奇穴

子宫 * Zǐgōng(EX-CA1)

【定位】在下腹部,脐中下 4 寸,前正中线旁开 3 寸(图 5-2-1)。

【解剖】皮肤→皮下组织→腹外斜肌腱膜→腹内斜肌→腹横肌→腹横筋膜。浅层主要布有髂腹下神经的外侧皮支和腹壁浅静脉。深层主要有髂腹下神经的分支和腹壁下动、静脉的分支或属支。

【主治】子宫脱垂,不孕,痛经,崩漏,月经不调。

【操作】直刺 0.8~1.2 寸;可灸。

【文献链接】

艾灸子宫穴治疗产后宫缩痛 30 例,《浙江中医杂志》,2019 年 7 期。

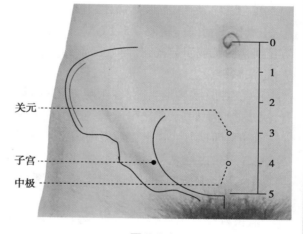

关元

子宫

中极

图 5-2-1

第三节 背 部 奇 穴

1. 定喘 Dìngchuǎn(EX-B1)

【定位】在脊柱区,横平第 7 颈椎棘突下,后正中线旁开 0.5 寸(图 5-3-1)。

【取法】在大椎旁开 0.5 寸处取穴。

【解剖】皮肤→皮下组织→斜方肌→菱形肌→上后锯肌→颈夹肌→竖脊肌。浅层主要布有第八颈神经后支的内侧皮支。深层有颈横动、静脉的分支或属支及第八颈神经,第一胸神经后支的肌支。

【主治】

① 哮喘,咳嗽。

② 落枕,肩背痛,上肢疼痛不举。

【操作】直刺,或偏向内侧,0.5~1.0 寸。

2. 夹脊 *　Jiájǐ(EX-B2)

【定位】在脊柱区,第 1 胸椎至第 5 腰椎棘突下两侧,后正中线旁开 0.5 寸,一侧 17 穴(图 5-3-1)。

【解剖】因各穴位置不同,其肌肉、血管、神经也各不相同。一般的层次结构是:皮肤→皮下组织→浅肌层(斜方肌、背阔肌、菱形肌、上后锯肌、下后锯肌)→深层肌(竖脊肌、横突棘肌)。浅层内分别有第一胸神经至第五腰神经的内侧皮支和伴行的动、静脉。深层布有第一胸神经至第五腰神经后支的肌支,肋间后动、静脉或腰动、静脉背侧支的分支或属支。

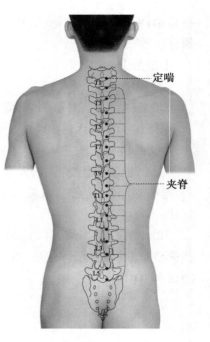

图 5-3-1

【主治】

① 胸 1~5 夹脊:心肺、胸部及上肢疾病。

② 胸 6~12 夹脊:胃肠、脾、肝、胆疾病。

③ 腰 1~5 夹脊:下肢疼痛,腰、骶、小腹部疾病。

【操作】稍向内斜刺 0.5~1.0 寸,待有麻胀感即停止进针,严格掌握进针的角度及深度,防止损伤内脏或引起气胸。

【文献链接】

①《素问·缪刺论》:"邪客于足太阳络,令人拘挛背急,引胁而痛,刺之从项始数脊椎侠脊,疾按之应手如痛,刺之傍三痏,立已。"

②《素问·刺疟》:"十二疟者……又刺项以下侠脊者必已。"

③《黄帝内经太素·量缪刺》中也有:"刺之从项始数脊椎,挟脊,疾按之,应手而痛,刺之旁三痏立已。"杨上善注:"脊有廿一椎,以两手挟脊当椎按之,痛处即是足太阳络,其输两旁,各刺三痏也。"

④ 电针华佗夹脊穴 + 中极对脊柱损伤后神经源性尿潴留的治疗作用研究,《中华中医药学刊》,2020 年 8 期。

3. 胃脘下俞　Wèiwǎnxiàshū(EX-B3)

【定位】在脊柱区,横平第 8 胸椎棘突下,后正中线旁开 1.5 寸(图 5-3-2)。

【解剖】皮肤→皮下组织→斜方肌→背阔肌→竖脊肌。浅层主要布有第 8 胸神经后支的皮支和伴行的动、静脉。深层有第 8 胸神经后支的肌支和第八肋间后动、静脉背侧的分支或属支。

【主治】

① 消渴,胰腺炎。

② 胃痛,腹痛,胸胁痛。

【操作】向内斜刺 0.3~0.5 寸。

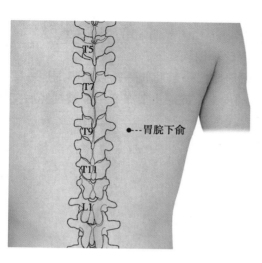

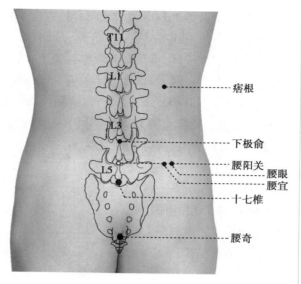

图 5-3-2

4. 痞根 Pǐgēn(EX-B4)

【定位】在腰区,横平第 1 腰椎棘突下,后正中线旁开 3.5 寸(图 5-3-2)。

【解剖】皮肤→皮下组织→背阔肌→下后锯肌→髂肋肌。浅层主要布有第十二胸神经后支的外侧支和伴行的动、静脉。深层主要有第十二胸神经后支的肌支。

【主治】

① 腰痛。

② 痞块,癥瘕。

【操作】直刺 0.5~1.0 寸。

5. 下极俞 Xiàjíshū(EX-B5)

【定位】在腰区,第 3 腰椎棘突下(图 5-3-2)。

【解剖】皮肤→皮下组织→棘上韧带→棘间韧带。浅层有第四神经后支的内侧支和伴行的动、静脉。深层有棘突间的椎外(后)静脉丛,第四腰神经的后支的分支和第四腰动、静脉背侧支的分支和属支。

【主治】

① 腰痛。

② 小便不利,遗尿。

【操作】直刺 0.5~1.0 寸。

6. 腰宜 Yāoyí(EX-B6)

【定位】在腰区,横平第 4 腰椎棘突下,后正中线旁开 3 寸(图 5-3-2)。

【取法】大肠俞外 1.5 寸处取穴。

【解剖】在背阔肌、髂肋肌外缘。有第 2 腰动、静脉背侧支;布有第 3、第 4 腰神经皮支重叠分布,深层有腰椎横突及横突间韧带,腰丛神经。

【主治】

① 腰部软组织损伤,腰痛,脊柱肌痉挛。

② 月经不调,崩漏。

【操作】直刺 1.0~1.2 寸,或向脊柱方向平刺 2.5~3.0 寸。

7. 腰眼 Yāoyǎn(EX-B7)

【定位】在腰区,横平第 4 腰椎棘突下,后正中线旁开约 3.5 寸凹陷中(图 5-3-2)。

【取法】直立时,约横平腰阳关两侧呈现的圆形凹陷中取穴。

【解剖】皮肤→皮下组织→胸腰筋膜浅层和背阔肌腱膜→髂肋肌→胸腰筋膜深层→腰方肌。浅层主要布有臀上皮神经和第 4 腰神经后支的皮支。深层主要布有第 4 腰神经后支的肌支和第四腰动、静脉的分支或属支。

【主治】

①腰痛。

②尿频,月经不调,带下。

【操作】直刺 0.5~1.0 寸。

8. 十七椎 * Shíqīzhuī(EX-B8)

【定位】在腰区,第 5 腰椎棘突下凹陷中(图 5-3-2)。

【解剖】皮肤→皮下组织→棘上韧带→棘间韧带。浅层主要布有第 5 腰神经后支的皮支和伴行的动、静脉。深层有第 5 腰神经后支的分支和棘突间的椎外(后)静脉。

【主治】

①痛经,崩漏,月经不调,遗尿。

②腰骶痛。

【操作】直刺 0.5~1.0 寸。

【文献链接】

针刺结合腰骶部 TDP 照射治疗痛经患者 34 例,《中国针灸》,2017 年 4 期。

9. 腰奇 Yāoqí(EX-B9)

【定位】在骶区,尾骨端直上 2 寸,骶角之间凹陷中(图 5-3-2)。

【解剖】皮肤→皮下组织→棘上韧带。布有第二、三骶神经后支的分支及伴行的动、静脉。

【主治】

①癫痫,失眠,头痛。

②便秘。

【操作】向上平刺 1.0~1.5 寸。

第四节 上肢部奇穴

1. 肘尖 * Zhǒujiān(EX-UE1)

【定位】在肘后区,尺骨鹰嘴的尖端(图 5-4-1)。

【解剖】皮肤→皮下组织→鹰嘴皮下囊→肱三头肌腱。布有前臂后皮神经和肘关节周围动、静脉网。

【主治】痈疽,疔疮,瘰疬。

【操作】灸。

【文献链接】

①《备急千金要方》:"肠痈,屈两肘,正灸肘头锐骨各百壮,则下脓血,即差。"

②《疮疡经验全书》:"治瘰疬已成未成,已溃未溃,以手置肩上,微举起,则肘骨尖自现,是灸处。如患左灸左肘,患右灸右肘,左右俱患,两肘皆灸,以三四十壮为期,夏服补剂。一年灸一次,三灸其疮自除。"

③ 长圆针治疗肱骨外上髁炎56例,《中国针灸》,2012年7期。

2. 二白 * Èrbái(EX-UE2)

【定位】在前臂前区,腕掌侧远端横纹上4寸,桡侧腕屈肌腱的两侧,一肢2穴(图5-4-2)。

【解剖】臂内侧穴:皮肤→皮下组织→掌长肌腱与桡侧腕屈肌之间→指浅屈肌→正中神经→拇长屈肌→前臂骨间膜。浅层布有前臂外侧皮神经和前臂正中静脉的属支。深层布有正中神经、正中动脉。臂外侧穴:皮肤→皮下组织→桡侧腕屈肌与肱桡肌腱之间→指浅屈肌→拇长屈肌。浅层布有前臂外侧皮神经和头静脉的属支。深层有桡动、静脉。

【主治】

① 痔疮,脱肛。

② 前臂痛,胸肋痛。

【操作】直刺0.5~0.8寸。

【文献链接】

①《扁鹊神应针灸玉龙经》:"痔漏之疾亦可针,里急后重最难禁,或痒或痛或下血,二白穴从掌后寻。"

②《医学纲目》:"痔漏下血,里急后重,或痒或痛。二白,在掌后纵纹上四寸,手厥阴脉两穴相并,一穴在两筋中,一穴在大筋外。针入三分,泻两吸。"

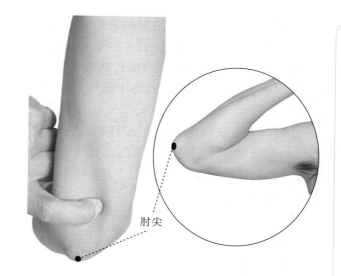

图 5-4-1

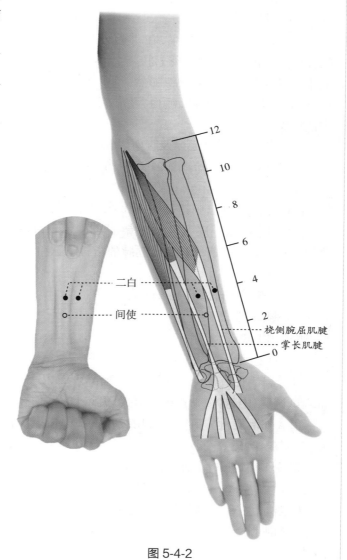

图 5-4-2

③"痔点"挑刺放血配合针刺治疗内痔便血 32 例,《中国针灸》,2019 年 10 期。

3. 中泉 * Zhōngquán(EX-UE3)

【定位】在前臂后区,腕背侧远端横纹上,指总伸肌腱桡侧的凹陷处(图 5-4-3)。

【取法】阳溪与阳池连线的中点处取穴。

【解剖】皮肤→皮下组织→指伸肌腱与桡侧腕短伸肌腱之间。布有前臂后皮神经和桡神经浅支的分支,手背静脉网,桡动脉腕背支的分支。

【主治】

① 胸胁胀满,咳嗽,气喘,心痛。

② 胃脘疼痛。

③ 掌中热。

【操作】直刺 0.3~0.5 寸。

【文献链接】

①《类经图翼》:"中泉,在手腕外间,阳池、阳溪中间陷中,灸七壮。主治胸中气满不得卧,肺胀满膨膨然,目中白翳,掌中热,胃气上逆,唾血,及心腹中诸气痛。"

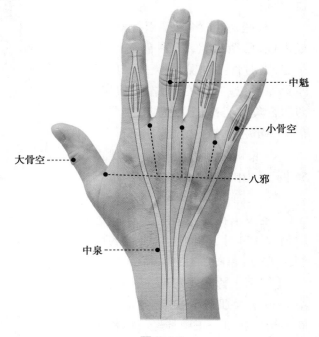

图 5-4-3

②《奇效良方》:"心痛及腹中诸气痛不可忍。"

③ 针刺中泉穴区治疗软组织损伤 381 例,《中国针灸》,2002 年 S1 期。

4. 中魁 * Zhōngkuí(EX-UE4)

【定位】在手指,中指背面,近侧指间关节的中点处(图 5-4-3)。

【解剖】皮肤→皮下组织→指背腱膜。布有指背神经,其桡侧支来自桡神经,其尺侧支来自尺神经。血管有来自掌背动脉的指背动脉和掌背静脉网的属支指背静脉。

【主治】

① 牙痛,鼻出血。

② 噎膈,翻胃,呕吐。

【操作】灸。

【文献链接】

①《扁鹊神应针灸玉龙经》:"牙痛阵阵痛相煎,针灸还须觅二间,翻呕不禁兼吐食,中魁奇穴试试看;中魁,在中指第二节尖,灸二七壮,泻之,禁针。"

②《外治寿世方》:"鼻衄,用线扎紧手中指第二骨节弯曲之处即止。左流扎右,右流扎左,双流双扎,极效。"

③ 针刺中魁穴配合腹部推拿治疗呃逆临床研究,《中医临床研究》,2019 年 7 期。

5. 大骨空 * Dàgǔkōng(EX-UE5)

【定位】在手指,拇指背面,指间关节的中点处(图 5-4-3)。

【解剖】皮肤→皮下组织→拇长伸肌腱。布有桡神经的指背神经,指背动脉和指背静脉。

【主治】

① 目痛,目翳,白内障。

② 吐泻,衄血。

【操作】灸。

【文献链接】

①《针灸大成》:"大骨空二穴,在手大指中节上,屈指当骨尖陷中是穴。治目久痛及生翳膜内障。可灸七壮。"

②《备急灸法》:"衄多不止者,握手屈大指,灸骨端上三炷。炷如粟米大。男女同法,右衄灸左,左衄灸右。"

③ 面瘫后遗流泪症案,《中国针灸》,2018 年 7 期。

6. 小骨空 * Xiǎogǔkōng(EX-UE6)

【定位】在手指,小指背面,近端指间关节中点处(图 5-4-3)。

【解剖】皮肤→皮下组织→指背腱膜。布有指背动、静脉的分支及属支和尺神经指背神经的分支。

【主治】目赤肿痛,目翳,咽喉肿痛。

【操作】灸。

【文献链接】

①《针灸大成》:"小骨空二穴。右手小指第二节尖是穴。灸七壮。治手节疼、目痛。"

②《扁鹊神应针灸玉龙经》:"风眩烂眼可怜人,泪出汪汪实苦辛,大小骨空真妙穴,灸之七壮病除根。"

7. 腰痛点 * Yāotòngdiǎn(EX-UE7)

【定位】在手背,第 2、3 掌骨间及第 4、5 掌骨之间,腕背侧远端横纹与掌指关节中点处,一手 2 穴(图 5-4-4)。

【解剖】一穴:皮肤→皮下组织伸肌腱和桡侧腕短伸肌腱。另一穴:皮肤→皮下组织→小指伸肌腱与第四指伸肌腱之间。此二穴处布有手背静脉网和掌背动脉,有桡神经的浅支和尺神经的手背支。

【主治】急性腰扭伤。

【操作】直刺 0.3~0.5 寸。

【文献链接】

①《小儿推拿方脉活婴秘旨全书》:"威灵穴,在虎口下两旁歧有圆骨处;精灵穴,在四五指夹界下半寸。"

② 瘀点放血治疗急性腰扭伤 31 例,《中国针灸》,2018 年 9 期。

③ 针刺腰痛点缓解结石性肾绞痛的可行性探讨,《中国民间疗法》,2018 年 8 期。

8. 外劳宫 * Wàiláogōng(EX-UE8)

【定位】在手背,第 2、3 掌骨间,掌指关节后 0.5 寸(指寸)凹陷中(图 5-4-4)。

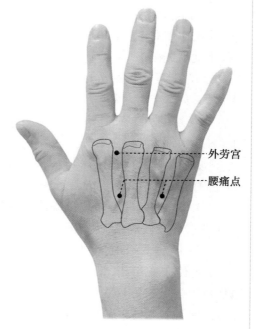

外劳宫

腰痛点

图 5-4-4

【取法】与劳宫前后相对处取穴。

【解剖】皮肤→皮下组织→第二骨间背侧肌→第一骨间掌侧肌。布有桡神经浅支的指背神经,手背静脉网和掌背动脉。

【主治】

① 落枕。

② 手指麻木,手指屈伸不利。

【操作】直刺 0.5~0.8 寸。

【文献链接】

①《针灸孔穴及其疗法便览》:"外劳宫,奇穴。手背中央。针二至三分。灸三壮。主治掌指麻痹,五指不能伸屈,小儿脐风;亦治手背红肿发痛。"

②《小儿推拿方脉活婴秘旨全书》:"外劳宫,在指下,正对掌心是穴。治粪白不变,五谷不消,肚腹泄泻。"

③ 齐刺外劳宫治疗中风后手肌张力高的临床观察,《黑龙江中医药》,2018 年 5 期。

9. 八邪 *　Bāxié(EX-UE9)

【定位】在手背,第 1~5 指间,指蹼缘后方赤白肉际处,左右共 8 穴(图 5-4-3)。

【解剖】皮肤→皮下组织→骨间背侧肌→骨间掌侧肌→蚓状肌。浅层布有掌背动、静脉或指背动、静脉和指背神经。深层有指掌侧总动、静脉或指掌侧固有动、静脉和指掌侧固有神经。

【主治】

① 烦热,目痛。

② 毒蛇咬伤,手背肿痛,手指麻木。

【操作】向下斜刺 0.5~0.8 寸;或点刺出血。

【文献链接】

①《备急千金要方》:"手足掣疭者,尽灸手足十指端,又灸本节后。"

②《素问·刺疟》:"诸疟而脉不见,刺十指间出血。血去必已。"

③ 盛氏调经御气法深刺八邪穴治疗脑卒中后手功能障碍 42 例临床研究,《江苏中医药》,2020 年 9 期。

④ 八邪透刺配合康复训练治疗脑卒中后肩手综合征手肿胀疗效观察,《中国针灸》,2017 年 2 期。

10. 四缝 *　Sìfèng(EX-UE10)

【定位】在手指,第 2~5 指掌面的近侧指间关节横纹的中央,一手 4 穴(图 5-4-5)。

【解剖】皮肤→皮下组织→指深屈肌腱。各穴的血管:指掌侧固有动、静脉的分支或属支和指皮下静脉。各穴的神经:浅层有掌侧固有神经,深层有正中神经肌支和尺神经肌支。

【主治】

① 小儿疳积。

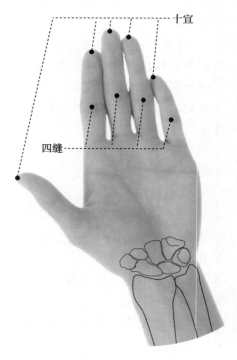

十宣

四缝

图 5-4-5

② 百日咳。

【操作】直刺 0.1~0.2 寸,挤出少量黄白色透明黏液或出血。

【文献链接】

①《奇效良方》:"四缝四穴,在手四指内中节是穴。用三棱针出血。治小儿猢狲劳等证。"

②《针灸孔穴及其疗法便览》:"四缝,奇穴。手食、中、无名、小指掌侧的第一节与第二节关节部横纹中间;一说在食、中、无名、小指掌侧第一、二节横纹两头,每指二穴,左右共十六穴;或谓在无名指中节,用圆利针点刺挤出血。主治小儿消耗症,轻症点刺挤出血液,重症挤出黄白色透明液。据称针后二三天即有显著效果。"

③ 针刺四缝穴辅助治疗痰热闭肺型儿童肺炎:随机对照研究,《中国针灸》,2020 年 10 期。

④ 板门穴联合四缝穴点刺治疗小儿功能性消化不良的临床观察,《辽宁中医杂志》,2020 年 10 期。

11. 十宣 *　Shíxuān(EX-UE11)

【定位】在手指,十指尖端,距指甲游离缘 0.1 寸(指寸),左右共 10 穴(图 5-4-5)。

【解剖】皮肤→皮下组织。各穴的神经支配:拇指到中指的十宣穴由正中神经支配;无名指的十宣由桡侧的正中神经和尺神经双重支配;小指的十宣由尺神经支配。

【主治】

① 昏迷,高热,晕厥,中暑,癫痫。

② 咽喉肿痛。

【操作】直刺 0.1~0.2 寸;或用三棱针点刺出血。

【文献链接】

①《备急千金要方》:"十宣穴,别名鬼城。"

②《备急千金要方》:"卒忤死,灸手十指爪下各三壮""邪病大唤骂詈走,灸十指端,去爪一分""气短不得语……灸手十指头合十壮"。

③ 十宣穴点刺放血结合康复训练对老年脑梗死患者术后神经功能及运动功能影响,《辽宁中医药大学学报》,2019 年 10 期。

第五节　下肢部奇穴

1. 髋骨 *　Kuāngǔ(EX-LE1)

【定位】在股前区,梁丘两旁各 1.5 寸,一肢 2 穴(图 5-5-1)。

【解剖】外侧髋骨穴:皮肤→皮下组织→股外侧肌。浅层布有股神经前皮支和股外侧皮神经。深层有旋股外侧动、静脉降支的分支或属支。内侧髋骨穴:皮肤→皮下组织→股内侧肌。浅层布有股神经前皮支。深层有股深动脉的肌支等。

【主治】鹤膝风,下肢痿痹。

【操作】直刺 0.5~1.0 寸。

【文献链接】

①《针灸大成》:"髋骨四穴,在梁丘两旁,各开一寸五分,两足共四穴。治腿痛。灸七壮。"

②《类经图翼》:"髋骨,在膝盖上,梁丘旁外开一寸。主治两脚膝红肿痛,寒湿走注,白

虎历节风痛,脚丫风痛,举动不得。"

③ 经外奇穴温针灸治疗膝骨关节炎 79 例,《中国中医骨伤科杂志》,2019 年 4 期。

2. 鹤顶 *　Hèdǐng(EX-LE2)

【定位】在膝前区,髌底中点的上方凹陷中(图 5-5-1)。

【解剖】皮肤→皮下组织→股四头肌腱。浅层布有股神经前皮支和大隐静脉的属支。深层有膝关节的动、静脉网分布。

【主治】膝关节酸痛,鹤膝风,腿足无力。

【操作】直刺 0.5~0.8 寸。

【文献链接】

①《针灸集成》:"鹤顶,主两足瘫痪无力。灸七壮。"

②《外科大成》:"膝顶穴,治鹤膝风、脚气,此秘法也,诸书不载。鹤膝风,两膝内外皆肿,寒热间作,痛如虎咬,股渐细而膝愈大是也。"

③ 不同针灸方法干预鹤顶穴对阳虚寒凝型膝骨关节炎的临床疗效观察,《中国针灸》,2017 年 6 期。

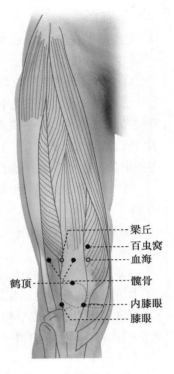

梁丘
百虫窝
血海
髌骨
内膝眼
膝眼
鹤顶

图 5-5-1

3. 百虫窝 *　Bǎichóngwō(EX-LE3)

【定位】在股前区,髌底内侧端上 3 寸(图 5-5-1)。

【取法】屈膝,血海上 1 寸是穴。

【解剖】皮肤→皮下组织→股内侧肌。浅层布有股神经的前皮支,大隐静脉的属支。深层有股动、静脉的肌支和股神经的分支。

【主治】

① 皮肤瘙痒,风疹,湿疹,疮疡。

② 蛔虫病。

【操作】直刺 0.5~1.0 寸。

【文献链接】

①《针灸大成》:"治下部生疮。"

②《针灸集成》:"血郄(即百虫窝,在膝内廉上膝三寸陷中),主肾脏风疮。针入二寸半,灸二七壮止。"

③ 针灸联合加巴喷丁治疗尿毒症皮肤瘙痒的效果,《内蒙古中医药》,2017 年 20 期。

4. 内膝眼 *　Nèixīyǎn(EX-LE4)

【定位】在膝部,髌韧带内侧凹陷处的中央(图 5-5-1)。

【解剖】皮肤→皮下组织→髌韧带与髌内侧支持带之间→膝关节囊、翼状皱襞。浅层布有隐神经的髌下支和股神经的前皮支。深层有膝关节的动、静脉网。

【主治】膝肿痛。

【操作】从前内向后外与额状面成 45°斜刺 0.5~1.0 寸。

【文献链接】

①《外台秘要》:"苏恭云,脚气,若心腹气定,而两髀处连膝闷者,宜灸膝眼七炷。在膝头骨下相接处,在筋之外陷中是。若复更发,复灸三炷。"

②《太平圣惠方》:"膝眼四穴,在膝头骨下两旁,陷者宛宛中,是穴。针入五分,留三呼,

泻五吸。主膝冷疼痛不已。禁灸。"

③针灸透刺鹤顶与内膝眼穴对兔膝关节炎软骨细胞免疫微环境调控的影响,《陕西中医》,2019 年 12 期。

5. 膝眼 *　Xīyǎn(EX-LE5)

【定位】屈膝,在髌韧带两侧凹陷处,在内侧的称内膝眼,在外侧的称外膝眼(图 5-5-1)。

【解剖】膝眼之内侧穴,称内膝眼。层次解剖参阅内膝眼。膝眼之外侧穴,即足阳明胃经的犊鼻穴,层次解剖参阅犊鼻穴。

【主治】膝肿痛,脚气。

【操作】向膝中斜刺 0.5~1.0 寸,或透刺对侧膝眼。可灸。

【文献链接】

①《外科大成》:"膝眼穴,治鹤膝风。穴在膝关节下两旁陷中。"

②《类经图翼》:"膝眼,在膝头骨下两旁陷中。刺五分。禁灸。主治膝冷痛不已,昔有人膝痛灸此,遂致不起,以禁灸也。"

③膝眼穴位注射医用臭氧治疗膝骨性关节炎的临床观察,《针灸临床杂志》,2016 年 3 期。

6. 胆囊 *　Dǎnnáng(EX-LE6)

【定位】在小腿外侧,腓骨小头直下 2 寸(图 5-5-2)。

【解剖】皮肤→皮下组织→腓骨长肌。浅层布有腓肠外侧皮神经。深层有腓浅神经、腓深神经和胫前动、静脉。

【主治】急、慢性胆囊炎,胆石症,胆绞痛,胆道蛔虫症。

【操作】直刺 1.0~1.5 寸。

【文献链接】

"胆囊穴"穴位注射阿托品缓解胆绞痛发作疗效观察,《中医临床研究》,2020 年 10 期。

7. 阑尾 *　Lánwěi(EX-LE7)

【定位】在小腿外侧,髌韧带外侧凹陷下 5 寸,胫骨前嵴外一横指(中指)(图 5-5-3)。

【取法】上巨虚上 1 寸取穴。

【解剖】皮肤→皮下组织→胫骨前肌→小腿骨间膜→胫骨后肌。浅层布有腓肠外侧皮神经和浅静脉。深层有腓深神经和胫前动、静脉。

【主治】急、慢性阑尾炎。

【操作】直刺 1.0~1.5 寸。

【文献链接】

黄藤通腑汤联合阑尾穴中药贴敷促进腹腔镜阑尾切除术后恢复的临床研究,《中华中医药学刊》,2020 年 11 期。

8. 内踝尖 *　Nèihuáijiān(EX-LE8)

【定位】在踝区,内踝的最凸起处(图 5-5-3)。

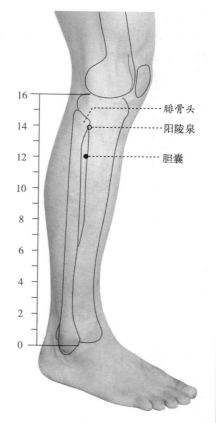

腓骨头
阳陵泉
胆囊

图 5-5-2

【解剖】皮肤→皮下组织→内踝。布有隐神经的小腿内侧皮支的分支,胫前动脉的内踝网,内踝前动脉的分支和胫后动脉的内踝支。

【主治】

① 乳蛾,齿痛,小儿不语。

② 霍乱转筋。

【操作】禁刺,可灸。

【文献链接】

①《针灸大成》:"内踝尖二穴,在足内踝骨尖是穴。灸七壮。治下片牙疼及脚内廉转筋。"

②《类经图翼》:"踝尖,在足内踝尖上。主治下牙痛,内廉转筋,脚气寒热。灸七壮,或针出血。"

③《备急灸法》:"孙真人治霍乱转筋,及卒然无故转筋欲死者,灸足两踝尖各三炷,炷如绿豆大。转筋在股内,灸两内踝尖;转筋在股外,灸两外踝尖。"

9. 外踝尖 *　Wàihuáijiān(EX-LE9)

【定位】在踝区,外踝的最凸起处(图 5-5-3)。

【解剖】皮肤→皮下组织→外踝。布有胫前动脉的内踝网,腓动脉的外踝支和腓肠神经及腓浅神经的分支。

【主治】

① 十趾拘急,脚外廉转筋,脚气。

② 齿痛,重舌。

【操作】禁刺,可灸。

【文献链接】

①《备急千金要方》:"卒淋,灸外踝尖七壮。"

②《针灸大成》:"外踝尖二穴,在足外踝骨尖上是穴。可灸七壮。治脚外廉转筋及治寒热脚气。宜三棱针出血。"

10. 八风 *　Bāfēng(EX-LE10)

【定位】在足背,第 1~5 趾间,趾蹼缘后方赤白肉际处,左右共 8 穴(图 5-5-4)。

【解剖】第 1 趾与第 2 趾之间的八风穴,层次解剖同行间穴(足厥阴肝经)。第 2 趾与第 3 趾之间的八风穴,层次解剖同内庭穴(足阳明胃经)。第 4 趾与小趾之间的八风穴,层次解剖同侠溪穴(足少阳胆经)。第 3 趾与第 4 趾之间的八风穴的层次解剖是:皮肤→皮下组织→第 3 趾与第 4 趾的趾长、短伸肌腱之间→第 3、4 跖骨头之间。浅层布有足背中间皮神经的趾背神经和足背浅静脉网。深层有跖背动脉的分支趾背动脉,跖背静脉的属支趾背静脉。

【主治】趾痛,毒蛇咬伤,足跗肿痛,脚气。

【操作】斜刺 0.5~0.8 寸;或用三棱针点刺出血。

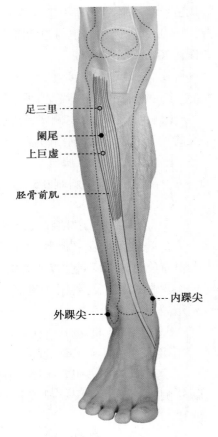

足三里
阑尾
上巨虚
胫骨前肌
内踝尖
外踝尖

图 5-5-3

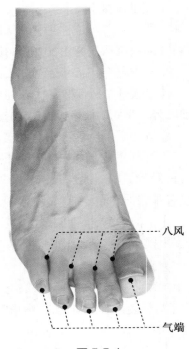

八风
气端

图 5-5-4

【文献链接】

①《针灸集成》:"阴独八穴,主妇人月经不调,须持经定为度。"

②《针灸孔穴及其疗法便览》:"八冲,奇穴。主治脚背红肿、脚气;亦治头痛、尺神经痛、间歇热、肺出血。"

③《备急千金要方》:"凡脚气初得脚弱,便速灸之……其足十趾去趾奇一分,两足凡八穴,曹氏名曰八冲,极下气有效。"

④冷沉淀中西医结合治疗重度毒蛇咬伤 7 例,《光明中医》,2019 年 1 期。

11. 独阴 * Dúyīn(EX-LE11)

【定位】在足底,第 2 趾的跖侧远端趾间关节的中点(图 5-5-5)。

【解剖】皮肤→皮下组织→趾短、长屈肌腱。布有趾足底固有神经,趾底固有动、静脉的分支或属支。

【主治】

① 胞衣不下,月经不调,疝气。

② 胸胁痛,卒心痛。

【操作】直刺 0.1~0.2 寸。孕妇禁用。

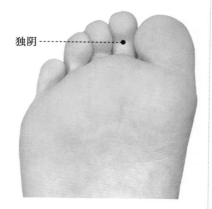

独阴

图 5-5-5

【文献链接】

①《神应经》:"小腹急痛不可忍及小肠气外肾吊疝气,诸气痛,心痛,灸足大指次指下中节横纹当中。灸五壮。男左女右,极妙。二足皆灸亦可。"

②《针灸大成》:"在足第二趾下横纹中是穴。治小肠疝气,又治死胎,胎衣不下,灸五壮。又治女人干哕,呕吐,经血不调。"

12. 气端 * Qìduān(EX-LE12)

【定位】在足趾,十趾端的中央,距趾甲游离缘 0.1 寸(指寸),左右共 10 穴(图 5-5-4)。

【解剖】皮肤→皮下组织。神经支配是:蹞趾和第二趾由来自腓浅神经的趾背神经、腓深神经的趾背神经和胫神经的趾底固有神经支配;第三、第四趾由来自腓浅神经的趾背神经和胫神经的趾底固有神经支配;小趾由来自腓肠神经的趾背神经、腓浅神经的趾背神经和胫神经的趾足底固有神经支配。血管供应是来源于足底内、外动脉的趾底固有动脉和足背动脉的趾背动脉。

【主治】

① 足趾麻木,足背红肿疼痛。

② 卒中。

【操作】直刺 0.1~0.2 寸。

【文献链接】

①《针灸孔穴及其疗法便览》:"气端,奇穴。足趾尖端,左右共十穴。针一至二分(点刺)。灸三壮。主治足趾麻痹,脚气;亦治脑充血,足痛,脚背红肿,并可用于急救。"

②《外台秘要》:"张仲文疗卒腹痛方,灸两足趾头各十四壮,使火俱下良。"

③《针灸集成》:"气端,主脚气,日灸三壮,神效。"

思维导图

(杨茜芸　刘　娟)

复习思考题

1. 何为奇穴？奇穴有何特点？
2. 举例说明位于经脉循行路线上的奇穴与该经经穴在主治上的异同。
3. 试述夹脊穴的定位和主治规律。

下篇

根结、标本、气街、四海与经络腧穴现代研究

第六章

根结、标本、气街、四海

学习目标

1. 掌握根结、标本、气街、四海的概念。
2. 熟悉根结、标本、气街、四海理论的主要内容。
3. 了解根结、标本、气街、四海理论的意义和应用。

经络理论,除了十二经脉、奇经八脉等内容,还有根结、标本、气街、四海等理论,从另一视角阐述了人体不同部位之间的对应和联系。这些对应和联系,与十二经脉、奇经八脉等理论互为补充,共同阐述人体的生理功能和病理机制,并指导临床应用。根结、标本、气街、四海是关于经络纵横关系的理论。根与结、标与本,主要分析经络的纵向关系,气街和四海主要从大范围分析经络的横向关系,其间又是互相结合的。根结、标本、气街、四海理论是经络理论的主要内容之一,在经络理论中占有重要的地位。

《灵枢·根结》强调根结理论的重要性:"奇邪离经,不可胜数,不知根结,五脏六腑,折关败枢,开阖而走,阴阳大失,不可复取。"《灵枢·卫气》强调了标本、气街理论的重要性:"知六腑之气街者,能知解结契绍于门户……能知六经标本者,可以无惑于天下。"《灵枢·海论》说:"凡此四海者……得顺者生,得逆者败;知调者利,不知调者害。"指出四海皆有顺逆,临证和养生贵在遵法调治。

本章就根结、标本、气街、四海理论分别进行介绍。

第一节 根 结

一、根结的概念和内容

(一) 根结的概念

"根"和"结"是指十二经脉之气起始和归结的部位。"根结"一词首见于《灵枢·根结》。根,即树根,有起始的含义。《博雅》:"根,始也。"结,即缔结,有归结的含义。《广雅》:"结,终也。"马莳注:"脉气所起为根,所归为结。"因此,根结用于经络理论中,是指十二经脉的脉气起始和归结的部位。"根",是经气所起的根源处,为四肢末端的"井穴"。"结",是经气所归的结聚处,在头面、胸、腹的一定部位和器官。

（二）根结的内容

根结的具体内容见《灵枢·根结》所载："太阳根于至阴,结于命门,命门者目也;阳明根于厉兑,结于颡大,颡大者钳耳也;少阳根于窍阴,结于窗笼,窗笼者耳中也……太阴根于隐白,结于太仓;少阴根于涌泉,结于廉泉;厥阴根于大敦,结于玉英,络于膻中。"由此可知所根部位均为"井穴",所结部位解释如下:

命门者,目也。《黄帝内经太素》杨上善注:"肾为命门,上通太阳于目,故目为命门。"《素问·阴阳离合论》王冰注:"命门者,藏精光照之所,则两目也。"可知太阳之结"命门"指眼目。

颡大者,钳耳也。"颡大"《针灸甲乙经》作"颃颡"。颃颡指鼻咽部,为阳明所结之处。

窗笼者,耳中也。《黄帝内经太素》杨上善注:"以耳为身窗舍,笼音聋,故曰窗笼。"为少阳所结之处。

太仓,《灵枢·胀论》:"胃者,太仓也。"指胃部。为太阴所结之处。

廉泉,《素问·刺疟论》:"舌下两脉者,廉泉也。"《针灸甲乙经》"廉泉……舌本下。"《素问·气府论》"足少阴舌下……各一。"因此舌下廉泉(金津、玉液)为少阴所结之处。

玉英,《针灸甲乙经》:"玉堂,一名玉英。"指胸部。厥阴又"络于膻中",指胸中,为厥阴所结之处。

足六经根结部位见表6-1-1。

表6-1-1　足六经根结部位表

经名	根	结
足太阳	至阴	命门(目)
足阳明	厉兑	颃颡(鼻咽)
足少阳	足窍阴	窗笼(耳)
足太阴	隐白	太仓(胃)
足少阴	涌泉	廉泉(舌下)
足厥阴	大敦	玉英,络膻中(胸)

《灵枢·根结》除了论述足六经的根结部位,还论述了手足六阳经的"根、溜、注、入"部位:

"足太阳根于至阴,溜于京骨,注于昆仑,入于天柱、飞扬也;足少阳根于窍阴,溜于丘墟,注于阳辅,入于天容、光明也;足阳明根于厉兑,溜于冲阳,注于下陵(三里),入于人迎、丰隆也;手太阳根于少泽,溜于阳谷,注于小海,入于天窗、支正也;手少阳根于关冲,溜于阳池,注于支沟,入于天牖、外关也;手阳明根于商阳,溜于合谷,注于阳溪,入于扶突、偏历也。"

由此可知,手足六阳经之"根",是经气所起的根源处,为"井穴";"溜",是经气所流经之处,多为"原穴"或"经穴";"注",是经气所灌注之处,多为"经穴"或"合穴";"入",是经络之气所进入之处,上部为颈部各阳经穴,下部为"络穴"。

六阳经的根、溜、注、入见表6-1-2。

《灵枢·根结》虽只举论足六经之"根、结"和手足六阳经的"根、溜、注、入"部位。但从《灵枢·九针十二原》"所出为井,所溜为荥,所注为输,所行为经,所入为合"及《灵枢·本输》所载五输穴的内容来看,手六经应与足六经相似,故元代窦汉卿在《标幽赋》中将其概括为"四根三结"。这进一步指出十二经脉都是以四肢井穴为根,合称"四根";以头、胸、腹三部为结,

表 6-1-2　六阳经根溜注入穴位表

	根	溜	注	入	
				下（络）	上（颈）
足太阳	至阴（井）	京骨（原）	昆仑（经）	飞扬	天柱
足少阳	足窍阴（井）	丘墟（原）	阳辅（经）	光明	天容
足阳明	厉兑（井）	冲阳（原）	足三里（合）	丰隆	人迎
手太阳	少泽（井）	阳谷（经）	小海（合）	支正	天窗
手少阳	关冲（井）	阳池（原）	支沟（经）	外关	天牖
手阳明	商阳（井）	合谷（原）	阳溪（经）	偏历	扶突

合称"三结"。这一论述使经络的根结理论更为完善。

二、根结理论的意义和应用

根结理论说明了经气活动的上下两点之间的联系，强调以四肢末端为出发点，头、胸、腹为归结点，着重于经络之气循行的根源与归结。这与《灵枢·经脉》中十二经脉的起止点不完全相同，与营气运行的流注方向也有差异，而与五输穴的排列先后却一致。可以说，这是经气运行的重要形式，强调四肢远端腧穴对于头身的重要作用。《内经》中有多篇类似这种流注形式的记载。马王堆汉墓出土的《脉书》在叙述经脉循行方面与此论述一致。可见根结和标本等理论是早期《脉书》发展而来的。

根结理论对临床上远道取穴有指导意义，如头、胸、腹方面的病证，可以选取四肢部以"井穴"为代表的有关穴位。正如《针灸聚英·肘后歌》所说"头面之疾针至阴""顶心头痛眼不开，涌泉下针定安泰"。《针灸大成》中还有专用井穴治疗多种病证的记载。如少商治疗咽喉肿痛、咳嗽、气喘等；少泽治乳少；中冲治厥证；大敦治疝气等。也可采取远近相配合取穴，如临床上取商阳配迎香，治疗齿痛、鼻塞、衄血；头临泣配厉兑，治疗目痛、流泪、梦魇；隐白配大包，主治崩漏、癫狂和胸胁疼痛；瞳子髎配足窍阴，主治头痛、目疾、耳鸣和耳聋等。根结理论强调四肢末端的腧穴对头身疾病的重要治疗作用。

第二节　标　　本

一、标本的概念和内容

（一）标本的概念

"标"和"本"是指十二经脉之气集中和弥散的部位。

"标"和"本"是一个相对性的名词，在中医学中应用很广，在不同的情况下有不同的含义。如从人体与致病因素来说，人体正气是本，致病的邪气是标；从疾病本身来说，病因是本，症状是标；从疾病的发生先后来说，先病为本，后病为标。总之，在中医理论中用标本说明发病的先后缓急，疾病的进退轻重，代表致病因素和抗病能力等。

经脉的标本，是在说明经脉上下相互关联和本末关系。"本"，《说文解字》："木下曰本"，即树根部分；"标"，《说文解字》："木杪末也"，即树梢部分。在经络理论中，标本指经脉的本末,强调经气集中于四肢部位为"本",扩散于头面和躯干一定部位为"标",以此阐明头面躯干与四肢之间经气运行的上下关系。经脉的"本",是指经气集中的本源部位,"标",是指经气弥漫的散布部位。因此,十二经脉的"本"在四肢的下部,"标"在头面胸背等的上部。

（二）标本的内容

标本的具体内容见《灵枢·卫气》所载:"足太阳之本,在跟以上五寸中,标在两络命门,命门者,目也;足少阳之本,在窍阴之间,标在窗笼之前,窗笼者,耳也;足少阴之本,在内踝下上三寸中,标在背俞与舌下两脉也;足厥阴之本,在行间上五寸所,标在背俞也;足阳明之本,在厉兑,标在人迎、颊、挟颃颡也;足太阴之本,在中封前上四寸之中,标在背俞与舌本也;手太阳之本,在外踝之后,标在命门之上一寸也;手少阳之本,在小指次指之间上二寸中,标在耳后上角下外眦也;手阳明之本,在肘骨中,上至别阳,标在颜下合钳上也;手太阴之本,在寸口之中,标在腋内动(脉)也;手少阴之本,在锐骨之端,标在背俞也;手心主之本,在掌后两筋之间两寸中,标在腋下三寸也。"

以上内容结合《灵枢·根结》篇记载分析如下:

足太阳之本,在跟以上五寸中,即跗阳穴附近;标在两络命门,即目,其穴有睛明穴。

足少阳之本,在窍阴之间,指窍阴穴所在;标在窗笼之前,即耳前,其穴有听会穴。

足阳明之本,在厉兑,指厉兑穴;标在人迎、颊、挟颃颡,指颈部人迎穴、面颊及其内部之鼻咽,颊部有地仓穴。

——以上足三阳之标部都在头面。

足太阴之本,在中封前上四寸之中,约当三阴交穴所在;标在背俞与舌本,指脾俞及舌根部。

足少阴之本,在内踝下上三寸中,约当交信穴所在;标在背俞与舌下两脉,指肾俞和"舌下两脉",即后人所称"金津、玉液"所在(《根结》称"廉泉")。

足厥阴之本,在行间上五寸所,约当中封穴;标在背俞,指肝俞所在。

——以上足三阴之标部都在背俞与舌部。

手太阳之本,在外踝之后,指尺骨小头后,其穴有养老;标在命门之上一寸,即目内眦上一寸,其穴有攒竹。

手少阳之本,在小指次指之间上二寸中,约当液门穴所在;标在耳后上角下外眦,约当丝竹空、瞳子髎穴所在。

手阳明之本,在肘骨中,上至别阳,似指曲池、肘髎所在(《针灸甲乙经》"臂臑,一名别阳";《黄帝内经太素》注:"背臑手阳明络,名曰别阳"),标在颜下合钳上,约当面下和颈上部,指迎香、扶突穴等。

——以上手三阳之标部都在头面,与足三阳之标部相通。

手太阴之本,在寸口之中,即太渊穴所在;标在腋内动脉,约当中府穴部(或解释作天府穴)。

手少阴之本,在锐骨之端,当神门穴所在;标在背俞,指心俞。

手心主之本,在掌后两筋之间两寸中,即内关穴所在;标在腋下三寸,指天池穴。

——以上手三阴之标部都在胸部及背俞。

十二经标本部位见表6-2-1。

表 6-2-1　十二经标本部位表

经名		本部	相应穴	标部	相应穴
足三阳	足太阳	足跟上五寸	跗阳	命门（目）	睛明
	足少阳	足窍阴之间	足窍阴	窗笼（耳前）	听会
	足阳明	厉兑	厉兑	人迎、颊、颃颡	人迎、地仓
足三阴	足太阴	中封前上四寸	三阴交	背俞、舌本	脾俞、廉泉
	足少阴	内踝下上三寸	交信	背俞、舌下两脉	肾俞、廉泉
	足厥阴	行间上五寸	中封	背俞	肝俞
手三阳	手太阳	手外踝之后	养老	命门（目）上一寸	攒竹
	手少阳	小指次指间上二寸	中渚	耳后上角，下外眦	丝竹空
	手阳明	肘骨中，上至别阳	曲池、臂臑	颜下合钳上	扶突
手三阴	手太阴	寸口之中	太渊	腋内动脉处	中府
	手少阴	锐骨之端	神门	背俞	心俞
	手厥阴	掌后两筋间二寸中	内关	腋下三寸	天池

　　将上述十二经脉标本，与足六经根结作对比，可以看出其异同。所同者，两者同是论述四肢与头身之间的上下关系，"根"与"本""结"与"标"，位置相近或相同，意义也相似。"根"有"本"意，"结"有"标"意。"根"与"本"部位在下，为经气始生始发之地，为经气所出；"结"与"标"部位在上，为经气所结、所聚之处，为经气所归。但在具体内容上，则有差异。"根"专指井穴，"本"则扩及四肢肘膝以下的一定部位；"结"在头、胸、腹部，"标"更扩及背部的背俞。正所谓"根之上有本""结之外有标"，说明标本的范围较根结为广。

　　《内经》论根结仅以足六经为代表，论标本则有手足十二经，范围较为全面。可以看出，十二经标本是在根结关系基础上的扩展，以指导辨证用穴，更具全面性。

二、标本理论的意义和应用

　　标本理论以四肢部为"本"，以头面躯干部为"标"，说明经气的集中与扩散，又有上下相应的作用。"本"是经气汇聚的重心，"标"是经气扩散的区域，其性质着重于经气弥散的影响，以说明四肢与躯干两极之间的经气联系。这更加突出地阐明了四肢肘膝以下的经穴对头身远隔部位的重要治疗作用。

　　根结和标本理论在意义上大体是一致的，都是强调经气其"源"在四肢，以此"根"为"本"；而其"流"在头面躯干，以此"结"为"标"。根结、标本理论补充说明了经气的流注运行状况，即经气循行的多样性和弥散作用，强调了人体四肢与头身的密切联系，更广泛地说明了经气的升降出入，上下内外的对应关系，表明了人体功能活动的复杂性。进一步说明了四肢肘膝关节以下的腧穴治疗远隔部位的脏腑及头面五官疾病的道理，这种特定的联系对针灸临床有着重要的指导意义。

　　《素问·五常政大论》："病在上取之下，病在下取之上，病在中傍取之。"《灵枢·终始》："病在上者，下取之；病在下者，高取之；病在头者，取之足；病在腰者，取之腘。"这些论述，都是从标本理论提出的配穴原则指导临床取穴。

（一）本部腧穴的应用

　　四肢肘膝以下之本部是十二经经气交接流注的重要部位，特定穴中的五输穴、原穴、十二经的络穴、郄穴、八脉交会穴、下合穴皆在本部。这些腧穴均能治疗头面、胸、腹及内脏疾病。可以说经脉的根结标本理论为五输穴的解释应用,四肢肘膝以下腧穴的远治作用,上病下取的治疗原则奠定了理论基础。如《标幽赋》:"心胀咽痛,针太冲而必除;脾冷胃疼,泻公孙而立愈";《针灸大成·四总穴歌》:"肚腹三里留,腰背委中求,头项寻列缺,面口合谷收"等,都是本部腧穴的具体应用。

(二)标部腧穴的应用

标本理论,以头胸背部为"标"。在头面标部的腧穴,能治疗头面、五官及脑的疾病。如《卫生宝鉴·通玄指要赋》说:"风伤项急,始求于风府;头晕目眩,要觅于风池。"《针灸聚英·百症赋》:"面肿虚浮,须仗水沟、前顶;耳聋气闭,全凭听会、翳风。"在胸背标部的腧穴,以俞募穴为代表,对诊治胸腹内脏疾病有特殊重要意义。此外,根据标本上下、内外经气相通、相应的理论,上病可下取,下病也可上取,标部的腧穴治疗四肢部的疾病也有一定疗效。如《备急千金要方》取神庭穴治疗四肢瘫痪;《外台秘要》取浮白穴治疗腿足痿软;《针灸聚英·肘后歌》取风府医治腿脚疾患;《标幽赋》取魂门治疗四肢筋骨拘挛疼痛等。这些都是标部腧穴的具体应用。

(三)本部和标部腧穴的配合应用

标在上,本在下。本部与标部穴位相配合是临床普遍应用的配穴方法,这种配穴方法除本经标本部腧穴配合外,也有各经标本部腧穴的互配。如《针灸聚英·百症赋》:"天府、合谷,鼻中衄血宜追""建里、内关,扫尽胸中之苦闷;听宫、脾俞,祛残心下之悲凄""刺长强于承山,善主肠风新下血;针三阴于气海,专司白浊久遗精""观其雀目肝气,睛明、行间而细推;审他项强伤寒,温溜、期门而主之"。又如《针灸聚英·玉龙赋》:"治肢体伛偻,风池配绝骨;治痞块疝气,期门配大敦。"《针灸大全·席弘赋》:"睛明治眼未效时,合谷光明安可缺。"这些记载,均为一上一下、一远一近标本部穴位的配合应用。

经脉标本理论还被用以分析疾病症候的上下虚实。《灵枢·卫气》论标本证候治法时说:"凡候此者,下虚则厥,下盛则热,上虚则眩,上盛则热痛。故石(实)者绝而止之,虚则引而起之。""绝而止之",指对于实证要用泻法断绝其根源,制止疾病的发展;"引而起之",指对于虚证要用补法引导正气,用标本理论,引导正气,使之得以振起。

第三节 气 街

一、气街的概念和内容

(一)气街的概念

"气街"一词首见于《内经》。但《内经》中"气街"一词有广义和狭义之分:广义的气街指气行之通道,《灵枢·动输》说:"四街者,气之径路也。"狭义的气街,一是指穴位(气冲穴);二是指体表的部位,《素问·气府论》:"气街,动脉各一。"经络理论的气街是指广义的气街,是经气汇聚、纵横通行的共同道路。"血之与气,异名同类"。因此,气街乃人体气血运行的共同通道。

"街",《说文解字》曰:"四通道也。"《针灸甲乙经》将"四街"作"四衝",义同,"街""衝"皆通道也。《辞源》则曰:"衝,纵横交错的大道。"

（二）气街的内容

气街，分为"四街"。其具体内容见《灵枢·卫气》："请言气街：胸气有街，腹气有街，头气有街，胫气有街。故气在头者，止之于脑；气在胸者，止之膺与背俞；气在腹者，止之背俞与冲脉于脐左右之动脉者；气在胫者，止之于气街与承山踝上以下。"

气街主要说明头、胸、腹、胫这些部位是经气循行的共同通道。气街理论从部位上联系"标"和"结"，可以看出，头、胸、腹是"标"和"结"的所在，"根"和"本"位于四肢，"结"和"标"位于头、胸、腹三部，与气街关系密切，见表6-3-1。

表6-3-1 气街与"结""标"部位对照表

气街	部位	"结"	"标"
头	脑	目（命门） 耳（窗笼） 鼻咽（颃大）	目（命门）上 耳（窗笼）前、耳后上角、下外眦 人迎、颊、颃颡、颜下合钳上
胸	膺、背俞（心、肺俞）	胸喉（玉英、膻中） 舌下（廉泉）	背俞（心俞） 腋内动脉（肺） 腋下三寸（心）
腹	冲脉 背俞（肝、脾、肾俞）	胃（太仓）	背俞（肝、脾、肾俞） 舌本（脾） 舌下两脉（肾）
胫	气街（气冲）、承山、踝上以下		

二、气街理论的意义和应用

气街理论，以经络为基础，反映了经络系统在人体头、胸、腹、胫循行分布中相互交通的关系，主要说明了经络的横向联系，体现了经络在人体各部联系形式的多样性。气街将人体自上而下分为头、胸、腹、胫四部，从而将各部所属的脏腑、器官、经穴紧密连为一体，使各部形成相对独立的功能系统。头气街以脑为中心，胸气街以心肺为中心，腹气街以肝、脾、肾及六腑为中心，脏腑气血通过气街而直达于外，灌注于诸经；诸经气血也可借气街直达于内，以养脏腑。气街是脏腑和诸经气血横向输注的捷径。

脏腑通过气街前后相连，在躯干部胸气街将胸膺与背部相连贯，腹气街将腹与背腰部相连贯。滑伯仁说："脏腑腹背，气相通应。"通应之路当是气街。气街以横向分布为主，联络前后，沟通脏腑体表的内外关系，纵贯人体上下，成为经络联系的统一体。气街理论是经络理论中不可缺少的重要内容。

1. 阐明人体在应激情况下的气血运行途径 《灵枢·动输》言："营卫之行也，上下相贯，如环之无端，今有其卒然遇邪气，及逢大寒，手足懈惰，其脉阴阳之道，相输之会，行相失也，气何由还？岐伯曰：夫四末阴阳之会者，此气之大络也，四街者，气之径路也。故络绝则径通，四末解则气从合，相输如环。"也就是说，在正常情况下，人体气血按照十二经脉的流注次序，阴阳相贯，如环无端地运行。但如果在天气骤变，或突然遇到外邪侵袭，十二经气血运行阻滞的情况下，则气街开通，营卫之气可以通过气街的横向通路，保持周而复始的运行。也就是"络绝而径通"。径，直捷，走近路（《辞海》）。因此，气街说明了人体在异常情况下营卫之气的运行途径。

2. 为俞、募穴的应用奠定了理论基础　俞穴均在背部,募穴均在胸、腹部,皆是胸、腹气街之所在。因此临床上检查俞、募穴,可以判断内脏的病变;在俞、募穴上施以针灸等刺激,也可以治疗相应的脏腑病症。如肺俞、中府(肺募)出现压痛,可以推测为肺或肺系的病症。而咳嗽、胸满等病症,又常取肺俞、中府来治疗。

3. 指导辨证选穴　《灵枢·卫气》记载了气街的主治病症:"所治者,头痛眩仆,腹痛中满,暴胀及有新积。痛可移者,易已也,积不痛,难已也。"该段文字只能说是气街主治病症的示范性举例。"头痛眩仆"——头气之街运行阻滞,当取相应头部腧穴治疗;"腹痛中满,暴胀及有新积"——腹气之街运行阻滞,当取相应背俞穴及腹部穴治疗。胸气街、胫气街的病症与治疗可依此类推。"痛可移"与"积不痛"是对病症疗效的预后估计。张志聪注:"有新积痛可移者,积在气分,故为易已,积不痛者,积在血分,故难已也。"(《灵枢集注·卫气》)

由于气街理论涵盖全身气血分段汇通关系,故其对临床辨证选穴的指导意义远不限于此。凡头、胸、腹、胫的局部病症和相应内脏病症,皆可取对应气街的腧穴治疗。

分布于气街部位的腧穴,既能治疗局部疾病,又能治疗相关内脏的疾病。手足三阳经及督脉均循行至头面,分别与脑、头面、五官相联系,其气输注于头面部腧穴。如《灵枢·海论》以脑为髓海,其腧穴上在百会、下在风府。手三阴经均循行至胸,分别与肺、心、心包相联系,其气输注汇聚于胸部和背俞穴。足三阴经均循行至腹,分别与肝、脾、肾及六腑相联系,其气输注汇聚于腹部和背俞穴。因此,凡分布在相应气街部位的腧穴,可治疗各相关部位的疾病。如临床上头痛、头晕疾患,可取头气街之腧穴百会、风池等穴治疗;胸满、咳喘,可取胸气街之腧穴中府、肺俞等穴治疗;腹痛、腹泻,可取腹气街之腧穴中脘、天枢、胃俞、脾俞、大肠俞等穴治疗;下肢痿痹,可取胫气街之腧穴髀关、伏兔、足三里等穴治疗。

气街横贯脏腑经络,头、胸、腹、胫的网络状分布特点也扩大了十四经穴的主治范围,各经穴不仅能治疗脏腑本经脉的病症,而且还可以治疗其他脏腑经脉的病变。气街理论,开创了分部主治之先河,从一定意义上来讲,可谓气街所通,主治所及。

此外,气街理论解释了针灸理论与实践中的许多困惑,对于针灸临床腧穴配伍有重要指导意义。针灸临床上采用的俞募配穴法、前后配穴法、近部取穴法等,均以气街理论为依据。在"头气有街"理论启示下发展起来的头针、耳针、眼针、鼻针、面针等疗法,在临床治疗中展现了巨大的潜力。

第四节　四　　海

一、四海的概念和内容

(一)四海的概念

四海,是指人体气血营卫产生、分化和汇聚的四个重要部位。"海",是百川汇聚之处。《说文解字》对海的解释是:"天池也,以纳百川者。"经络理论认为十二经脉运行气血就像大地上的河流。人体气血在十二经脉环行流注的过程中,气血也归于人身之四海。《灵枢·海论》指出:"人有髓海、有血海、有气海、有水谷之海,凡此四者以应四海也。"

(二)四海的内容

《灵枢·海论》曰:"胃者,水谷之海,其输上在气街(气冲穴),下至三里;冲脉者,为十二经之海,其输上在于大杼,下出于巨虚之上下廉;膻中者,为气之海,其输上在于柱骨之上下,前在于人迎;脑为髓之海,其输上在于其盖,下在风府。"该篇将胃、冲脉、膻中、脑四个部位,分别称为水谷之海、血海(又称十二经之海)、气海和髓海。同时,指出了四海所输注的腧穴。其中柱骨之上下是指颈项部;髓海之输上在于盖,指巅顶部的百会穴。从以上所述可知,四海的具体部位是:髓海在脑——头部;气海在膻中——胸部;水谷之海在胃——上腹部;血海在冲脉——下腹部。

四海部位及所输注的腧穴列表如下(表6-4-1)。

表6-4-1 四海部位及输注穴表

四海	部位	所输注腧穴	
		上输穴	下输穴
脑为髓海	头部	百会	风府
膻中为气海	胸部	大椎	(前在)人迎
胃为水谷之海	上腹部	气冲	足三里
冲脉为血海	下腹部	大杼	上、下巨虚

四海与气街具有其一致性。从位置上讲,脑为髓海,与头气街相通;膻中为气海,与胸气街相通;胃为水谷之海,与腹气街相通;冲脉为血海,与腹气街和胫气街相通。可以说四海与气街着重于经络气血横向的联系与汇通。

四海、气街与三焦的划分也有其相通之处,四海位于头、胸、腹;气街以头、胸、腹、胫划分;而三焦是就胸、腹来分。气海——胸气街,从三焦来说属上焦,其部位为胸部;从三焦来说中下两焦,均在腹部,乃水谷之海、血海所在,通腹气街。腹气街可分为上腹气街和下腹气街,以与水谷之海、血海及中焦、下焦相配合。四海、气街与三焦,三者结合起来更易理解经络腧穴与脏腑的关系。

二、四海理论的意义和应用

四海理论,强调了气、血、脑髓、水谷在人体的重要作用,指出了四海是全身精神、气血的化生、汇聚之处,是十二经脉的依归,是对头、胸和上下腹功能的最大概括。十二经脉通于四海,是以四海为中心归纳各经脉的一些特点,四海起总领作用。四海之间又相互配合,水谷之海是化生血气的本源,其上部为气海,主一身之气;下部为血海,主一身之血;血气之精华则上聚于髓海,是为"精明之府"和"元神之府"。《灵枢·本脏》说:"人之血气、精神者,所以奉生而周于性命者也。"指出由血气、精神维持人的正常活动。经脉、五脏、四海,是从不同层次论述有关内容,四海理论对掌握纲领有更为重要的意义,其虚实逆顺与十二经脉的盈亏、脏腑功能的盛衰息息相关。

四海理论在说明人体生理和疾病诊治方面有重大意义。脑为髓海,人的精神意识思维活动、视听嗅言、肢体运用等皆归于脑的生理功能。即头脑是精神的最高主宰,是神气的本源。与头脑直接相关的经脉是督脉和足太阳,再扩大为手足三阳,阳气即以髓海为依归。髓海失调,就会产生有余和不足,而出现相应病证。如《灵枢·海论》云:"髓海有余,则轻劲多力,自过其度;髓海不足,则脑转、耳鸣、胫酸、眩冒,目无所见,懈怠安卧。"临床可取髓海所输注腧穴百会、风府及其他有关腧穴进行治疗。

膻中为气海,膻中指胸中而言,位近心肺,属于上焦,为宗气所聚之处。宗气走息道以行呼吸,贯心脉而行气血。心肺二脏正常功能的发挥与宗气的盛衰有关。气海失调,也会产生有余和不足的病证。如《灵枢·海论》云:"气海有余者,气满胸中,悗息、面赤;气海不足,则少气不足以言。"临床可取气海所输注腧穴大椎、人迎及其他有关腧穴进行治疗。

胃为水谷之海,指胃主受纳、腐熟水谷,化其精微以出于中焦,是营卫、气血的本源,五脏六腑皆禀气于胃,故又称胃为"五脏六腑之海",为足阳明经所属。《素问·玉机真脏论》言:"五脏者,皆禀气于胃,胃者五脏之本也。"《素问·痿论》:"阳明者,五脏六腑之海,主润宗筋,宗筋主束骨而利机关。"可见古人对胃的作用极为重视,体现了"脾胃为后天之本"这一学说。胃居中焦,性主通降,胃的病变以胃失和降为主证。如《灵枢·海论》云:"水谷之海有余,则腹满;水谷之海不足,则饥不受谷食。"临床可取水谷之海所输注腧穴气冲、足三里及其他有关腧穴进行治疗。

冲脉为血海和十二经之海,与任、督同起于胞中,联带脉、注少阴、并阳明、及太阳,贯穿全身。《灵枢·逆顺肥瘦》说冲脉:"其上者出于颃颡,渗诸阳,灌诸经……其下者,并于少阴之经,渗三阴。"冲脉沟通十二经脉之间的联系,容纳、调节十二经脉之气血。冲脉出于下焦,与肾间动气及元气关系密切。《灵枢·海论》曰:"血海有余,则常想其身大,怫然不知其所病;血海不足,则常想其身小,狭然不知其所病。"(张介宾注:"怫然,怫郁也,重滞不舒之貌……狭,隘狭也,索然不广之貌。")说明血海有余或不足,关系十二经及五脏六腑乃至全身的强弱。临床可取血海所输注腧穴大杼,上、下巨虚及其他有关腧穴进行治疗。

总之,四海各有其功能特点,又相互联系,共同主持全身气血津液,对人体生命活动极为重要。在临床上,应掌握四海的分布和输注规律,辨其有余或不足,以补虚泻实。

(林永青 李 嘉)

思维导图

复习思考题

1. 何谓根结?何谓标本?

2. 根结、标本理论有何异同?

3. 手六经是否有"根结"?

4. (足)六经根结的具体部位如何?

5. 标本、根结理论对临床有何指导意义?

6. 何为气街、四海,二者有何联系?

7. 试述四海、气街与三焦的关系。

8. 试述四海的部位及所输注的穴位。

9. 试述气街、四海理论的临床应用。

10. 如何理解《标幽赋》"脏腑病而求门、海、俞、募之微"?

扫一扫
测一测

第七章

经络腧穴现代研究进展

学习目标

1. 掌握循经感传的概念、特征,经络脏腑相关研究,腧穴的形态结构基础、生物物理特性。
2. 熟悉具有代表性的经络假说内容,腧穴病理反应及其刺激效应。
3. 了解循经感传的机制、循经性感觉障碍、经络检测。

PPT 课件

第一节　经络现代研究

经络是中医学的一个重要概念,经络理论是中医理论的核心组成部分,自古以来有效地指导着中医针灸的临床实践。现代研究认为经络系统是人体的一个综合性生理调控系统,但其具体过程和机制尚未能用现代科学语言全面系统地表述,因此经络研究一直被国家列为重点攻关项目。在国家的大力支持下,诸多学者本着严谨求实的科学态度,传承与创新相结合,多学科交叉合作,联合攻关,从不同角度对经络现象、经络检测、经络实质等方面进行研究,取得了显著进展,本节就经络研究的概况作一介绍。

一、经络现象

经络现象是指沿古典经络路线出现的一些特殊的感觉传导和感觉障碍以及可见的皮肤色泽和组织形态变化等现象。"循经性"是各种经络现象的共同特征。经络现象一般是针刺、艾灸、推拿及电脉冲等刺激作用于经穴后产生的,也可在机体某种病理状态下自发地出现,有时,还可经入静诱导和意守丹田等气功锻炼而被诱发出现。经络现象的出现机制非常复杂,但各种经络现象从感觉到形态的多个侧面,反映出古代记载的经络路线的客观存在。特别是可见的经络现象,持续时间长,客观性强,"看得见,摸得着",形象、直观、生动地显示着人体"活的经络图"。"现象是本质的显现",经络现象亦应是经络本质的显现,从经络现象入手开展经络实质的研究无疑是人体生命科学的重要研究内容。

（一）循经感传现象

循经感传(propagated sensation along channel,PSC)现象,是指沿经络路线出现的感觉传导现象,在各类经络现象中最为多见,是经络现代研究的重要内容。

1. 循经感传现象的发现与调查　循经感传是针灸临床最常见的一种经络现象,通常在针刺、脉冲电、按压等方法刺激人体穴位时产生。循经感传现象在古书中早有记载，只是没有这一明确的提法。20 世纪 50 年代，日本长滨善夫和丸山昌郎报道了循经感传现象后，国内外类似的报道日益增多。我国首先开展了大规模普查研究。1973 年原卫生部颁布了全国循经感传现象调查统一方法和分型标准后，研究工作走上了规范化的科学轨道。从 1972年至 1978 年，全国 22 个省、市、自治区有关单位，按照原卫生部制订的统一方法和标准，对循经感传现象进行了大规模的调查工作。调查对象为不同地区、不同民族、不同性别、不同年龄和不同健康状况（从正常人到截瘫患者，从飞行员到有重要脏器疾患者）的人群，共 6 万多人次。主要采用低频脉冲电刺激方法，测定穴位以井穴为主，也可以刺激原穴或耳穴。电脉冲刺激强度一般以被测者产生明显的麻感为度（电流强度大致为 1mA）。如果在刺激井穴以后，有 2 条经以上的感传超过肘、膝关节或 1 条经以上的感传超过肩、髋关节者，称为循经感传阳性。按循经感传的程度，一般分为四型：显著型，6 条经脉以上全经路感传者；较显著型，2 条以上全经路感传者或 3 条以上超越肩、髋关节者；稍显著型，1 条以上超过肩、髋关节或 2 条以上刺激井穴感传超过腕、踝关节，刺激原穴感传超过肘、膝关节者；不显著型，全部无感传或仅 1 条经有局部感传者。调查结果表明，感传出现率最高达 45.2%，最低为 5.6%，大多在 12%~25%。循经感传在不同地区、民族、性别和健康状况的人群中普遍存在，4 种感传类型在人群中的比例多少是按不显著型＞稍显著型＞较显著型＞显著型的顺序依次递减。

2. 循经感传现象的基本特征　循经感传现象具有循经性、双向传导、回流性、慢速传导、可阻性、感传线宽度粗细不匀、感觉性质多样、趋病性和效应性等特征。

（1）循经性：感传路线的循经性是感传被列为经络现象的首要条件。从大量经络现象的调查结果来看，感传路线与古典的经络路线基本一致，而与神经、血管等已知结构的分布在总体上存在显著差异。一般而言，在四肢部，感传线与古典经络路线大体一致；在胸腹部常有偏离；头面部则变异较大。刺激经穴所引起的感传，除沿本经路线扩布外，有时还会窜入相邻或有关的经脉，或表现为超过、不及或另有旁支。

（2）双向传导：除经脉上的始穴和终穴外，刺激经脉线上的其他穴位所引发的感传多呈双向传导。例如，刺激曲池穴，感传可向肩髃传导，也可向合谷传导。

（3）回流性：这是感传最奇特的现象之一。在感传延伸过程中，若突然中止穴位刺激，大多数感传者会出现感传沿原路向原刺激穴位回流的现象。回流的感传抵达原刺激穴位或其附近时，逐渐"淡化"后便自行消失。回流的感传多呈匀速传导。

（4）慢速传导：与刺中神经干时的触电样传导不同，感传是一种慢速传导，传导速度一般为 10cm/s 左右。这一传导速度较自主神经慢，较躯体神经更慢。感传的延伸过程并非匀速进行，可出现时快时慢或间歇传导的现象。在经过肘、膝、肩、髋等关节时，感传常出现减速现象。

（5）可阻性：在感传线上施加机械压迫，常可阻断感传自压迫点继续传导，而刺激点与压迫点之间的感传依然存在，并常有增强甚至出现憋胀的感觉。如，刺激合谷出现向曲池方向的传导后，压迫手三里，则感传中止于手三里，不再向曲池传导，而合谷与手三里之间的感传依然存在，并有增强的现象，甚至可出现憋胀的感觉。阻滞感传的有效压力因人而异，一般为 $500g/cm^2$。在感传线上注射普鲁卡因或生理盐水，可部分或完全阻滞感传，这种阻滞效应可能是液体注入增加局部压力所致，与机械压迫阻滞感传的机制相似。在感传线上放置冰袋，降低局部温度也可阻滞感传，一般将穴位深部温度降至 (21.6 ± 0.4)℃时便可产生这一效应。用软毛刷在感传线上轻刷 10~15 分钟，也可使感传逐渐减弱直至消失。感传一旦被阻滞，它所引起的相应脏腑功能的变化也显著降低甚至消失,解除阻滞,感传常可继续延伸,脏腑功能的改变又重新出现。此外,感传扩布的前方如遇手术切口、瘢痕、肿块或肿大的脏器时,感传常因此而被阻断。

(6) 感传线宽度粗细不匀:多数感传显著者将感传线的粗细描述为线状、绳索状、琴弦状或筷子状等。在感传过程中,感传线有保持不变的,也有线状和带状交替出现的。在带状感传中,感传带中间可有一条较两侧边缘更为清晰的中心线。一般,感传线在四肢部较细,在0.2~2.0cm,到达胸、腹部或头面部常变宽至 10cm 以上,有时还出现较大面积的扩散现象。

(7) 感觉性质多样:用不同刺激方法,在不同部位及在不同个体身上可诱发不同感觉性质的感传。常见的感觉性质有酸、胀、重、麻、水流、气流、虫行、冷、热等。一般针刺引发的感传,其性质较为多样;电针及穴位注射,以酸、胀、重感为多;电脉冲穴位表面刺激常为电麻、虫跳或蠕动感;艾灸为温热感;指压多为酸胀、麻胀或热感。

(8) 趋病性:在病理状态下,当感传邻近某一病灶时,常可偏离经脉,折向病灶部位,使局部症候即时缓解。这种"气至病所"的现象,有重要的临床治疗意义。

(9) 效应性:感传不仅在经脉线上循行,还可抵达相应的脏腑器官,并改变其功能。如当心脏病患者的感传沿心包经上达胸部时,患者可觉心区舒畅,闷重感消失。

3. 循经感传现象机制　鉴于循经感传现象及其基本的特征已为大量事实所证明,近年来学者们从不同的角度对其形成机制进行探讨。循经感传现象是一种主观的知觉现象,它的形成必然与神经系统的活动密切相关,包括从外周到中枢各个环节活动的全过程。长期以来,关于其形成机制,一直存在"中枢兴奋扩散"和"外周动因激发"两种不同的观点。1987 年,在第一次世界针灸学术大会上,我国学者又提出了以外周循经过程为主导的"外周中枢统一论"的假说,在研究思路上日趋成熟。

(1) 中枢兴奋扩散说:这种观点认为,感传的基本过程是在中枢神经系统内进行的,即感传的性质是兴奋在中枢神经系统内的定向扩散,是"感在中枢,传在中枢"。

其主要依据有:①循经感传的路线是以皮质感觉功能为基础的,一旦大脑皮质或中枢神经系统功能受到损害,循经感传就不能发生。②幻肢感传。国内不少学者研究发现,针刺截肢患者断肢残端上穴位仍然引起感传,并可"通达"已不存在的肢体末端。大多数受试者的感传路线基本循经,速度缓慢,但也有一些受试者无法分清感传的路线和过程。这一事实说明,循经传布的感觉可能是中枢的兴奋扩散引起,是中枢兴奋扩散观点的一个重要证据。③颅内疾患可引起自发性感传和循经感觉异常。直接电刺激皮质的第一体感区,可在机体对侧引起蚁行感。

(2) 外周动因激发说:这种观点认为,循经感传可能是由于体表的神经感受装置被针刺时,沿经传导的"动因"依次兴奋,神经冲动相继传入中枢神经系统,从而产生了主观感受到的感觉,即"感在中枢,传在体表"。

其主要依据:①循经感传的路线与已知的神经、血管、淋巴管的分布很不一致,感传的速度较周围神经的传导速度为慢。②感传不仅是一种主观感觉,有些人还可能继发产生循经的红线、白线、丘疹、水疱和皮下出血等,还可发生循经性皮肤病。③在经脉线上施加压迫、局部冷冻或注射液体能直接阻断感传,随着感传的受阻,针刺效应即减弱或消失。④肌肉、肌腱手术后感传改道,遇到创伤、关节或瘢痕时也会受阻或绕道。

(3) 外周 - 中枢综合说:这种假说认为,上述两种看法各有一定的事实依据,但在推论上却走向了两个极端。在循经感传过程中,外周和中枢是不可分割的整体,经络如果作为一个实体存在,不应局限于机体的某一局部,应有它从外周到中枢、从低级到高级的谱系。外周有循经的实质过程,中枢有循经的功能表现。在某种情况下,中枢环节可能表现出自己的存在和影响,但中枢的特定联系(或经络构型)只是外周实质过程的反映和投射,没有外周的循经性实质过程,也就不可能出现中枢的特定功能联系,亦即在外周和中枢的协调活动中,起决定作用的是外周的实质过程。其中"外周动因"乃其始动环节,为从更深层次解决循经感传现象的机制奠定了基础。循经感传过程中,大脑皮质第一体感区诱发反应的空间分布与 PSC 循行经过的体区一致。阻滞循经感传现象或沿经施加触觉刺激模拟循经感传现象,即可相应地改变第一体感区诱发反应的空间分布,说明"外周动因激发"是形成循经感传现象的始动环节。分析循经感传机制,综合循经特征及其他循经生理、病理现象,可以说外周有循经现象,中枢有循经的投射及特定的功能联系,即循经感传是外周与中枢协同活动的结果。

(4) 脊髓 α 运动神经元兴奋传递说:脊髓运动神经兴奋传递说是介于中枢说和外周说之间的一个假说,它认为循经感传是脊髓中枢内 α 运动神经元之间的兴奋传递,再通过感觉神经进入中枢。近年来,研究者运用神经生物电生理学方法发现,支配穴位某一肌肉的 α 神经元可被同一经其他穴位处的肌肉刺激和皮肤刺激所兴奋,进而应用辣根过氧化物酶(CB-HRP)逆行性标记的方法发现支配同一经肌肉的 α 神经元的树突之间互相投射,并形成有一定严格空间定位的纵行柱状排列,支持了此假说。类似的假说还有神经肌肉跨节段接续兴奋假说,认为一条肌肉的兴奋活动可以通过搭连的神经或直接的电扩散引起另一条肌肉的兴奋,从而使兴奋接续地跨阶段传播,肌肉感受器同时将感觉传入中枢形成循经感传。

(二) 循经性感觉障碍现象

通常所说的感觉障碍,包括感觉麻痹、感觉异常和感觉过敏。感觉麻痹,即感觉消失或减退;感觉异常,是指在无外来刺激情况下机体出现的蚁行、虫爬、电麻等异常感觉;感觉过敏,是指对刺激的异常敏感,如以棉花触及皮肤即引起不适,甚至疼痛等。这里所谓的循经性感觉障碍现象,是指沿经络路线自发出现的麻木、痛敏、异常感觉等感觉障碍现象。

1. 感觉性质　循经性感觉障碍的感觉性质可多种多样,如痛、麻、酸、冷、热、痒、胀、跳动、风吹、水流、虫行等。其中以循经性麻痛最为多见,临床上常表现为循经性的麻木反应带和痛敏反应带。

2. 分布路线　循经性感觉障碍的分布路线与古典经络路线相吻合,而与神经、血管的走行路线不同,也不同于西医学中的某些神经痛、感觉障碍及内脏病变所致的海特带(Head's zones)。

1883 年,西方学者 Ross、Dana 等提出内脏病变可引起皮肤痛敏的观点,后经 Head 等人补充,形成 Head 痛敏带(zones of hyperalgesia)。这种痛敏带是指内脏发生病变时,相应部位皮肤的痛觉敏感性提高。海特带与循经性麻痛带相似,但两者不尽相同。海特带按外周神经皮节分布,而循经性麻痛带则按古典经络路线分布,常超出神经皮节分布范围。海特带只提及痛敏区,未提到麻木区,而这种麻木带在临床上很常见。循经性麻痛带的发现,修正和丰富了海特带,提供了远远超越神经节段论的经络脏腑相关理论依据和临床资料。

3. 与脏腑病变的关系　循经性感觉障碍,尤其是循经性麻痛反应带与脏腑、经络的关系呈一定的规律性。脏腑病变大多能以麻痛反应带的形式反映于相应的经脉上,主要在病变脏腑所属的本经,或其表里经、同名经及表里经的同名经,有时还可累及膀胱经和督脉。如心脏病,首先表现于心经或小肠经,进而表现于肾经和膀胱经,偶尔也可先表现于表里经或同名经。

循经性麻痛带与脏腑病变的程度常呈正相关关系,病变严重,反应带明显;病变轻,反应带亦轻;病变好转,反应带常变细、宽窄不匀、弯曲、断裂或消失;病变加重,反应带加宽,数目增多。麻木和痛敏在不同阶段可相互转化。发病初期或恢复期,以痛敏为主,或呈痛、麻相间之带状区;病变重或慢性期,以麻木带为主要表现形式。

(三) 可见的经络现象

可见的经络现象是经络的一种理化反应形式,它以体表形态的改变显示经络的循行分布规律。一经反映在体表,就以一定的病理组织形态固定下来,且相当稳定。

1. 循经性皮肤病　自 20 世纪 50 年代后期,有关循经性皮肤病的案例在国内已有零星报道。至 20 世纪 70 年代,随着循经感传现象研究的大规模开展,对循经性皮肤病的研究也得到了重视,观察的病种和病例不断增多。北京市第六医院等单位对此进行了长期有计划的临床观察,获取了一些珍贵的、颇有说服力的循经性皮肤病的临床资料。在国外,匈牙利、日本等也有这方面的报道。从已有资料看,目前已在 25 个病种的 346 个病例中观察到了478 条循经性皮肤病。但事实上,循经性皮肤病的例数应远远超过这个数字,因为掌握中医经络知识并能将皮肤病损与经络路线联系起来的皮肤科医师只是少数。可以想象,很多这方面的资料未被记录、研究和报道。

循经性皮肤病涉及的病种较多,常见的有神经性皮炎、扁平苔藓和贫血痣,尚可见疣状痣、色素痣、皮肤萎缩、色素沉着、白癜风、湿疹、银屑病、硬皮病、皮肤腺痣等。循经性皮肤病可分布于十四经和带脉上,其中以肾经、大肠经最为多见,肺经、心包经次之,分布范围可见于经脉的某一行程段或经脉的整个外行路线。有些皮肤病损,如贫血痣、色素痣等,边缘整齐,连续不断,宛若一条细带或细线,十分醒目。循经性皮肤病有时和相应脏腑病变有一定关系。发生于肾经的皮损常伴有肾(泌尿)、神经系统和精神方面的变化;出现于脾经的皮损常伴有消化不良和慢性泄泻;发生于心经的皮损多伴有心脏病。有些循经性皮肤病是先天性的,也有一些是在青春期前逐步形成的。这类循经性皮肤病是在个体发育过程中出现的,可能与遗传基因缺陷有关。人体皮肤发育的缺陷,或受某种外来因素的作用,或受脏腑病理变化的影响,因此出现的某种病损的分布与古典经络路线的一致性,看来并非偶然,应有某种内在的联系。有研究者认为,循经皮肤病的形成,一方面与自主神经和大脑皮质的控制有关,另一方面与神经体液和微循环变化有关。还有人认为,先天性循经皮肤病主要是外胚层细胞发育异常造成的,中胚层的血管变化异常也可能是产生机制之一。后天性者可能是由于经脉线组织处于致敏的病理状态下,某些原因刺激局部释放的生物活性物质诱发了变态反应所致。

2. 循经性皮肤血管神经性反应　在临床针灸治疗中,有时在针刺后可出现沿相应经络路线的红线、白线、丘疹和皮下出血等皮肤血管神经性反应,这种皮肤反应又称"循经性皮肤显痕"。这些循经性皮肤血管神经性反应,有的细如丝线,有的宽达 1~2cm,短的仅出现于相应经络的某一行程段,长的几乎可通达全程。这些皮肤反应是在刺激穴位后出现的,有的针刺后立即出现或发生于留针过程中,有的针刺后数小时甚或十余小时才出现。皮肤反应出现后一般可持续数分钟至数小时,少数患者可达十余小时,有的可多次重复出现。有人曾将循经性红线与皮肤划痕反应进行比较,结果,在划痕反应完全消失之后,循经性红线仍可持续数小时至十余小时之久,表明两者有所不同。尽管不少研究者对循经性皮肤血管神经性反应的发生过程作了各种解释,但其形成机制至今尚未完全明了。

二、经络检测

大量经络现象的观察、调查和研究资料表明，经络现象是客观存在的，但现象终究是现象，不能从根本上揭示经络的实质。因此，应用现代科学的技术手段将古人描述的经络路线客观地显示和检测出来是阐明和揭示经络实质的一个重要而有效的方法和途径。长期以来，国内外经络研究者们在这方面进行了不懈的努力，对经络的声、光、电、热、磁、核等物理和化学特性进行了大量深入的研究，取得了一些重要研究成果和进展。

（一）皮肤电阻检测

皮肤电阻检测是应用最早的客观检测经络循行路线的方法之一。1950 年，日本京都大学生理学教授中谷义雄在检测一名肾病患者的皮肤导电量时，发现患者下肢皮肤有许多导电量较其他部位为高的位点，这些点的连线与足少阴肾经路线相似。此后，中谷义雄又在其他经上发现了类似的结果。这些皮肤导电量较高的点后来被命名为"良导点"，由良导点连成的线被称为"良导络"。良导点的位置与传统经穴的部位相一致，而良导络则与经脉循行路线相符。继中谷义雄之后，国内许多研究人员开展了大量的经络电阻的检测研究工作，经脉循行路线具有阻抗低的特点已得到证实。福建省中医药科学院采用电极逐点向前推进和电极连续扫描两种测试方法，再以微机进行连续取样和数据处理，将每一测试水平的皮肤阻抗的图像直观地显示出来。对手三阴经测试的结果为低阻点的分布基本上是循经的。绝大多数受试者都可检测出循经分布的低阻点，但难易程度有所不同。低阻点一般都分布在经线上，或其两侧 0.5cm 的范围之内，偏离超过 0.5cm 的不多，在测试经脉与其两侧邻近经脉之间的对照区内也很少有低阻点出现。每条经脉一般都测试 15~25 个水平，绝大多数受试者测试的范围都通达或基本通达经脉的全程。2009 年，北京中医药大学的研究人员在对 116 例脑瘤患者和 60 例健康人十二经原穴的体表导电量检测研究中发现正常人双侧经络电阻抗的对称性，以及双侧经络阻抗左右失衡、表里失衡与脏腑经络病变的总体相关性，同时还提示，导电量（或电阻）异常所涉及的脏腑、经络可能与疾病的发生有特异相关性。

（二）红外辐射成像

地球上的一切物体当温度高于绝对零度（0K，即 –273.15℃）时，其内部的分子就会因热运动而向外辐射红外线。不同的物体有不同的温度，辐射红外线的波长和强度也各不相同，利用灵敏的红外线探测器可察知被探测物体的特征。从量子生物学角度看，机体由细胞构成，而组成细胞的核酸、蛋白质和类脂质等化学物质的分子、原子又都与氢结合。由于热量子活动的原因，原子外周的电子层不断变化，表现为结合分离的新陈代谢变化，所产生的能量则使机体产生温度变化并向周围空间辐射红外线。将辐射信号转换为等效电信号，经电子装置处理后加以显示成像，这样"不可见的"红外线便可转换成可见的图像。因此，人体的红外辐射可反映人体脏器和全身各部的代谢变化。1970 年，法国 J.Borsarello 最早应用红外线热像图摄影术来显示人体经络穴位。此后，国内外研究者在这方面开展了许多研究。

近年来，对经脉循行路线的红外辐射特征、红外辐射轨迹（IRRTM）及其形成的机制研究较多，也较深入，目前已经可以应用红外辐射成像技术将古人描述的经脉路线直观地显示出来，使之成为"可见"。证明这种循经出现的 IRRTM 是正常人群之中相当普遍存在的一种生命现象，并与人体（动物机体）的功能调控密切相关。刺激穴位时可诱发或改变 IRRTM 的状态与行程，脏腑病变也可诱发出沿相关经脉出现的高温带。经脉线上相关组织的导热性显著优于非经非穴部位的对照部位。IRRTM 的形成与皮肤的微循环状态和经脉线下深部组织的传热通道相关,其中,后者尤为重要。该通道由深及浅,该处氧分压(PO₂)和组织温度较高,微循环旺盛,能量代谢活跃。IRRTM 只是它在体表的一种表现。进一步的观察表明,人体穴位红外辐射的峰值都在 10μm 附近,但在 2~2.5μm 和 15μm 处也观察到两个高峰。据推测可能与组织的能量代谢有关。在人的肢体上,位于穴位深部结缔组织中胶原纤维的排列与经脉的方向基本一致,并向浅筋膜及皮肤连接。沿纤维的方向,胶原纤维对 9~20μm 的红外具有极高的通透性。红外信息可能很容易通过胶原纤维,沿经脉方向传导向体表。在穴位加热时,红外辐射也可能更容易沿着胶原纤维的通道传输,形成红外辐射轨迹。

(三)放射性核素示踪

在经络循行路线的客观显示和检测中,放射性核素示踪技术也是较早得到应用的一种方法。早在 20 世纪 60 年代初,我国学者即已开始应用放射性同位素示踪的方法检测经脉循行路线。在人体的穴位注入低于治疗剂量的 ³²P,以盖缪计数器记录,可以观察到相应经脉线上的放射性强度较其两侧旁开的对照部位高,所测试到的十二条同位素的示踪轨迹与传统的十二经脉的路线大体一致。在非经非穴部位注射,则观察不到同位素循经迁移的现象。随着同位素示踪技术的不断发展,20 世纪 80 年代以来,罗马尼亚、法国和我国学者先后将 γ 闪烁照相技术应用于经络路线的检测中,发现穴位注射核素后出现循经性示踪轨迹。中国中医科学院针灸研究所、解放军总医院等单位的研究者将 ⁹⁹ᵐTc- 高锝酸钠注入人体穴位,以大视野 γ 闪烁照相机记录其迁徙轨迹。

在腕踝部穴位皮下注入的核素可循经迁徙 30~110cm,其中迁移较远者可从四肢上达躯干。在躯干部穴位注入,同位素亦可在不同程度上循经上下迁移。同位素的示踪轨迹与古典十二经脉的路线基本一致,在四肢部吻合率达 78%。在同一肢体的两条经脉的穴位上同时注入核素,则可同时显示出两条相应的循经示踪轨迹。在经穴旁开的非经非穴对照点注入核素后,其迁移多呈淤积移行,在扩散过程中逐渐向邻近的经脉、合穴、郄穴或络穴靠移,进入经脉或穴位后即沿经向心迁移。若注射点远离经脉,则无循经轨迹出现。同位素的示踪轨迹主要在皮下。

将同位素注入穴位后,一般要过一定的潜伏期才出现迁移线,十二经的平均潜伏期为 37 秒,示踪剂的平均迁移速度为 17cm/min。迁移时快时慢,有时还会出现淤滞点,淤滞点与穴位的位置常吻合。核素迁移可呈双向性,但以向心性为主。

穴位注射淋巴显影剂 ⁹⁹ᵐTc- 硫化锑和血管显影剂 ⁹⁹ᵐTc-RBC(红细胞被 ⁹⁹ᵐTc 标记)均未出现与穴位注射 ⁹⁹ᵐTc- 高锝酸钠相同的迁移规律;局部注射神经麻醉剂普鲁卡因和对神经毫无作用的生理盐水对迁移的阻断作用完全相同,说明核素循经迁移不是血管和淋巴管的直接显像,与神经亦无直接关系。用 Na¹³¹I 作放射性自显影观察到,沿豚鼠"膀胱经"的迁移轨迹走行于组织间隙中标记的银粒并未存在或附着于任何特殊的组织结构。

利用正电子发射断层扫描仪(SPECT)显示核素(⁹⁹ᵐTc)循经迁移线与经络体表投影核素标记线的关系,发现与十二经脉的吻合率为 60%~80%。PET 检测所得的穴位深度数值与经典穴位深度基本相符,示踪剂(¹⁸ᵐF-FDG)沿经络走行是一条连续的图像。利用同位素的循经移动特性得到了经络在体内局部的空间位置及走向。

(四)低频声信号检测

20 世纪 80 年代,辽宁中医学院(现辽宁中医药大学)首先以低频声信号(即低频机械振动波)为指标开展经络循行路线的检测工作。近年,这一检测技术有了进一步的提高,从单探头发展到 6 探头测试,并采用计算机采样处理系统从定性提高到定量分析阶段。在对大肠经的检测中观察到,在大肠经商阳穴输入定量低频声信号,沿大肠经均可检测到与输入声信号相同频率和波形的声波,与旁开对照点比较差异显著。声信号的传播轨迹与古典大肠经循行路线相一致,大肠经循行路线中的弯曲、交叉及交会都得到了显示,并测出了与肺经、胃经的衔接。实验中发现,循经性声波的出现必须有适宜的输声强度和频率。经络的传声速度仅为 10m/s 左右,比周围组织缓慢许多,表明经络有自己的独特结构。根据低频声的循经性及其对相应脏腑具有调节作用的特点,经络输声疗法被应用于临床,并取得了满意疗效。尽管这些实验结果在其他经脉得到重复,但声波的传播规律与经络的关系及其传播的媒介有待进一步证实和探索。

(五）体表超微弱发光检测

目前已知的地球上的发光生物约上千种。人体活体体表也可向外发射超微弱冷光,但这种冷光很微弱,仅为蜡光的亿万分之一,不为肉眼所见,需用精密仪器方可显现。20 世纪70 年代后期,我国学者开始进行人体经络穴位的发光研究,发现人体经穴能发出较强的冷光,发光波长为 3 800~4 200Å;健康大白鼠的"督脉"和"任脉"路线具有高发光特性;失血和死亡家兔的发光强度明显下降,而针刺得气可增加发光强度,有感传者发光强度的上升更为明显。研究者还发现,死亡不久的人体某些部位仍在发光,这些发光的部位居然与人体的穴位一致。机体的发光强度在一定程度上反映了机体生命活动能力的强弱。从现有的这方面的研究资料看,有关经络体表超微弱发光的研究尚待进一步拓展和深入。

(六）循经离子分布检测

研究发现,在循经路线上有着与周围非经脉处不同的离子特性。Ca^{2+}、K^+ 与经络活动具有非常密切的关系,是构成经络活动的重要因素之一。其表现特征为:①经穴处的 Ca^{2+}、K^+ 浓度高于非经穴处。②当脏腑出现病变时,相应经脉线细胞外的 Ca^{2+} 浓度明显下降,且下降的幅度与脏腑的病变程度呈明显正相关的关系。随着脏腑病变的痊愈,Ca^{2+} 浓度逐渐恢复正常。内脏痛时,K^+ 表现出类似的变化趋势。③K^+ 在针刺前后的浓度有明显差异。④针刺经穴可使本经其他穴位处的 Ca^{2+}、K^+ 浓度升高。

近年来,在经络循行路线的客观检测中,细胞外钙逐渐受到研究人员的重视。天津中医药大学等用离子选择性电极观察到,在经穴位和在经非穴的 Ca^{2+} 浓度均明显高于旁开的非经非穴;针刺穴位或在经非穴可使该经其他穴处的 Ca^{2+} 浓度显著增高;当家兔出现实验性心律失常时,其外周手厥阴心包经路线上的 Ca^{2+} 浓度降低,心律失常恢复后其 Ca^{2+} 浓度也得到恢复;当用乙二胺四乙酸二钠盐(EDTA）络合手厥阴心包经路线几处的 Ca^{2+} 后,针刺对家兔实验性心律失常的治疗效应消失。复旦大学、上海中医药大学等采用质子激发 X 射线荧光发射(PIXE）技术发现,经脉线上的穴位有钙富集现象,其钙含量明显高于在经非穴和非经非穴,钙富集区的纵向连线呈一含量不均等的钙纵向富集带,与经脉路线相符。由于PIXE 测定的是钙元素的含量,故穴区钙可有多种形式,如结合钙、亚稳态结合钙、游离钙等,其中亚稳态结合钙和游离钙最有可能参与经络穴位的功能活动,值得深入研究。

三、经络脏腑相关

《灵枢·海论》指出:"夫十二经脉者,内属于腑脏,外络于支节。"中医学的观点很明确,体表与内脏之间的联系是靠经脉实现的。十二经脉是经络系统的主干,所以"经络脏腑相关"常被称作"经脉脏腑相关"。以往有关经络脏腑的研究多从经穴入手,故"经络脏腑相关"又常与"经穴脏腑相关"相混淆。事实上,经穴只是经络通道上的一个"驿站",是经络的一个部分,它属于经络,但不等于经络。经络脏腑相关包括经穴脏腑相关的内容,而经穴脏腑相关不能替代经络脏腑相关。长期以来,经络脏腑相关的研究停留于经穴脏腑相关的阶段。近年来,这方面的工作逐渐从经穴一个点与脏腑的关系发展到经络一条线与脏腑关系的研究。经穴脏腑相关的研究已有大量报道,此不赘述。下面仅介绍近年经络脏腑相关研究的一些进展。

（一）脏腑病变在经络的反应

脏腑病变可反映到经络,古人对此早有认识。《灵枢·九针十二原》指出:"五脏有疾也,应出十二原,而原各有所出,明知其原,睹其应,而知五脏之害矣。"这是说,五脏有病,可反映到十二经原穴,各经原穴可反映相应脏腑的病变,分清五脏相应的原穴,审视原穴的反应情况,就能知道五脏的病变了。脏腑病变在经络的反应主要表现为经络路线的感觉、组织形态和生物物理特性等方面的变化。

内脏病变可引起体表某一部分发生疼痛或感觉过敏,西医学将这种现象称为牵涉痛。中医学在这方面的认识更为全面系统,脏腑发生病理变化时,相应的经络路线上常可出现压痛或疼痛、酸、麻、胀和知热感度等感觉变化。北京第六医院在对各系统疾病的体表感觉检查中发现,各种内脏病可在体表出现麻木或痛敏反应带。这种反应带除见于本经外,尚可在表里经、同名经或表里经的同名经以及膀胱经等部位。这一发现与海特痛敏带单纯为神经皮节反应的论点不同,远较海特带规律、完整和系统。

通过触摸、按压、循捏、观视等方法常可发现经络循行路线上组织形态的异常变化,如可触及麦粒或黄豆大小的结节、条索状反应物和组织松弛,或可发现经络路线上的皮肤脱屑、凹陷、隆突、皱纹、丘疹、斑点和色泽改变等。经络路线上的这些组织形态的变化常可反映相应脏腑器官的病理变化。

脏腑发生病变时在相应经络路线上可出现生物物理特性的改变。利用红外热像技术在面部热像图上观察到,健康人面部膀胱经的高温线出现率为21.6%,而面瘫患者为17.7%。高温线均从睛明穴上行至前发际,但面瘫患者的该高温线出现不对称性,一般高于周围皮肤0.5~1.0℃。

（二）经络脏腑相关研究

1. 手太阴经与肺的相关特异性研究　研究人员用电刺激"尺泽"穴,可使家兔呼吸明显减缓,电针刺激"非经非穴"呼吸变化不明显,提示"尺泽"穴能够使肺脏发生经穴脏腑效应。此外,电针太渊穴,检测慢性阻塞性肺病(COPD)处于稳定期的患者肺功能的变化,电针前后比较,除用力呼气流量中取25%肺活量的呼气流速(FEF25%)无显著性差异外,其余各项观察指标均有统计学意义。其中,反映大气道功能的敏感指标如第一秒钟用力呼气量占用力肺活量百分比(FEV_1%)、第一秒用力呼气量占所有呼气量的比例(FEV_1/FVC)、呼气峰值流速(PEFR)等差异有非常显著性意义;而反映小气道功能的敏感指标如用力呼气流量中取50%肺活量的呼气流速(FEF50%)、用力呼气流量中取75%肺活量的呼气流速(FEF75%)差异有显著性意义,说明电针太渊穴对肺通气功能有明显的改善作用,尤其是对大气道功能的改善作用更为明显。

2. 手阳明经与大肠的相关特异性研究　在商阳穴输入0.06N、50Hz定量的声波,沿经脉传导至肠腑,以少泽穴作对照,通过观察结肠电改变来验证商阳穴输声的内脏效应。结果显示商阳穴和少泽穴输声引起结肠效应分别为84.21%、47.36%,说明了商阳穴输声可引起明显的结肠效应,且效应有特异性;结果还发现商阳穴输声所引起的结肠效应不但在数量上,而且在质量上优于少泽穴。

3. 足阳明经与胃的相关特异性研究　有研究观察了足阳明经穴对健康人胃电、胃阻抗总功率的影响,结果显示针刺四白穴能使胃电总功率明显增高,针刺足三里和四白穴均能使胃阻抗总功率明显增高。说明针刺足阳明经穴对胃的运动功能具有良好的调整作用。电针家兔足阳明经头面"四白"、躯干"梁门"、下肢"足三里",均可使家兔胃黏膜损伤指数显著降低,可能是通过胃黏膜组织中 PGE_2 与 EGF 发挥了对胃黏膜细胞的保护作用,证实了足阳明经与胃具有相关性。研究表明针刺足阳明经穴能使阿托品阻断的胃窦平滑肌细胞产生明显的收缩效应,进一步证实了足阳明经穴与胃之间存在特异性的联系。

4. 足太阴经与脾的相关特异性研究　免疫功能是反映脾功能的一个重要方面。T淋巴细胞(T-LCT)是一个具有多功能的细胞群体,对机体免疫应答的调控和维持免疫稳定有重要意义。其转化率高低可反映机体的细胞免疫水平,常被作为检测细胞免疫功能的指标之一。研究人员采用大黄苦寒泻下法复制脾阳虚模型。结果显示,脾阳虚家兔模型经针灸三阴交穴治疗后,T-LCT 和 C31 受体花环率明显升高,说明针灸脾经三阴交穴对淋巴细胞、红细胞的免疫功能有调节作用,且研究发现以脾经气血旺时疗效较佳。

5. 手少阴经与心的相关特异性研究　动物实验表明,静脉滴注垂体后叶素造成心肌缺血动物模型,以左心室内压峰值、左心室内压变化上升最大速率、心力环面积、心肌收缩成分最大缩短速度、小肠电图及脑电图为指标,分别观察电针心经、肺经循行路线上的3个测试点和不电针的对照组对心功能、小肠及脑电活动的影响。结果显示,电针心经对心功能、小肠及脑电活动有密切关系。采用结扎冠状动脉前降支法复制大鼠急性心肌梗死模型,心经组、肺经组中大于2倍的差异表达基因的数目和类型有较大差异,提示针刺心经干预心肌缺血作用有相对特异性,这从基因水平揭示了针刺心经干预心肌缺血的作用机制。

6. 手太阳小肠经与表里脏腑的相关研究　通过观察半结扎小肠能否造成心脏损害,以探讨心脏与小肠腑之间的脏腑关系。并在此基础上,进一步观察电针小肠经、心经与心脏之间的关系。结果表明,半结扎小肠能导致心脏损害,表现为肉眼可见轻度或中等度充血、心脏轻度扩大,镜下出现不同程度的心脏损害,如心肌纤维轻度变性;或间质充血水肿、灶性心肌变性;或严重间质淤血,可见大片灶状心肌变性及灶性坏死,与半结扎直肠对照组比较差异非常显著。心电图出现T波变化及房性或室性早搏。电针小肠经和心经能明显减轻因半结扎小肠而致的心脏损害程度,与电针非经穴比较差异显著。说明心脏与小肠腑关系密切,小肠经和心经与心脏有相关性及小肠经与心经相关。

7. 足太阳经与膀胱的相关特异性研究　近年来,大量实验研究表明:足太阳膀胱经与本腑及其他脏腑的联系十分密切,尤其是背俞穴。背俞穴作为膀胱经上的穴位,通过膀胱经的网络联系作用,调整本腑的气血功能,这为背俞穴对本腑的主治作用提供了经络学基础,为临床提供了理论依据。研究发现,刺激膀胱神经通过轴突反射在大腿外侧区、小腿外侧区发生神经源性炎症反应,反应出现的部位与膀胱经循行相同。使用大白鼠由颈静脉注射 Evans 蓝溶液,同心针电极刺激承山穴,照相记录皮肤 Evans 蓝的渗出,测定皮肤、内脏 Evans 蓝含量。结果沿躯体呈现特征性的纵向的点状蓝反应,点连线与足太阳膀胱经循行吻合。同时,膀胱和卵巢(睾丸)出现蓝色渗出,这说明电针刺激膀胱经穴位与本腑的相关性。

8. 足少阴经与肾的相关特异性研究　近年来,实验研究表明,针刺肾经经脉腧穴能够改善肾脏的缺血状态,从而保护肾单位,促进代谢毒素的排泄作用,而且对肾脏的泌尿功能具有良好的调节作用,同时,研究证明针刺肾经经脉腧穴对电生理改变有重要作用。在家兔身上通过记录肾动脉血流量、输尿管蠕动的频率和肾脏泌尿量的变化,从而观察电针双侧"照海"等穴对肾脏泌尿功能和输尿管运动的影响。实验表明,电针后引起肾血流量显著增加。通过观察电针太溪、阴谷前后,左右侧肾窦部段间动脉(SRA)和肾锥体两侧叶间动脉(IRA)的收缩期最大血流速度(Vs)、舒张期末血流速度(Vd)及阻力指数(RI)即刻变化的对比,分析电针太溪、阴谷对慢性肾脏病患者肾动脉血流即刻效应的影响。结果验证电针太溪、阴谷穴均能够增加肾脏供血,改善肾脏的缺血状态,从而可能发挥保护肾单位,促进代谢毒素的排泄作用,但针刺太溪的改善程度要明显优于针刺阴谷,符合经典理论中的"五脏有疾当取之十二原"的论述。

9. 手厥阴经与心的相关特异性研究　针刺心包经的内关、郄门、曲泽、天泉4穴和心包经上的两个非穴点,及4穴旁2cm的8个对照点对比,差异非常显著,而内关等经穴又优于非穴位点,表明心包经与心脏的功能关系密切。采用家兔注射乌头碱造成心律失常模型,分别在心包经上的两个穴位(曲泽、天泉)及经脉线上的两个非穴位点注射利多卡因,观察其对抗心律失常的作用。结果显示,心包经脉线上的穴位及非穴位点给药均能增强利多卡因纠正心律失常的作用,其中以穴位的效果更强。曲泽与天泉两穴注射利多卡因对心律失常的纠正作用大于肌内注射组,尤其是在65分钟以后,其对心脏功能的保护作用更为显著。表明心包经具有整体效应性,是作为一条经脉参与心脏功能的调节。

10. 手少阳三焦经对脑功能的影响研究　研究人员采用功能性磁共振成像(fMRI)观察针刺健康志愿者右侧外关穴和外关穴配伍支沟穴时不同脑区的激活。结果显示针刺外关穴能相对特异地激活右侧小脑,而外关穴配伍支沟穴则能相对特异地激活左侧颞叶、右侧枕叶。另有趋势表明,外关穴能较为显著地激活左侧岛叶、右侧脑桥,而外关穴配伍支沟穴则能相对显著地激活左侧基底节区。fMRI脑功能成像研究表明,同属手少阳三焦经的外关穴与支沟穴的配伍,能够加强治疗情志疾病、视觉疾病和运动障碍方面的功效。此外,应用fMRI技术观察针刺手少阳经中渚穴时大脑皮质兴奋区分布特点的研究中发现,针刺中渚时可见双侧颞叶区大脑皮质兴奋性增加,特别是颞上回及颞横回区域大脑皮质兴奋性增加,与以往研究结果相符。表明针刺中渚可引发听觉相关大脑皮质兴奋,与临床针刺该穴治疗耳聋、耳鸣等耳部相关疾病的作用相符。

11. 足少阳经与胆的相关特异性研究　针刺阳陵泉、丘墟穴观察对胆囊收缩功能影响的研究中,采用同体对照的试验方法,通过超声诊断测定针刺前后胆囊容积,并比较胆囊收缩率,以观察胆经的阳陵泉、丘墟穴对慢性胆囊炎患者胆囊收缩功能的影响。结果显示针刺阳陵泉、丘墟穴皆可影响慢性胆囊炎患者胆囊收缩功能,二穴配伍对胆囊收缩有协同作用。另有研究证实,足少阳胆经的阳陵泉穴对胆囊收缩素 A 受体基因(CCK_A-R-mRNA)的表达有一定影响,由此提示针刺足少阳经可影响胃窦平滑肌及奥迪括约肌细胞 CCK_A-R-mRNA 表达,经脉 - 脏腑相关具有相对特异性,从细胞受体水平上为探讨研究胆经与胆腑的相关性提供了一定依据。

12. 足厥阴经与肝的相关特异性研究　有研究表明,针刺肝经腧穴(太冲为主)可以通过改善胰岛素抵抗状态治疗非酒精性脂肪肝。动物实验证实通过针刺肝经腧穴能明显降低非酒精性脂肪肝(NASH)大鼠肝指数,改善肝组织炎症活动程度,明显降低血清谷丙转氨酶(ALT)、谷草转氨酶(AST)水平,减轻肝组织脂肪变程度,改善肝细胞形态结构,激活过氧化物酶体增殖物激活受体 γ(PPARγ),降低核因子 κB(NF-κB)活性而达到治疗 NASH 的目的,还能够提高肝组织抗氧化能力,减轻脂质过氧化,通过抑制肿瘤坏死因子 -α(TNF-α)的高度表达而起到改善胰岛素抵抗(IR)达到治疗 NASH 的目的。

四、关于经络实质的假说

任何科学实验都必须建立假说,实验只是验证假说的途径而已。经络研究也是如此。为揭示经络实质——经络的形态结构和物质基础的科学内涵,研究者们从不同的角度提出了多种关于经络实质的假说,并进行了相应的实验验证。这些假说可概括为以下三种观点:

第一,经络是一种已知结构及其已知功能的调控系统;

第二,经络是一种已知结构的未知功能或几种已知结构共同参与的未知综合功能的调控系统;

第三,经络是一种未知的特殊结构及其功能的调控系统。

下面介绍的是其中有代表性的一些假说。

(一) 与周围神经相关说

经络的形态学研究结果表明,在穴位或其附近,常有神经干或较大的分支通过。显微镜观察也证明穴位处的各层组织中有丰富的神经末梢、神经丛和神经束。无论从穴位一个"点"的角度,还是从经脉一条"线"的角度,均可体现经络与周围神经的关系。

1. 经脉的某些行程段常与神经干及其主要分支的行程基本一致　经脉的某些行程段,特别是四肢肘膝关节以下的经脉路线常和一根或几根神经干及其主要分支的行程基本一致。例如,手太阴肺经沿臂外侧皮神经、前臂外侧皮神经、肌皮神经及桡神经分布。手少阴心经沿臂内侧皮神经、前臂内侧皮神经及尺神经分布。手厥阴心包经沿正中神经分布。足太阳膀胱经沿腓肠神经、股后皮神经分布。足厥阴肝经沿腓深神经、腓浅神经和隐神经分布。

2. 经脉弯曲部位常有相应神经结构分布　膀胱经在骶部有两个弯曲,其中由上髎至下髎穴的一个弯曲相当于骶神经后支外侧支的第一次神经袢,而从小肠俞到白环俞的一个弯曲相当于该神经的第二次神经袢。膀胱经在腘窝由浮郄经委阳到委中的这一弯曲,可从腓总神经与胫神经之间的关系来理解。

3. 表里经络穴处常有相应神经分支吻合　有些络脉从经脉分出到另一经的部位正好是有关神经分支吻合的部位。例如,前臂外侧皮神经的分支与桡神经浅支在列缺和偏历穴处吻合,前臂外侧皮神经和肺经有关,桡神经浅支和大肠经有关。前臂骨间掌侧神经与前臂骨间背侧神经在内关和外关穴处相互吻合,前臂骨间掌侧神经与心包经有关,前臂骨间背侧神经与三焦经有关。一般,表里两经的络穴都有相应神经分支的沟通。

4. 表里两经上常有相同神经或大致发自相同脊髓节段的神经分布　肺经和大肠经都与肌皮神经和桡神经有关,这两根神经均发自 C_{5-8}。心经和小肠经都与尺神经及前臂内侧皮神经有关,尺神经发自 C_{7-8} 及 T_1,前臂内侧皮神经发自 C_8 和 T_1。脾经和胃经都有隐神经及腓浅神经分布。肾经和膀胱经都有胫神经分布。

5. 手足同名经的某些相应穴位处有类似的神经分布形式　前臂外侧皮神经与桡神经浅支在手太阴经列缺穴处吻合;小腿内侧皮神经与腓神经浅支在足太阴经公孙穴处吻合。在解剖学上,前臂外侧皮神经与小腿内侧皮神经相当,桡神经浅支和腓神经浅支相当,而列缺和公孙亦二穴相当,都是太阴经络穴。手三里穴处有桡神经深支分布,足三里穴处有腓深神经分布,两穴不仅同属阳明经穴,其名称、位置及神经分布亦均相当。

6. 手足三阴、三阳经的主治特点与相应脊神经和自主神经的联系有关　手三阴经分布于上肢掌面,通过上肢部脊神经组成的颈丛和臂丛,在颈部和胸部与支配心肺的交感神经联系,而主治胸部疾患。手三阳经分布于上肢背面,通过颈部脊神经和颈上交感神经节的联系,再经颈内动脉和脑神经与头部各器官联系,从而主治头部病证。足三阴经分布于下肢内侧,通过下肢脊神经组成的腰丛和骶丛,在腰骶部与分布于腹部的自主神经联系,故主治腹部病证。足三阳经分布于下肢外侧和后侧,通过腰骶部脊神经与交感神经相连,再上行与分布于背部和头部的神经联系,从而主治头部和五官病证。交感神经及其各交通支与脊神经联系点的体表投影,恰与背俞穴的位置重合或相近。有人采用荧光组织化学方法,在人和动物器官的结缔组织中的中细小阻力血管周围,找到绝大部分属于交感节后纤维的肾上腺素能和胆碱能神经末梢的双重支配,认为这种交感节后纤维与阻力血管的关系,和气血与经脉的关系有相似之处。可见,交感神经和经络也有重要关系。

此外,在针灸临床上,不少针刺方法和周围神经有关。如,早期的电针疗法,主要是在神经干部位或皮神经分布区进行针刺通电治疗。再如,"节刺",即刺星状神经节;"傍神经刺",即刺在神经干旁边。这些针刺方法所产生的经气传导及其效应也体现出了经络与周围神经之间的关系。

(二) 与神经节段相关说

在四肢部,经络与周围神经的分布有相似之处。但在躯干部,经络主要是纵向分布,而神经则主要是横向分布。躯干部这种纵行的经脉与横行的神经之间的关系如何? 从躯干部腧穴及各经腧穴的主治特点来看,纵行的经脉也有前后的横向联系,经脉的这种联系与神经节段的划分也有相似之处。这种经络与神经节段相关假说的提出,主要有以下几方面的依据:

1. 经络腧穴与相关内脏在神经节段分布上的一致性 经络、腧穴的形态学研究表明,经穴在 0.5cm 的范围内几乎都有脊神经或脑神经的支配。每一经穴的神经节段常位于相关脏腑的那个神经节段上,或在相关脏腑所属的神经节段范围内。也就是说,穴位与其所主治的脏腑在神经节段上具有相当的一致性。

(1) 躯干部经穴与相应脏腑的神经节段关系:俞募穴是躯干部最具代表性、最常用的腧穴,是脏腑之气向背腰和腹胸部输注通达的部位。俞募穴与相应脏腑之间的这种关系,在神经节段的划分上也得到了体现。形态学研究表明,绝大多数俞募穴的神经节段位于相应脏腑的神经节段范围内,或邻近这些节段。

除俞募穴以外,循行于躯干部的任、督、胃、肾、脾经穴及膀胱经的其他腧穴,与相应脏腑的神经节段之间也存在这种关系。例如:

膻中属 T_4,主治属 T_{2-4} 的呼吸系及属 T_{1-5} 的心脏病证;

中脘属 T_8,主治属 T_{6-10} 的脾胃病证;

关元属 T_{12},主治属 $T_{10}\sim L_1$ 的泌尿生殖系疾患;

魂门属 T_{7-8},主治属 T_{6-9} 的肝脏病证;

志室属 $T_{12}\sim L_1$,主治属 $T_{11}\sim L_1$ 的肾脏病证;

梁门属 T_8,主治属 T_{6-10} 的脾胃病证;

水道属 T_{12},主治属 $T_{10}\sim L_1$ 的泌尿生殖系疾患。

通过对躯干部腧穴与相应脏腑的神经节段之间的关系的分析发现,同一经的穴位,可因所处神经节段的不同而具有不同的主治特点,而不同经脉的腧穴,可因所处神经节段的相同而具有相同的主治。如上述中脘、关元同属任脉,但因所属神经节段的不同,其主治也不相同;胃经的梁门、水道穴也是如此;而任脉的中脘和胃经的梁门,因同属一个神经节段,故具有相似的主治特征;关元和水道也是如此。

(2)四肢部经穴与相应脏腑的神经节段关系:躯干部腧穴的主治与神经节段之间的这种关系在四肢部经穴也是存在的。虽然四肢部皮节的分布是扭转的,从表面上很难辨认经穴与神经节段之间的关系。但若从皮节的感觉神经根的分布来分析,则不难看出它们之间的联系。一个皮节或一个感觉神经根的分布范围,可按脊髓的单个后根的传入神经纤维在体表皮区的分布来确定。当人体四肢向下时,神经节段是沿四肢纵行分布的。若将皮节的分布特征和有关经脉的循行路线加以比较,便可看出经脉按皮节分布的迹象。每条经脉沿1~3个神经节段分布。四肢部同经腧穴主治的一致性与经脉分布的神经节段性也是不无关系的。如手少阴心经循行于上肢内侧后缘,其部位正属胸髓上部节段(T_{1-3}),与心经循行部位相关的躯体神经进入上部胸髓节段后角,而支配心脏的内脏传入神经也进入上部胸髓节段(T_{1-5})后角,两者在这些节段后角内发生会聚。因此,心经各穴皆主治心脏有关的病证,针刺心经各穴可通过上部胸髓节段而影响心脏功能,实现低位中枢的相关调整作用。

四肢部其他经脉也有类似特征。同经腧穴的主治有其共性,而不同经脉腧穴则主治各异。

经穴与相应脏腑在神经节段分布上的这种关系,在近年的形态学研究中得到了证实。应用辣根过氧化物酶(HRP)等神经追踪显示法观察到,从经穴和相应内脏注入的 HRP 等标记物在若干脊髓节段有重叠标记的现象,提示经穴和相应内脏的初级传入神经在相关神经节段上确有会聚。

(3)表里两经的神经节段关系:表里两经不仅常由相同的神经分布,在神经节段的分布上也有相同之处。例如,肺与大肠相表里,两经都有肌皮神经和桡神经的分布,同属 C_{5-8};心与小肠相表里,两经的分布与前臂内侧皮神经和尺神经有关,前者属 $C_8\sim T_1$,后者属 $C_{7-8}\sim T_1$。

2.牵涉痛与相应经络在神经节段分布上的相关性　大量临床观察和研究资料表明,某些内脏器官病变引起的牵涉痛或某些神经痛的放射路线常与经络的循行路线相吻合,且具有明显的(神经)节段性。例如:

心绞痛常由心前区经左肩、沿上肢内侧后缘直向小指放射,所经部位与手少阴心经的循行路线相当,所属节段正是 $C_8\sim T_1$ 交感性皮节。

哮喘、肺结核病患者常出现从颈肩沿上肢桡侧向拇指方向的放射痛。这是副交感性(迷走神经)内脏感觉传入 C_2 节段脊髓后扩散到 C_{3-5} 的牵涉痛,与手太阴肺经的循行路线一致,说明肺经循行部位与肺脏确有联系,所以,对针刺孔最、尺泽等肺经穴位能治疗肺部疾患,也就不难理解了。

某些盆腔脏器的病变传入 S_2 形成牵涉痛,再向下肢后侧放射,其放射部位与膀胱经循行路线一致。这种放射痛的形成与沿膀胱经路线的肌紧张有关。因此,在治疗盆腔脏器及大肠下部疾病时,可考虑选用膀胱经的膀胱俞、白环俞等与骶髓节段有关的穴位。

肝脏和胆囊发生病变时所产生的放射痛的部位通常在右颈部和右肩部,相当于该部位肝经和胆经的循行路线。

3.经络和神经节段相关的胚胎学基础　大约在受精后第十四天的脊椎动物早期胚胎,除头部不易识别外,躯干的节段性结构已经形成。胚胎的每一个节段性单位,称为体节。每个体节包括体壁部、内脏部和相应的神经节三个部分。人类早期胚胎结构的基本形式是沿身体纵轴从头到尾排列的,各节段的伸展是横列位。

在胚胎发育过程中,包括肌节和皮节的体壁部演化成为未来的四肢和躯干;内脏部发生变形,形成束状、管状或实质性内脏器官;神经节逐渐变成保持节段状的脊髓,并向体壁部和内脏部分别发出躯体神经和内脏神经将两者联成一体。胚胎的每一脊髓节段所发出的传出神经纤维,经过相应的前根支配相应的肌节。同样,其传入纤维由相应的皮节经相应的后根,传入同一脊髓节段。随着胚胎的生长分化,体节各部分发生了很大的位移,肌节和皮节的节段性变得难以辨别,有些器官从原来的位置转移到别的部位。但不管肢芽如何伸长,皮节和肌节如何变位或转移,内脏形态如何演变,它们的神经支配如何重新排列组合,而神经系统与体壁和内脏之间仍保持着原始的联系。如,发生于颈部肌节的膈,虽已转移到胸腹腔之间,但支配它的膈神经仍起于第 4 颈神经。神经系统与躯体和内脏之间的这种原始的节段性分布关系,不仅帮助我们根据不同体表部位的牵涉痛来判断相应内脏的病变,而且为经络与神经节段相关说也提供了理论依据。所谓的经络与神经节段相关的观点,就是用这种躯干四肢 - 神经节段 - 内脏联系来说明穴位 - 经络 - 内脏联系的一种假说。

4. 气街与神经节段的相似性　《内经》中也有关于经络的横斜通路的载述。从《内经》的根结标本理论看,十二经脉气通行于四肢、头面和躯干。脉气从四肢汇聚到头面、躯干后,还要向四周扩散弥漫,以濡养周围的组织器官。脉气在头面、躯干部向四周扩散的径路,便是气街。人体有四气街:"胸气有街,腹气有街,头气有街,胫气有街。故气在头者,止之于脑;气在胸者,止之膺与背腧;气在腹者,止之背腧与冲脉于脐左右之动脉者;气在胫者,止之于气街与承山踝上以下。"(《灵枢·卫气》)由上可知,"四街者,气之通路也"(《灵枢·动输》)。头气街,内通于脑,外应于五官;胸气街,内通于肺、心,外应于胸膺和背俞;腹气街,内通于肝、脾和肾,外应于背俞及腹部冲脉之交会穴;胫气街,内通于胞中,外应于气冲穴及承山穴和踝部上下。四气街和神经节段在它们的划分及其与内脏器官和躯干四肢部的联系方面非常相似。

(三) 与神经 - 体液调节相关说

神经调节的基本方式是反射,体液调节是来自内分泌腺或任何组织细胞的激素、各种递质、免疫活性物质以及代谢物等化学物质,通过血液循环或其他途径传递到体内各处,影响各个相应器官的活动。神经与体液调节方式密切相关,形成一个以神经反射为主导的神经 - 体液调节体系。有学者提出经络与神经 - 体液调节相关说,推论经络系统与神经 - 体液的功能密切相关,在认识针刺对经气的激发和治疗作用时,认为针刺对周围神经的刺激,产生的针感冲动传入相应的各级中枢,即引起神经反射性调节作用。这种神经反射性调节作用既可以通过突触间的相互作用来完成,也可以通过脊髓节段内或节段间的反射来完成;有时也通过生理或病理反射引起的近距离或跨越几个节段的反射性联系而发挥作用;更可以通过特异性投射系统或非特异性投射系统,影响大脑皮质和皮质边缘系统,以及下丘脑或高级中枢的各有关部位,通过中枢内部的功能联系,而产生更远距离或全身性的影响和调节作用。其传出途径可以是躯体神经,也可以是自主神经;如果反射过程中引起了体液因素的参加,则其调节作用表现得更加广泛而持久。所以,持这种观点的学者认为,经络对全身的调节功能和针刺穴位引起的各种效应,实际上都是通过神经反射或神经 - 体液的综合性调节功能而实现的,这些可能就是经络的功能和物质基础。

(四) 与血管 - 淋巴管系统相关说

现代通过对经络的形态学研究,证实了经络与血管系统密切相关。首先是大体解剖的研究证实穴位与血管的关系颇为密切,上海中医药大学观察了 309 穴,其中针刺入后正当动脉干者 24 穴(占 7.26%),旁有动、静脉干者 262 穴(占 84.36%);大连医学院观察 308 穴,发现针刺入穴位后刺中皮下静脉、深部血管者 106~141 穴（占 36.7%~45.9%）。有人用蓝点法对人或动物穴位下组织结构进行了深入观察，发现在蓝点区内普遍存在血管，甚至肌梭内也有血管分布。从针刺的效应来看，对于只保留股动、静脉与躯体联系的动物肢体，针刺其"足三里"引起肠蠕动变化的效应与正常动物类似。而当用苯酚在血管壁外进行环状涂抹，损毁血管壁上的自主神经丛后，上述针刺效应消失。说明股动、静脉在实现这一针刺效应中具有重要作用，针刺信号是通过动、静脉壁上的自主神经丛传入中枢的。还有人采用染料或反射性核素注入新鲜尸体穴位后，结果发现染料是沿淋巴管或下静脉扩散的，最后进入所属淋巴结。以上一系列事实说明，经络与血管、淋巴管有关，但其分布及数量与十二经脉、奇经八脉差别很大，也无法解释感传的双向性、回流、趋病性等事实。

（五）与肌肉、肌腱、结缔组织相关说

根据古人关于"经脉伏行于分肉之间"的论述，有人观察统计了"分肉间"的经穴约占总穴位的 62.5%，其余的穴位则多分布于肌肉、肌腱及其起止点上。有人从尸体的横断面与纵剖面的解剖情况来看，发现在人体上臂的上中处与大腿下 1/3 处均见到皮肤与肌肉、骨骼之间，有着不规则的多角套管复合立体的筋膜间隙，这种间隙结构与手太阴肺经等古典经脉分布循行路线是基本一致的。又有人观察到某些经络的循行感传带状分布区与某些肌肉间隙中结缔组织的分布连接相一致，结缔组织发达处呈带状，不发达处呈线状。目前较为一致的观点认为，经络系统的重要组成部分之一的十二经筋的实质就是沿经络循行路线分布呈纵向连接延续走行的肌肉、肌腱部分。

（六）经络 - 内脏 - 皮质相关说

这一假说是 1959 年北京张锡钧等提出的，主要根据是经穴与皮质、皮质与内脏之间存在着肯定的联系，从而认为经络与内脏和大脑皮质之间也存在必然的联系。一系列的实验观察结果表明，针刺与心脏有直接关系的心包经、心经以及心包经互为表里的三焦经的某些穴位，具有明显减弱肾上腺素所致兔心率变慢的作用，并促使心率恢复到正常水平，说明以上 3 条经脉对心脏活动有整复作用；在分布上与心脏有一定联系的肾经、肝经、脾经、胃经以及心经互为表里的小肠经，对心脏活动也有一定程度的整复作用；而与心脏联系较少的膀胱经、大肠经、肺经及胆经，则无明显的作用。证明了十二经脉及其表里关系的存在，经络与其所属的脏腑之间有其特殊的联系。同时，也探讨了经络与皮质之间的联系，证明针刺犬的"足三里"穴可以建立食物性条件反射。针刺健康青年人的内关穴，同样也可以建立起血管收缩反应的条件反射，说明经络与皮质之间有着密切的联系。经络系统是与神经系统、血管系统有密切关系的独立的、特殊的传导系统，它对电、磁、声、光、机械刺激、化学刺激等有特殊反应。

（七）二重反射说

关于经络实质的二重反射假说是汪桐于 1977 年提出的。汪氏认为，针刺穴位时，一方面可通过中枢神经系统引起通常的反射效应，即长反射；另一方面，由于针刺部位局部组织的损伤可产生一些酶化学物质，这些物质作用于游离神经末梢，便引起局部的短反射。这里所谓的双重反射，是指针刺过程中长、短两种反射的同时出现。汪氏认为，二重反射假说可比较完满地解释针刺穴位时出现的反射效应和各种循经出现的经络现象。

1. 二重反射假说的主要依据和观点　二重反射假说的提出主要基于以下依据和观点。

（1）器官功能的神经调节可通过长、短两种反射形式实现：现代生理学认为，人和动物生理功能的调节是通过神经体液综合调节机制实现的，但其器官功能的神经调节可通过两种形式来实现。其一，是通过中枢神经系统的长反射，其二，是通过位于器官内部的局部神经丛而实现的短反射。消化系统功能活动的调节是这两种反射的典型例子，其他器官也有类似的情况。

（2）经络线上有相对丰富的血管、淋巴管和神经丛或神经网：经络循行线上存在着相对丰富的血管和淋巴管，其分布可能有特殊的构型。经络循行线上的皮肤、皮下组织和血管周围有相对丰富的神经丛或神经网，它们主要由交感肾上腺素能和胆碱能纤维及传入神经组成。这些游离的神经末梢之间可相互影响。

（3）针刺可引起循经相继触发的短反射：针刺时，由于局部组织损伤而产生的一些酶化学物质可作用于游离神经末梢而引起局部短反射。通过神经丛或神经网的相互作用，一个局部短反射的效应可成为引起另一个短反射的动因。如此，短反射相继触发，向一定的方向推进，从而引起循经出现的各种经络现象。在一系列局部短反射相继激发的过程中，每一个反射环节所引起的兴奋，可经传入神经传入中枢，上升为意识。各个短反射在大脑皮质上的相应代表区依次连接，便可形成经络在大脑皮质上的投影图。在经脉线上，以神经和血管为基础的局部短反射效应，可以被认为是一种比较低级、比较古老的外周整合系统，是进化过程中遗留下来的一种比较原始的功能。

2. 二重反射假说的实验验证　要肯定二重反射假说的成立，首先必须证明外周神经末梢之间确有传递兴奋的可能性。早在 1950 年，Habgood 就曾报道，在只带有两根神经支配的蛙皮肤离体标本上，刺激其中一根神经的断端，即能导致另一根神经的放电。迷走神经和交感神经之间也可形成突触联系。为证明短反射的存在，汪氏也进行了一系列的实验。

（1）外周神经末梢之间兴奋传递的实验研究：在大白鼠身上分离腓浅神经和腓深神经，并切断它们和中枢的联系，发现在通常情况下，电刺激腓浅神经的外周端，在腓深神经干上可引出动作电位（AP），其出现率为 7.14%。刺激腓深神经外周端，在腓浅神经干上记录不到动作电位。但是，如果电针"足三里"30 分钟后再进行观察，则电刺激腓浅神经外周端时，在腓深神经干上可引出动作电位，其出现率为 44.44%；刺激腓深神经，在腓浅神经上也可引出动作电位，其出现率为 39.29%。电针"足三里"前后动作电位的出现率有非常显著的差异（$P<0.005$）。如果同时刺激同侧下肢交感神经干的外周端，则动作电位的出现率显著降低（$P<0.01$）。进一步的研究表明，刺激一条神经干，可在邻近的另一条神经的单纤维上记录到动作电位。实验结果表明，在一定条件下，兴奋可以在外周神经末梢之间传递。这种传递又可被交感神经所抑制。

（2）针刺切断脊髓前后根大鼠"内关"穴对急性心肌缺血心电图的影响：对大鼠静脉注射垂体后叶素引起实验性急性心肌缺血，并将大鼠分为四组。A 组：切断 $C_6 \sim T_2$ 前后根，针刺"内关"；B 组：不切断前后根，针刺"内关"；C 组：切断前后根，针刺非穴；D 组：切断前后根，不予针刺。结果显示，对 A、B 两组大鼠电针双侧"内关"穴半分钟左右，急性心肌缺血心电图各项指标迅速得到纠正，除逆转期外，两组心电图数值的改变和恢复的时间均无显著差异，而 C、D 两组心肌缺血心电图恢复时间显著延长，与 A、B 组相比，差异显著，说明不依赖中枢的短反射确实存在，内关—心脏的联系有相对特异性。

（3）刺激切断脊髓前后根大鼠正中神经对急性心肌缺血心电图的影响：切断大鼠右侧脊髓 $C_6 \sim T_2$ 前后根，并将其造成急性心肌缺血，再分别刺激两侧正中神经、尺神经以及"内关"穴区的肌肉，观察其对心肌缺血的影响。在 29 只大鼠的实验中发现，刺激右侧正中神经对急性心肌缺血心电图也有明显的改善作用，进一步证明短反射的存在，而刺激尺神经作用较小,刺激"内关"穴区的肌肉则无作用,说明内关穴的主要神经通路是正中神经,尺神经也参与。

(4)对切断前后根大鼠因急性心肌缺血引起的神经源性皮炎的研究:随着静脉注入垂体后叶素时间的延长,大鼠在出现急性心肌缺血心电改变的同时,两前肢皮肤逐渐出现局灶性蓝色斑点,其中,两侧"内关"穴区的蓝斑明显而恒定。在切断和保留脊髓前后根的两侧"内关"穴区皮肤内染料的含量基本相同,无明显差异,表明内关-心脏确有相对特异的联系,这种联系除通过中枢的长反射外,还存在着通过脊神经节的短反射。

(5)经穴和相关内脏短反射的形态学研究:采用荧光双标记法,将快蓝(fast blue)和核黄(nuclear yellow)两种荧光素,分别注入穴位和相关内脏。结果,在相应后根节内发现若干双标记细胞。双标记细胞主要是一些中小型细胞,其轴突的分支,一支支配体表,一支达到相关内脏,是短反射的形态学基础。

上述实验结果从几个侧面为验证经络实质的二重反射假说提供了必要的前提。

(八)轴索反射接力联动说

1980年,张保真根据经络路线皮肤反应和循经感传形态生理学等方面的大量文献资料,提出了轴索反射接力联动假说,试图从组织生理学的角度对经络现象的产生机制和经络的组织结构基础作出合理的解释。轴索反射接力联动假说和二重反射假说在总体观点上有类似之处,但前者对某些细节的解释较后者更详细具体些。

轴索反射接力联动假说认为,穴位中的神经末梢属于某个感传神经元的周围轴索的一个分支。当穴位受到各种形式的刺激时,分布于穴位的感觉神经末梢产生兴奋,其冲动传到该轴索分支的分歧处,反转逆向,沿其另一分支传向皮肤,在此分支的终末处释放扩血管或其他的效应物质,使皮肤的小动脉扩大,微血管通透性提高,接近此分支终末的肥大细胞进入活跃状态。小动脉扩张形成潮红,微血管通透性提高形成风团,由穴位刺激直接引起的和由轴索反射引起的肥大细胞活动改变了中间物质的成分和含量。这些中间物质可将信息从一个神经元的轴索终末传给下一个神经元的轴索终末。它们包括从上一轴索终末释放出的递质及存在于微环境中的各种生物活性物质或介质,也包括构成荷电基质的大分子物质和电解质。主要由于中间物质导电能力的增强,促使皮肤中按经络线特定排列的、与上一神经元末梢重叠分布的下一个神经元轴索终末产生兴奋,进行轴索反射。该轴索反射的结果同样形成相应区域的潮红或/和风团,同样增强中间物质的导电能力。轴索反射如此一个接一个地传下去,潮红或/和风团就从局部延长,成为跨过若干皮节的红线或皮丘带。

前述 Habgood 的实验对轴索反射接力联动假说是一个支持。Habgood 认为,在皮肤内也许由于前一神经的刺激释放类似组胺(histamine)的介质,这些介质降低了第 2 条神经兴奋的阈值。1983 年 Lembeck 提出的关于 Lewis 三联反应机制的解释与轴索反射接力联动假说相似。他认为,当皮肤受刺激后会产生许多化学物质和缓激肽、钾离子、组胺、前列腺素等。它们作用于感觉神经的外周轴突末梢,形成刺激。这不仅引起感觉神经末梢向中枢的冲动传递,也产生向周围释放的 P 物质(substance P,SP),造成血管扩张,血浆外渗。同时,经轴索反射在轴索分支末梢也释放 SP。这些 SP 诱发邻近的肥大细胞释放组胺。这些组胺再作用于下一节段的神经轴突末梢,使之兴奋。如此一连串的反应造成神经性炎症的扩散。

张氏在实验中发现,在人体足阳明胃经路线上的皮肤中确实存在两种不同的神经肥大细胞连接(neuromastocytic junctions)。其中一种为传出性神经肥大细胞连接,或称为 A 型连接。此种连接建立于轴突终末和肥大细胞之间,而不是轴突在其行程中与肥大细胞单纯的连接。参与连接的轴突终末有施万细胞相伴并被其覆围。终末呈特殊膨大,内有囊泡、线粒体、神经丝和复合小体等。肥大细胞表面的皱褶可参与连接的形成。这种连接可能与轴突反射时感觉神经纤维的传出性分支有联系。与肥大细胞形成连接的轴突终末似属 C 类纤维。另一种连接称 B 型连接,在构造上与 A 型连接有很大的差异。它的轴索终末不膨大,也不含任何已知的细胞器,陷入或偃卧在肥大细胞的凹窝中。根据这一结构特点,B 型连接可能是属于传入性的。在小鼠的皮肤中也观察到了神经肥大细胞连接。电生理学方面的研究也证明了 Lembeck 于 1983 年提出的关于 SP 可能是感觉神经传递物的著名假设,并证明 SP 确实存在于初级细传入神经纤维,它既可从细纤维的中枢端向脊髓背角释放,也可从外周端向皮肤释放。中枢端 SP 的释放成为感觉信息的传递物,外周端的 SP 释放则参与伤害性保护反应,成为神经性炎症的介质。进一步的研究表明,SP 和组胺均可在皮肤局部引起末梢神经的传入发放。这种化学物质对局部皮肤神经感觉末梢的直接兴奋作用,证明这些物质确能作为轴索反射接力联动的中间介质,并表明在经络路线皮肤反应和循经感传过程中,不仅有形态学方面的变化,沿经络路线的信息也可不断地传入中枢。神经肥大细胞连接是神经末梢释放 SP 进而诱发肥大细胞释放组胺的结构基础。微量 SP 和组胺都可引起外周感觉神经末梢的传入发放。SP 可来自直接受刺激的感觉神经末梢,也可经轴索反射而在邻近的其他分支末端释放。组胺可由受刺激部位的细胞释放,也可由肥大细胞在 SP 的作用下释放。局部 SP 及组胺含量的增加,又可作用于邻近的感觉神经末梢和肥大细胞。如此一连串接力联动的不断扩展,便形成沿经络路线的皮肤反应,并引起外周神经末梢间跨节段的冲动传递而造成循经感传(图 7-1-1)。张氏还通过在小白鼠皮肤内注射微量 SP、组胺等化学物质,成功地制成循经出现的红线和皮丘带等皮肤反应,为轴索反射接力联动假说提供了依据。

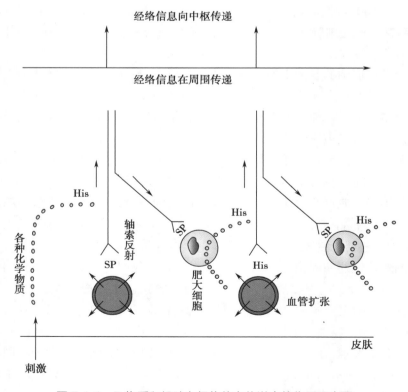

图 7-1-1　P 物质和组胺在经络信息传递中的作用示意图

（九）第三平衡系统说

根据大量循经感传现象的研究资料,孟昭威于1978年提出了有关经络实质的第三平衡系统假说。孟氏认为,《内经》所指的经脉实际上是循经感传线。书本上的经线来自生理上的循经感传线,而不是来自解剖形态的观察。《灵枢·脉度》中描述的许多关于经脉长度的尺寸,实际上是对经脉感传线的测量结果,而不是血管的长度。《内经》中所说的行于经脉中的"气",应理解为感传。《灵枢·五十营》中所说的"呼吸定息,气行六寸",指的是感传速度。这一速度合2.8~3.6cm/s,与循经感传的速度接近,而绝非血流速度。经络的主要作用是沟通体表和内脏之间的联系,调节两者间的相对平衡。据此,孟氏认为,经络应是一个平衡系统。这个系统在西医学中是没有的。生理学中没有将人体按平衡作用进行系统分类的,故没有平衡系统的概念,而只有内环境稳定(homeostasis)一词。然而,人体是一个完整的体系。人体生命活动的关键在于如何维持身体的动态平衡。内环境稳定只是人体平衡作用的一个方面,从人体的各种功能活动来看,人体应有数个平衡系统,以维持人体的生命活动。现代生理学中已知的具有调节功能的结构是神经系统和内分泌系统。经络系统必然和它们协作共同完成全身的平衡调节作用。这几个调节系统主要是根据各自不同的反应速度来划分的。不同的反应速度具有不同的调节速度。由于神经系统中的躯体神经和自主神经的反应速度相差甚大,故可将它们分为两个调节系统。这样,加上经络和内分泌系统,人体可有四个平衡系统(表7-1-1)。

表7-1-1　人体四种平衡系统

平衡系统	调节及反应速度	作用
第一平衡系统(躯体神经)	70~120m/s(传导)	快速姿势平衡
第二平衡系统(自主神经)	2~14m/s(传导)	内脏活动平衡
第三平衡系统(经络系统)	0.02~0.1m/s(感传)	体表内脏间平衡
第四平衡系统(内分泌系统)	以分钟计(效应作用)	全身性慢平衡

第一平衡系统是控制随意肌运动的躯体神经系统,进行各种快速平衡的调节,如打乒乓球、赛跑等体育运动之类的快速平衡,其传导速度为70~120m/s。

第二平衡系统为控制内脏活动的自主神经系统,其传导速度为2~14m/s,它的平衡调节速度比躯体神经系统慢许多,主要调节内脏活动的较慢的平衡。

第四平衡系统是内分泌系统,控制全身内分泌系统以及其他一切器官组织的慢平衡,如血糖平衡、血压平衡等,其调节速度以分钟计算,较自主神经更慢。

第三平衡系统是经络系统,控制体表内脏间的协调平衡,其传导速度为2~10cm/s。上述第一、二、四三个平衡系统是现代生理学中已知的结构,从它们的调节速度来看,自主神经系统和内分泌系统的调节速度相差甚大,这两个平衡系统之间似乎还有一个平衡系统。经络系统的调节速度刚好介于这两个平衡系统之间,故将它作为第三平衡系统置于第二、四平衡系统之间,正好填补两者之间的空缺。只是其他三个平衡系统的组织结构已经明了,而经络这个平衡系统的形态学基础尚未清楚。它既似神经,又不似神经,好像是一个类神经系统。

第三平衡系统的形态学实质,就其传导速度而言,其结构应较自主神经更细。英国学者皮尔斯(Pearse)1980年曾提出神经第三分支系统,即神经内分泌系统,或称APUD系统。APUD是amine precursor uptake and decarboxylation的缩写,直译为胺前体的摄取和脱羧。目前已知 APUD 系统包括分布于体内各器官的 40 余种细胞,可产生 35 种肽类物质和 7 种胺类物质。其中 23 种肽类物质既存在于神经系统,又可见于周围其他组织中。神经第三分支系统和已知的神经系统中的躯体神经和自主神经相比具有起动慢、作用时间长的特点。这和经络系统有相似之处。故孟氏认为,APUD 系统与经络这个平衡系统有遥相呼应之势,或许它属于经络的范围。

PPT 课件

第二节　腧穴现代研究

腧穴是疾病的反应点,也是针灸防治疾病的刺激点。近几十年来,国内外学者应用现代科学技术和方法对腧穴结构、功能等方面进行了大量的临床与基础研究,为解决针灸治疗疾病的腧穴特异性,以及腧穴效应机制等关键问题提供了理论依据。本节内容主要从腧穴的形态结构、生物物理特性、腧穴病理反应、腧穴刺激效应研究等方面对腧穴的现代研究进行阐述。

一、腧穴形态结构研究

腧穴的形态结构是阐明腧穴功能的重要基础,其相关研究一直是腧穴研究的重点。穴位形态结构研究始于 20 世纪 50 年代,研究人员利用现代解剖学方法从宏观方面对穴位进行层次解剖、断面解剖等研究,初步证实了穴位与神经、血管、肌肉、肌腱之间的关系。此外,研究人员用组织学、组织化学或形态结构与功能相结合的方法从微观上对穴位进行了研究和探讨,使人们对穴位功能的形态学基础、针感与针刺效应的发生机制有了新的认识。

（一）腧穴的解剖学结构研究

1. 腧穴与神经　关于腧穴形态结构的研究已有几十年的历史,其中研究最多的就是腧穴和神经的关系,研究方法主要为层次解剖和断面解剖。上海第一医科大学在对经穴的尸体解剖中发现,所观察的 324 个穴位中有 323 个穴位与周围神经有关(占 99.6%)其中与浅层皮神经有关者 304 穴(占 93.8%)与深部神经有关者 155 穴(占 47.8%)与浅层皮神经和深部神经均有关者 137 穴(占 42.3%)。徐州医学院对全身所有经穴做全面观察,结果发现,361个经穴中 205 穴(占 56.8%)靠近神经干,其中靠近皮神经主干者 104 穴(占 38.8%),靠近深部神经主干者 122 穴(占 33.8%)。上海中医药大学在对 309 个穴位的针刺解剖中观察到,直接刺中神经干者 152 穴(占 49.19%),针刺点旁 0.5cm 内有神经干者 157 穴(占 50.81%)。有学者研究手少阳三焦经主要穴位与周围神经关系的局部解剖,结果显示 7 个主要穴位中除液门和中渚穴在穴区内由单一神经分布外,其余穴位的神经支大多有不同的神经来源,说明各穴处于不同神经干分支的边缘邻接带,属于多神经干分支共同分布的区域。其他一些单位所做的大量的穴位解剖学和组织学观察均得到了类似的结果,表明穴位与周围神经的关系非常密切,大多数穴位位于神经干和神经分支周围,大部分穴位都有细小神经分支通过,而非穴区的神经干支均较穴区少。

2. 腧穴与血管　解剖学和组织学研究均表明,腧穴与血管的关系也很密切。上海中医药大学对十二经 309 穴针下结构的观察表明,针刺入穴位,针下正当动脉干者 24 穴,针旁有动、静脉干者 262 穴,两者合计占观察穴位的 92.6%。大连医学院、徐州医学院的研究结果显示,有血管存在的穴位比例虽小于上海中医药大学的观察结果,但也分别达到观察穴位的

36.7%~45.9% 及 40.8%，即约 40% 的穴位周围有血管存在。与非穴区比较，穴区血管密度较高。有学者用乳胶或墨汁灌注等方法，经巨微解剖、光镜辅以图像分析测量，又以质子激发 X 线荧光发射技术（PIXE）观察到骨间膜外丘穴位处血管密集，外径为 14~84μm，其血管密度值为非穴位区的 3.27 倍。对胆经小腿部其他穴位、心经前臂穴位的观察结果也大致相当。与非穴位区域比较，穴位区域的毛细血管排列有一定的规律性。复旦大学、上海第二军医大学、上海中医药大学等的研究发现，穴位区域有丰富的毛细血管存在，这些毛细血管的排列并非杂乱无章，而是呈平行于经络的走向一层一层分布的。对 7 条经脉上的 295 个穴位进行解剖学研究，发现主要穴位及其循行路线同神经和血管以及血管周围的自主神经丛支有密切关系。例如，胃经的足三里穴区恰是腓总神经、胫深神经至胫前动脉血管支的汇合区；肾经的复溜穴内有胫神经发出到胫前动脉的吻合支；心包经的劳宫穴内有正中神经和尺神经发出到血管的吻合支。这些在穴位下躯体神经与血管周围或血管壁自主神经丛相联系的吻合支或汇合区，很可能就是沟通躯体神经与自主神经之间功能联系和相互影响的枢纽与通路，也是得气感与自主神经性效应往往伴同发生的原因之一。

3. 腧穴与淋巴管　关于腧穴与淋巴管的关系，有研究表明，足三里穴的淋巴管分支丰富集中，与对照组相比有明显不同。另有学者在综合探讨了循经感传现象与淋巴系统之间的关系后认为在经穴给予针刺刺激时，引起含 P 物质的神经末梢分泌 P 物质，通过毛细淋巴管吸收进入淋巴管，引起淋巴管平滑肌的节律性收缩运动，这种运动的信息传至大脑皮质产生感传现象。与此同时，P 物质经淋巴管进入淋巴结后激活全身免疫系统，产生一系列的免疫活动。

4. 腧穴与肌肉、肌腱　据统计，占经穴总数 62.5% 的穴位分布于"分肉之间"，其余 37.5% 的穴位则多位于肌肉、肌腱之中或其起止点上。加拿大 C.C.Gunn 等在对 70 个穴位的研究中发现，有 35 个穴位位于肌肉运动点上，这些部位正是肌肉神经最接近皮肤的位点，对电刺激最敏感；还有一些穴位位于肌 - 腱连接处。第二军医大学和上海中医药大学近年的研究表明，胆经、胃经在小腿的穴位均位于肌肉起点范围内。有关腧穴与肌肉和肌腱关系方面的研究开展得比较少，但这些已有资料也说明了腧穴与非穴与肌肉和肌腱关系上的差别。

5. 腧穴的三维立体结构　对穴位部位进行解剖学和组织学观察，迄今没有找到目前尚未认识的特殊结构，所见到的都是神经、血管、淋巴、肌肉、肌腱等已知结构。故有学者提出穴位是由多种组织构成的一个多层次"立体构筑"。穴位处是由多种组织组成的空间立体结构，共同决定了穴位的功能。目前，已有人运用计算机三维重建技术，研究了足三里、内关、风府、命门、中脘等穴的空间立体构筑，也是近年来对穴位形态的研究方向之一。此外，因神经、血管在断面数据上过于狭小，导致神经血管在腧穴三维重建研究中难以表达，有学者利用依据数据集开发的虚拟人体 VOXEL-MAN 操作平台，对肩髎穴、孔最穴、肩井穴、少海穴等进行了三维可视化研究。运用色度特征空间的交互式分割方法对肌肉等组织进行分割，对神经血管以数学建模的方式进行重建，并以运行脚本的方式来获取穴位的进针动画。研究表明数学建模可以解决腧穴三维重建研究中神经血管难以表达的问题，多层次、多角度立体显示腧穴的解剖结构和逼真模拟针刺全过程，为避免针刺意外以及提高临床针刺疗效奠定了基础；同时，也将使腧穴解剖学的教学更加生动。

（二）腧穴的组织学结构研究

1. 腧穴与感受器　感受器是指分布在体表或各种组织内部的，能够感受机体内、外环境变化的特殊结构或装置。这些感受器包括游离神经末梢、肌梭、腱梭、环层小体、克劳泽终球等,刺激它们容易引起酸、麻、胀、重等针感。对穴位区域感受器的研究是在人类新鲜尸体或准备截肢的患者肢体上,对穴位及非穴位区进行组织学观察的基础上开展的。研究发现,穴区的表皮、真皮、皮下组织、筋膜、肌层及血管组织中都有丰富而多样的神经末梢、神经束、神经支和各种特殊感受器。不同部位的穴位中,上述组织的各种种类、数量和组合形式差别很大。例如,指尖部穴位,在表皮的基层细胞之间有新月状或小环状游离神经末梢,真皮网状层有游离神经末梢、鲁菲尼小体和克劳泽终球,皮下组织与真皮交界处有大量环层小体。在血管丛周围有粗、细两类纤维构成的神经丛伴行。足趾部穴位(如隐白、大敦等)镜下所见主要是触觉小体和游离神经末梢。有毛部位的穴位下则以毛囊感受器和各种游离神经末梢、鲁菲尼小体、麦氏小体、克劳泽终球、环层小体等多见(图7-2-1)。在肌肉丰厚的部位则以肌梭、肌肉内的神经或血管较多。耳穴内既能见到丰富的血管、淋巴和游离神经末梢,还可见到环层小体、鲁菲尼小体等。总结以上研究,用显微镜在穴区内所见到的主要是血管(包括血管壁神经丛)、游离神经末梢及穴位深部的多种感受器等已知结构,未见到新的可作为穴位或经络普遍特征的任何特殊结构。但是在非穴区组织结构对比中发现,穴位区域血管、神经束、神经支和游离神经末梢或各种神经感受器比非穴区丰富得多。例如,合谷、内关等穴区肌梭密度较周围非穴区大,足三里穴区内压力感受器密度也较非穴区更密。穴位区域存在的丰富感受器是穴位能感受各种刺激引起针灸"得气"的物质基础。

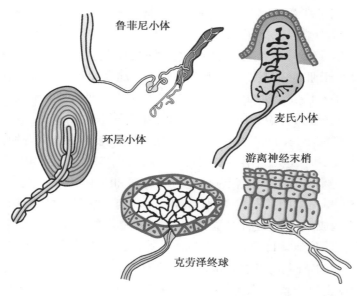

图 7-2-1　皮肤的各种感受器

2. 腧穴与肥大细胞　研究人员运用组织形态学、细胞生物学、分子生物学等技术,对穴位区域的肥大细胞脱颗粒与穴位特异性进行研究,结果发现穴位组织中的肥大细胞比非穴区存在高密度现象,具有明显的穴位特异性分布。人体生病时,相应穴位的肥大细胞会比健康时增多,对穴位针刺操作时,胶原被破坏,肥大细胞内更多的颗粒物被释放出来,从而初步证实了肥大细胞脱颗粒是针刺穴位发挥特异效应的信号之一。近年来,中国中医科学院针灸研究所在对正常穴位、不同部位穴位、刺激后的穴位、疾病状态的穴位局部组织细胞化学的动态变化研究中发现,在正常的穴位处存在 P 物质(SP)、降钙素基因相关肽(CGRP)标记

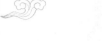

的神经纤维和形态完整的肥大细胞,这些肥大细胞同时也呈现出组胺(HA)和 5- 羟色胺(5-HT)的阳性标记。不同部位穴位组织细胞化学成分相同但含量不同。针刺大鼠"合谷"穴后,穴位局部表现为伤害性神经肽 SP 和 CGRP 在穴位局部表达增加,肥大细胞聚集脱颗粒 HA 和 5-HT 表达增加。以上充分说明:腧穴与肥大细胞有着十分密切的关系。

二、腧穴生物物理研究

腧穴作为机体联络、反应、调节的功能单元,在机体物质、能量和信息的传递和调控过程中发挥着重要作用,具有其特定的生物理化特性。自 20 世纪 50 年代至今的大量实验已经从电、热、声、光、磁等不同角度显示了腧穴的客观存在。应用智能型穴位伏安特性计算机检测系统、经络穴位动态特性(温度)体表监测系统、激光多普勒等进行定量定性分析和动态监测的仪器设备对腧穴的生物物理特性进行了观测。

(一)腧穴的电学特性

腧穴在电学方面的特性研究已经较为成熟和全面,证明了电学特性在腧穴中是普遍存在的,腧穴具有高导电量、低电阻、高电压等电学特性,且具有非线性和惯性两大特征。继 1955 年日本中谷义雄发现穴位"良导点"之后,国内许多研究人员也开展了大量的穴位电阻的研究工作,进入 20 世纪 80 年代以来,随着微电子和计算机技术的发展,对经穴电阻抗特性的研究进入一个新阶段,已经初步证实经络、腧穴具有低电阻特性,而且经穴的电阻抗特性与人体的健康状态密切相关。在 1 700 余人身上检测到的 690 多个良导点的分布与经穴部位大致相符。应用皮肤电阻抗检测的微机系统对人体皮肤低阻点分布检测结果表明,皮肤低阻点基本上是循经分布的。对家兔"内关"穴皮肤电阻的测定及其影响因素的观察显示,穴区皮肤电阻明显低于非穴区,麻醉和死亡均不改变穴区低电阻特性,穴区局部皮肤状态的变化,如温度、湿度和损伤等,可使皮肤电阻降低。对排卵前后三阴交等穴电阻变化及雌激素对其影响的观察表明,穴位电阻的增高与排卵活动存在着一定关系,雌激素可降低穴位电阻。对妇女月经周期和妇科虚实证经穴电阻变化的研究显示,育龄妇女在月经周期各期中,经前与经后冲、任脉电阻有明显差异;在病理状态下,虚证组的电阻比正常组高,实证与正常组均较低。研究人员应用皮肤电阻导电量测定技术及声测经络技术,对 30 只大鼠的 46 个经穴的导电量及声波幅值进行检查。发现大鼠经穴皮肤导电量较经穴旁对照点大,声波波幅值较经穴旁对照点高,经穴能够产生脏腑效应。大鼠经穴与人体经穴具有相同的生物物理学特性,并有相应的生理功能,有类似人体的经穴。

皮肤导电性能(电阻)测量,通常是指当外加一个电流于皮肤两点时皮肤导电量或皮肤电阻的变化,而穴位皮肤电位测量,一般是指在没有外加电流时从皮肤导出电流或皮肤电位的变化。1955 年,苏联专家发现人体体表有许多皮肤电位较周围皮肤高,它们能反映内脏活动的变化。这些被称为"皮肤活动点"的部位大多与传统经穴的位置相符。此后,又有不少研究表明穴位皮肤电位较非穴高。国内许多学者也应用高灵敏度检流计证实穴位确有较非穴位高的皮肤电位,并随机体不同功能状态而发生相应变化。国外许多学者研究结果也证实了这一点。Dumitrescu 等测得穴位的皮肤电位比周围非穴皮肤高 2~6mV。Brown 等发现在人体双侧上臂可测出分布于各经脉线上的 18 个穴位。尽管受试者身材不同,但各穴分布的位置相似,其皮肤电位值为 2~42mV。Wheeler 等分别用皮肤电阻和皮肤电位测定技术证实羊也有左右对称的穴位,且在同一个体不同日期测得穴位的位置是固定的,并据此绘制出羊的针灸穴位图。中国中医科学院将多头探测电极分别固定于穴位和非穴上测试,结果,有 70% 的穴位皮肤电位明显高于非穴位。尽管不少资料显示穴位皮肤电位与非穴比较具有特异性,但由于测试方法和测试条件方面存在一定问题,所以对结果的可靠性及其意义的评价尚有争议。因此,这方面的工作有待理论和实验上的进一步验证。

导体的电阻特性有线性和非线性之分。在线性导体上用欧姆定律计算的结果不受测试条件(测试电流或电压)改变的影响,其伏安曲线呈一直线。当检测电流(ΔI)增大或减小时,通过被测导体的电压(ΔV)也相应地呈相同倍率地增大或减小,即 ΔI 和 ΔV 的比值——相应电阻值并不因检测电流的改变而发生变化。但人体是一个相当复杂的容积导体。上海中医药大学的研究人员在正常人和患者的腧穴伏安曲线的检测中发现,人体这个容积导体的电阻特性是非线性的,电阻的伏安曲线不呈一条直线,在这种情况下,用不同的电流或电压所测得的电阻值是不同的。以往的腧穴电阻测试,各家常采用不同的某一固定的电压或电流值,因而所测得的结果实际上仅是被测伏安曲线上不同的某一点,它们都不能反映腧穴伏安曲线的全貌——不同电压或电流下电阻的动态变化状况。近年来,腧穴低电阻性的研究逐渐被腧穴伏安特性曲线的研究所取代,伏安特性曲线更能反映腧穴与疾病的相关性。研究者对测得的 6 000 多条伏安曲线定性观察结果显示,正常人腧穴及对照点的伏安曲线具有非线性和惯性两大特征。公孙、冲阳、足三里、梁丘、中脘、太溪、太白、太渊、大陵穴的惯性面积显著小于对照点,公孙、足三里、中脘穴伏安面积低于对照点,其余腧穴伏安面积与对照点比较均无显著性差异。伏安面积大小可反映电阻的高低,与对照点比较伏安面积有高有低,表明腧穴低电阻现象并非普遍存在,而低惯性特征较普遍。对腧穴伏安特性的昼夜变化研究也提示,伏安面积和惯性面积在反映人体生理变化的敏感性上存在差异,腧穴惯性面积在反映人体生理病理变化方面具有特异性,揭示腧穴惯性面积比伏安面积能更敏感地反映人体的生理变化,可作为腧穴电学特性的一个主要观察指标。

（二）腧穴的光学特性

人体活体体表可向外发射超微弱冷光。穴位处的发光强度高于周围非穴处的发光强度,某一固定部位,发光强度相对恒定。对 144 人的 139 个穴位和 278 个非穴的 10 000 多次的超微弱发光测试显示,穴位的发光强度均明显高于非穴点;特定穴与非特定穴的发光强度也有差异,井、荥、输(原)、经、(下)合、络、郄穴等特定穴不但显著高于非穴,而且还明显高于非特定穴;不同类型特定穴的发光强度又有差别,井、输、原穴和下合穴的发光强度明显高于其他特定穴。健康人井穴的发光强度明显高于四肢部的其他经穴,上肢经穴的发光强度高于下肢,左右同名经穴的发光强度基本相同,三阳经和三阴经经穴的发光强度也基本相同。可见,腧穴与非穴及与不同腧穴比较在超微弱发光强度上具有特异性。

（三）腧穴的热学特性

腧穴的热学特性也得到了广泛认可。由于任何温度大于绝对零度的物体都具有向它周围放射红外线的功能,人体同样也是红外源,由人体所放射的连续红外光谱可以被高灵敏的锑化铟或碲镉汞制成的传感器所接收,并最终转变成可见的图像,即该物体的热像图。因此,如果穴位与其他非穴部位,或不同穴位间的热像图存在差异,则说明了腧穴热学特性的存在。1970 年,法国 J.Borsarello 最早应用红外线热像图摄影术来显示人体经络穴位。此后,国内外研究者在这方面开展了许多研究。日本芹泽胜助等在 50 名 20~36 岁的健康男子的胸、腹、背、头等部位共拍摄全身红外热像图照片 2 万张,发现穴位部位的温度比其周围组织高 0.5~1.0℃。西条一止在 8 名健康成年男子的胸、腹部发现有较周围高 0.5~1.0℃ 的高温点和高温线,其分布虽有个体差异,但与募穴部位相符。高温点的位置恒定,四季不变,其热传导率也较周围组织高。研究人员利用红外辐射成像技术,显示出 300 名健康志愿者十四经的红外辐射轨迹,并认为其分布与皮肤微循环状态密切相关。有实验表明,人体红外辐射存在较大的个体差异,但所有光谱的峰值都在 7.5μm 附近,主要辐射光谱的峰值范围为5~12μm。

腧穴的红外辐射特性研究除了采用红外热像仪测试穴区的温度变化之外,还用红外辐射光谱分析仪对腧穴处的能量代谢进行了深入研究。研究人员运用高灵敏度的红外光谱检测装置,检测到人体腧穴处红外辐射的光谱信号,并从中发现,同一个腧穴在不同个体之间存在强度上的差异性,但关于光谱特性具有较强的一致性。这表明人体红外辐射具有相同的生物物理学基础。人体红外辐射不仅和热辐射有关,还存在其他的光子辐射。腧穴红外光谱扣除黑体辐射的光谱在 2~2.5μm 和 15μm 附近出现了 2 个高辐射峰,可能和能量物质腺苷三磷酸(ATP)与腺苷二磷酸(ADP)转化和糖代谢的能量释放有关,而且穴位点的红外辐射强度要比非穴位点高,说明穴位点的 ATP 能量代谢比周围要高,这可能和穴位具有很多特殊的生理功能有关。使用高灵敏度红外光谱测量装置,记录到人体体表穴位和 ATP水解反应过程中释放的红外光谱,在扣除同温度的黑体辐射本底后发现在 3μm 附近存在一明显辐射峰。发现人体穴位辐射光谱与 ATP 水解过程发射的红外光谱存在同样峰值,这进一步证实了人体穴位红外辐射不仅含有人体热信息,而且含有 ATP 能量代谢的生物医学信息。

(四)腧穴的声学特性

中国科学院生物物理经络研究所发现,经络具有发声和导声的特性。其发声特性系指当一定机械力作用于隐形循经感传线上的某一点时,通过该点发出的声音与非经络线的皮肤发出的声音有显著差别,表现为音量加大,声调变高。经络的导声性,系指当压迫经络上的某一穴位后,该点可以发出一种特殊的声音,循经向两个方向传导。足阳明胃经体表循行路线的声测实验研究证实,每一个检测点上均测到了与输入声波频率、波形一致的波,说明检测波均由输入波传导而来,经络循行线上测得的声波波幅值明显大于两侧对照点,其传导轨迹与古典文献描述的胃经体表循行路线基本一致,并得出胃经各穴的最佳输入声波频率均在 39.8~50.2Hz。有关腧穴超声波特性的报道比较少,这方面的研究有待进一步深入。

(五)腧穴的电磁学特性

有学者认为,经络的实质是电磁振荡和电化学振荡的循行流,载体为人体物质系统,经络的物理特性具有类似"量子"特性的波粒二重性及海森伯原理的不确定性。2004 年,美国学者 Yung 提出人体经络系统的"鸟笼模型"。他认为经络类似于电磁传输线,"气"则类似于磁场驻波,穴位似"节点"。穴位间的经络片段上的驻波存在固有振荡,因此这些经络片段可以当作一个 λ/4 断路来分析,其运行表现如同一系列由电阻(R)、电感(L)、电容(C)组成的电路结构(RLC)共鸣器。针灸"得气"取效,可等同于给电磁传输线上的 RLC 共鸣器的等效电容(Ceq)充电;"补""泻"如同给电容充电和放电,从而引起经络片段的共鸣。我国学者李定忠和李志超近年来在零磁空间对经穴和经脉循行线的磁特性进行了一系列探索,结果也证实经穴有相对高磁分布的特性,针刺后,经穴上磁场的低频成分进一步增加。他们认为,这种磁特性是电特性的一种表现形式。

以上有关腧穴生物物理特异性的研究结果,从总体上讲是有意义的,但有些结论尚有争议,有待进一步证实。我们相信,随着现代科学的不断发展,我们将在中医理论的指导下,应用现代科学的高新技术手段,从根本上揭示腧穴的理化特性和物质基础。

三、腧穴病理反应研究

这里所说的腧穴的病理反应,是指腧穴能反映相应脏腑器官的病理变化。古人对腧穴的这种特性早有认识。《灵枢·九针十二原》指出:"五脏有疾也,应出十二原,而原各有所出,明知其原,睹其应,而知五脏之害矣。"这是说,五脏有病,可反映到十二原穴,各原穴可反映相应脏腑的病变,分清五脏相应的原穴,审视原穴的反应情况,就能知道五脏的病变了。腧穴的病理反应主要表现为穴处感觉、组织形态和生物物理特性三方面的变化。

(一) 穴位感觉变化

穴位感觉变化主要表现为穴处的压痛或疼痛、酸、麻、胀和知热感度变化等。穴位压痛,是一种疾病状态的反应,在一定程度上反映了机体的功能障碍,经络是脏腑的反应带,而穴位是疾病的反应点。穴位诊断法,是根据中医经络理论,以穴位痛觉过敏等阳性反应为依据,探索经络、脏腑病变关系的一种新的诊断技术。此种诊断方法是中医学的宝贵遗产之一。体表压痛和脏腑病变与经络穴位间存在着特定的内在联系,其联系方式为脏腑病变→经络→穴位压痛(即脏腑疾病在体表的反应带常具有循经的特点)。穴位诊断的途径则是穴位→经络→脏腑(经穴、脏腑之间可能还有其他的联系方式)。临床观察表明,膻中穴压痛可反映支气管炎;横骨穴压痛可反映月经不调和遗精;传染性肝炎患者可在中都穴出现敏感点;胰腺炎、阑尾炎、肾结核和肺癌患者可分别在左脾俞、右天枢、肾俞和肺俞穴出现明显压痛。穴位压痛有时还可反映疾病的证型,如阳明头痛可在阳白穴出现压痛,太阳头痛可在天柱穴出现压痛,期门穴压痛为肝火上亢头痛,京门穴压痛为肾亏头痛。

(二) 穴位组织形态变化

通过触摸、按压、循捏、观视等方法常可发现穴处组织形态的异常变化,如可触及麦粒或黄豆大小的结节、条索状反应物和组织松弛,或可发现穴处皮肤脱屑、凹陷、隆突、皱纹、丘疹、斑点和色泽改变等。腧穴的这些组织形态的变化常可反映相应脏腑器官的病理变化。如胃癌患者可在胃俞穴出现条索状反应物,脾胃虚弱患者可出现脾俞、胃俞穴的松弛和凹陷,期门、太冲、曲泉穴处的结节常提示患者有严重肝病。

(三) 穴位生物物理特性变化

这里所说的穴位生物物理特性变化,是指当脏腑器官发生病变时其相应穴位失去正常的生物物理特性。在电学特性方面主要表现为穴位皮肤电阻降低、电位增高或左右失衡等变化。北京医学院(现为北京大学医学部)观察到消化性溃疡患者胃经穴位电阻左右失衡。北京针灸骨伤学院(已并入北京中医药大学)在对 60 名消化性溃疡患者的测试中发现其胃、脾、肾、肝和胆经井穴的导电量较正常人显著增高。河北医学院(现为河北医科大学)发现肺结核患者的神藏、中府和肺俞穴的电位常呈失衡态,肝硬化患者常在肝俞、行间穴出现电位失衡。Lahcehko 发现中枢神经系统疾病患者头面部穴位的皮肤电位明显增高。近年,上海中医药大学观察到胃炎发作期患者所测足三里、冲阳、梁丘、公孙等穴伏安曲线的惯性面积均大于正常人;原发性高血压患者的肝俞、期门、太冲、太溪、鱼际等穴位的光谱值呈左右不对称性,发作期患者肝俞、期门、太冲、太溪等穴位的光谱值呈现不对称性,太冲、太溪穴的光谱峰区值还明显高于正常人。

当脏腑发生病变时,循经红外辐射轨迹或腧穴红外辐射特性会发生某种变化。Ovechkin

采用对 10μm 波长红外最敏感的热像系统，测量和分析穴位及周围非穴区的皮温。发现在免疫缺陷、高血压、胆汁排泄障碍等疾病状态下，与腧穴位置和腧穴功能状态有关的皮温特征出现了变化，认为腧穴的红外辐射中含有重要的病理信息，腧穴的红外热像图可为疾病的准确诊断和治疗提供参考。有研究发现，采用高灵敏度 PHE201 体表红外光谱仪检测，冠心病患者的内关、劳宫、神门、太渊、太冲等腧穴的红外辐射光谱在某些波段明显低于正常人。提示冠心病患者在上述穴区的能量代谢和气血功能活动明显降低。此外，冠心病患者的心肌缺血缺氧的病理状态也会反映为左右大陵穴和内关穴辐射强度的失衡。但并不是冠心病患者的所有腧穴都与正常人有差异，如太溪穴临床常用于治疗肾及与肾相关的脏腑病，不常用于冠心病的治疗，研究结果发现冠心病和正常人的太溪穴红外辐射强度并无显著性差异。

腧穴的病理反应特异性并非绝对，而是相对的。这种相对性主要体现在两个方面。第一，一个穴位通常不只反映一种病证或一个脏或腑的病证。如足三里主要反映胃的病证，但胃溃疡、胃炎、胃癌都是胃病，这些胃病都可反映到足三里。除胃病外，足三里尚可反映大肠、小肠和肝的病证。通常在生理病理上联系密切的脏腑的病变可在相同穴位上出现病理反应。第二，一个脏或腑的病证不只反映于某一特定的穴位，有时还可反映于一些与所属脏腑不很相关的其他穴位。如冠心病，除主要反映于心俞、神堂穴外，患者 T_{3-4} 左侧的皮肤还常出现皱纹和增厚等病理反应，有时小肠经或肾经的一些穴位也出现病理反应。上述两方面的情况说明，腧穴的病理反应特异性是相对的。

四、腧穴刺激效应研究

腧穴的刺激效应具有特异性，即刺激穴位可特异地对相应脏腑器官产生调治效应。腧穴刺激效应的这种特异性主要是与非穴和其他穴位比较而言的。

（一）对呼吸系统的调节作用

实验资料表明，针灸膻中、天突、鱼际、孔最等穴在治疗呼吸系统疾病，特别是支气管哮喘方面疗效较好。针灸治疗哮喘作用机制的临床实验和动物实验研究表明，针灸通过调整机体的肺通气功能、生化功能、体液和细胞免疫功能以及改善微循环和血流流变学指标等作用来发挥疗效。针刺"鱼际"穴对豚鼠哮喘肺脏环核苷酸变化的即时效应观察显示，针刺"鱼际"穴后，肺脏环磷酸腺苷（cAMP）含量及环磷酸腺苷与环磷酸鸟苷比值（cAMP/cGMP）均较针刺非穴点和对照组显著升高，表明鱼际穴对肺的功能影响有密切关系。针刺"膻中""天突"穴对急性过敏性支气管痉挛家兔的呼吸频率、幅度恢复时间、哮鸣音消失的时间与对照组有极显著差异，并具有一定的穴位特异性，可能与针灸对自主神经功能的调节作用有关。针刺"足三里"捻针时，安静通气量、耗氧量均比针前增加，而针刺"冲阳""厉兑""中脘"等穴虽也可使呼吸和代谢功能有不同程度的加强，但均较针刺"足三里"效应为弱。

（二）对循环系统的调节作用

针灸治疗在循环系统中运用广泛，临床和动物实验都表明，内关、神门、膻中、心俞、足三里、曲池等穴在冠心病、心律失常及高血压等治疗方面疗效较佳。对冠心病患者针刺膻中、内关、足三里等穴，有 1/3 的患者在针后 20 分钟内心电图出现明显好转。在以内关为主穴对急性心肌梗死合并心律失常的临床观察中发现，内关穴对心率、心律具有双向调节作用。对 300 例冠心病患者针刺内关、心俞等十六后，患者左右心功能多呈良性变化，在改善指标的数量、程度、心肌氧耗量 MVO$_2$ 和心电图疗效上,以内关、三阴交最为明显。另有临床研究显示,电针曲泽、足三里穴能显著降低急性缺氧所致的心输出量(CO)、心率(HR)、左心做功(LCW)的升高,显著延长左心室射血时间。有实验研究将家兔分为正常对照组、模型对照组、电针内关组、电针太渊组、电针神门组、电针支正组和电针三阴交组,比较电针不同经穴对急性心肌缺血家兔心功能的影响。研究结论显示,电针"内关""神门"和"支正"穴可显著改善急性心肌缺血家兔的心功能,且"内关"和"神门"穴的效应更明显,而电针"太渊"穴和"三阴交"穴对心功能的改善无明显作用。研究人员采用大鼠冠脉结扎心肌梗死模型,选取膀胱经背俞穴中"心俞""肾俞"及同名经原穴"神门"和"太溪"与同经的"承山"和非经非穴点作为针刺干预手段;对大鼠心电图、心率及心肌酶学进行检测,观察针刺相关穴位是否对心脏靶器官有特异性作用;结果发现针刺干预穴位组与其他组比较,以心俞、神门穴为主表现了对心脏靶器官的穴位特异性。

(三) 对消化系统的调节作用

针灸天枢、足三里、中脘、内关、神阙、胃俞、脾俞、上巨虚、下巨虚、梁门等穴治疗急慢性胃炎、急性胃溃疡、功能性消化不良等多种消化系统疾病效果卓著。国内研究者发现针刺健康人足阳明经四白、天枢、足三里、上巨虚等穴及其左右旁开 1~2cm 的对照点,观察胃窦上下径、前后径变化,结果发现针刺经穴大多能使胃窦容积明显增大,而针刺对照点则变化不明显。有研究者对比足阳明胃经足三里、上巨虚、下巨虚三穴对十二指肠溃疡的治疗作用,发现在十二指肠溃疡疼痛消失时间、幽门螺杆菌清除率以及次要症状的改善方面,足三里的效果优于上巨虚、下巨虚,而上巨虚与下巨虚的效果基本相似,尤其在疼痛的消失时间方面,足三里的效果最好,提示三个下合穴在治疗十二指肠溃疡存在相对的特异性。研究人员针刺功能性消化不良(FD)患者足三里穴后观察 FD 患者胃电及胃阻抗总功率并检测患者空腹血浆胃动素(MLT)、生长抑素(SS)等的含量,并与足三里旁组(旁开 1cm)进行比较。结果显示,针刺对 FD 患者胃电、胃阻抗总功率以及血浆胃动素、胃泌素含量的影响具有穴位特异性。动物研究显示,当针灸刺激经穴与非经穴点时作用有明显的差异:经穴作用大,非穴作用较小,甚至没有作用。在正常情况下,针刺足三里穴可明显促进葡萄糖的生成,并降低酮体、游离胆固醇和游离脂肪酸。对胆囊的收缩作用,穴位间的特异性表现也很突出,针刺足三里、胆俞、心俞、丘墟、阳陵泉等穴,可使胆囊明显收缩,其中正常人以阳陵泉最为明显,非胆经穴和非穴位无明显作用,而患者则以足三里最为明显。

(四) 对泌尿生殖系统的调节作用

针刺肾炎患者的肾俞、气海、照海、列缺、太溪、飞扬等穴,可使患者肾脏泌尿功能明显增强,酚红排出量较针前增加,尿蛋白减少,高血压及浮肿亦有明显好转。针刺关元、三阴交等穴对功能性尿失禁的疗效非常显著。以肾俞、关元、阴陵泉为主穴,对泌尿系结石及由于结石梗阻所致的痉挛都有良好的调整作用。有研究将不稳定膀胱(USB)患者随机分为肾俞组、会阳组和肾俞加会阳组进行针刺,以国际尿控协会排尿障碍症状评分(I-PSS)为观察指标。结果显示会阳穴、肾俞穴、肾俞加会阳穴均能调节 USB 患者排尿紊乱症状,改善生活质量,并且以肾俞加会阳穴治疗效应最显著。临床研究表明,针刺肝俞、肾俞穴除了改善功能性月经紊乱、原发性闭经和原发性不孕症等在内的内分泌失调患者的临床症状外,患者的基础体温连续测定双向率明显提高,阴道上皮细胞成熟指数计数居中与交替出现率明显增高,卵泡刺激素(FSH)、黄体生成素(LH)、雌二醇(E$_2$)、孕酮(P)亦明显改变,呈现明显的促排卵作用。实验研究方面,研究人员选取包括正常未孕和已孕 18~19 天的临产 Wistar 大鼠,前者随机分为对照、内关、合谷、三阴交组,后者随机分为对照、内关和三阴交组,进行电针刺激,并记录子宫平滑肌肌电活动。结论表明,电针"三阴交"和"合谷"穴可兴奋子宫平滑肌的电活动,"三阴交"穴的作用更强,而电针"内关"穴则抑制子宫平滑肌的活动,不同穴位的作用具有相对特异性。电针三阴交、悬钟、非穴对原发性痛经患者累积镇痛效应的比较研究中发现,三阴交组痛经患者的疼痛视觉模拟评分(VAS)值降低程度显著大于悬钟组及非穴组,由此可见,三阴交穴对原发性痛经患者的累积镇痛效应优于悬钟穴、非穴。选取"肾俞""关元""中极""三阴交"等腧穴,对腺嘌呤诱发的肾阳虚睾丸功能损害家兔模型进行针灸治疗的实验观察结果显示,针灸能使其机体功能增强,生精功能显著改善,精子数量、精液质量参数明显提高,能够修复和改善受损家兔的睾丸组织,显著拮抗腺嘌呤对睾丸组织的损伤作用。

（五）对神经系统的调节作用

在神经系统疾病的治疗方面,百会、足三里、大椎、风府、哑门、人中、合谷、太冲、三阴交、内关、外关等经穴对神经系统疾病疗效肯定。近年来,功能影像学技术作为活体内观察脑功能活动的重要手段,主要包括功能性磁共振成像(fMRI)、正电子发射成像(PET)、单光子发射计算机体层成像(SPECT)等。当前,国内外学者在穴位脑效应差异性、不同针刺技术、不同时间针刺的效应等方面已进行了深入的研究。fMRI 显示针刺合谷穴能同时激活中央后回初级感觉皮质的手部投射区和面口部投射区,同时激活了面口部的运动皮质,为"面口合谷收"理论提供了客观证据。也有研究将手针相同经络的穴位、不同经络穴位与邻近假穴进行了对照研究,发现针刺诱导的脑区变化在穴位间存在较少的差异,而且不同穴位诱导脑激活和负激活模式的部位及强度存在相似性。此外,针刺调制了诸多重叠的脑功能区,如躯体感觉运动区、注意相关脑区、痛觉情感处理和认知脑区,在调制感觉运动网络、默认网络、疼痛网络、注意网络和杏仁核相关网络等方面,体现了穴位的相对特异性。哈佛大学麻省总医院 Hui 最早提出的边缘系统负激活理论,在多个团队的系列研究中得到证实,负激活效应在针灸研究中也越来越受到关注。田捷研究组近年提出的"时空编码脑网络"的效应特异性,强调了针刺调控杏仁核网络等。fMRI 显示外关穴对右侧小脑的激活作用大于非经穴,PET 亦显示外关对右侧海马、双侧小脑等脑区的激活作用优于非经穴。进一步研究发现,经穴对脑区的激活和针刺刺激呈正相关,针刺捻转时间越长脑区反应范围就越大。根据以上观测结果,"经穴、脑相关假说"应运而生,即经穴可能与脑特定区域相关并通过经穴—脑区—内脏途径完成其效应。有研究将醒脑开窍针刺治疗与非经非穴治疗进行对照,比较醒脑开窍组方(人中、三阴交、合谷、尺泽、极泉等穴)与非经非穴治疗在脑梗死急性期患者神经功能缺损方面的疗效差异,结果显示针刺可以改善脑梗死急性期患者的美国国立卫生研究院卒中量表(NIHSS)评分和中国脑卒中临床神经功能缺损程度评分量表(CSS)评分,表明针刺能够有效改善脑梗死急性期神经功能缺损,改善预后,但醒脑开窍组针刺效应明显优于非经非穴组,证实了经穴特异性效应的存在。动物实验研究方面,研究人员采用热凝闭大脑中动脉致大鼠局灶性脑缺血模型,观察到针刺督脉经穴"百会""大椎"能够提高局部脑血流量、降低脑组织水含量、改善脑细胞的功能活动、调整脑神经生化的代谢紊乱;并对突触可塑性有较好的促进作用,有利于突触结构参数的修复和新生突触的产生,提高脑缺血灶周围皮质脑源性神经营养因子(BDNF)含量及神经生长因子(NGF)、生长相关蛋白 -43(GAP-43)、突触素 p38 的表达,促进星形胶质细胞结构的修复。在针刺对脑缺血后信号转导通路的影响方面,

笔记栏

脑缺血后电针"百会""大椎"穴可下调磷酸化酪氨酸激酶 JAK2(p-JAK2)、磷酸化信号传导子及转录激活子 3(p-STAT3)的表达水平,降低其磷酸化活性,阻断 JAK2/STAT3 信号转导通路的异常激活。此外,有研究显示,针刺"人中""内关"改善大脑中动脉阻塞模型大鼠脑血流动力的效应均优于非穴;在抑制大脑中动脉闭塞(MCAO)大鼠神经细胞坏死方面,"人中"优于非穴;经穴亦能改善 MCAO 大鼠神经病学症状,延长被动性条件反射潜伏期,显著缩小脑梗死面积。

（六）对内分泌系统的调节作用

在内分泌系统疾病的治疗中,针刺中脘、曲池、合谷、内关、足三里、阴陵泉、丰隆、三阴交、太冲、肾俞、肝俞、脾俞等穴有较好疗效。临床研究表明,针刺合谷、天突等穴可以促进甲状腺素的功能活动,治疗甲状腺肿。针刺中脘、合谷、三阴交、神门、太溪、太冲、大陵、关元,可以降低甲状腺功能亢进症患者三碘甲状腺原氨酸(T_3)、四碘甲状腺原氨酸(T_4)、游离三碘甲状腺原氨酸(FT_3)、游离四碘甲状腺原氨酸(FT_4),升高超敏促甲状腺激素(S-TSH),提高垂体 - 甲状腺反馈调节功能,减少甲状腺素的分泌与合成。针刺合谷、外关、曲池、内关、阴陵泉、三阴交、太冲、天枢、大横可降低代谢综合征患者空腹及餐后血糖、空腹总胆固醇和体重指数。动物实验报道,电针胰岛素抵抗模型大鼠的"内关""足三里""三阴交""肾俞穴",可使其空腹血糖、血浆胰岛素、血清 C- 肽和骨骼肌磷脂酰肌醇 -3 激酶 $p85\alpha$ 调节亚基的信使 RNA($PI3Kp85\alpha mRNA$)有不同程度的降低,而使胰岛素敏感性指数显著升高。针刺干预可以纠正胰岛素抵抗模型大鼠骨骼肌 PI3Kp85 蛋白的过度表达,使 PI3K 的活性升高,这可能是针刺改善胰岛素抵抗的作用机制之一。

（七）对免疫系统的调节作用

近年来的研究显示,针灸对免疫功能的调节是明确的,既能使机体维护自身的稳定,又能有效地执行防御感染和免疫监视,调节机体失衡的免疫功能。针灸可增加固有免疫系统中相关细胞的数量,增强细胞的功能,促进细胞分泌。研究发现针刺"足三里"和"关元"穴对老年大鼠肝内巨噬细胞的影响是多方面的,首先是使巨噬细胞的数量明显增加,其次是增大了细胞体积,再次是增强了细胞的吞噬功能,并且使细胞处于激活状态。另有研究发现艾灸也具有相似作用,艾灸可以显著促进巨噬细胞对已被吞噬的细菌的杀灭和清除作用,并且能够明显下调多种炎症细胞因子的表达,如白介素 1(IL-1)、白介素 10(IL-10)等。针灸"关元""气海"穴对气虚证小鼠耐疲劳能力与免疫指标有一定影响,研究显示其可使小鼠胸腺和脾脏系数升高,补体 C3、C4 的含量提高,提示针灸气海、关元穴具有延缓胸腺萎缩和功能退化及提高机体免疫功能等作用。临床研究显示,针灸能提高恶性肿瘤患者外周血 T 淋巴细胞(CD4$^+$)的总数,提高 CD7$^+$/CD8$^+$ 的比例,使恶性肿瘤患者外周血 IL-2 含量及自然杀伤细胞(NK)活性增加。研究表明,针刺足三里、内关穴可上调原发性肝癌经肝动脉栓塞化疗(TACE)术后患者 CD4、NK 细胞比例,较好地保护骨髓造血功能,防止化疗所致的外周白细胞下降。

和腧穴的病理反应具有特异性一样,腧穴刺激效应的特异性也是相对的。腧穴的主治作用有时不只局限于某一特定的、相应的脏或腑的病变。如内关穴除主要用于心脏病的治疗外,又可用来和胃止呕,有时还可用于头痛等脑部病变的治疗。合谷穴除对头面部相应器官和部位产生镇痛作用外,有时还可产生全身性的镇痛效应。因此,腧穴的主治作用具有相对性。

思政元素

坚持传承创新,促进中医针灸学的事业发展

　　针灸医学是中医药的重要组成部分,其疗效已逐渐得到世界各国广泛认可。作为针灸推拿学专业的医学生更应努力掌握好、传承好针灸理论和技术这一中医药之精华。以"经络与腧穴"为突破口,勇于探索、敢于尝试,充分利用现代科学技术与多学科交叉之优势,进行技术、方法及理念上的不断创新,使中医针灸理论体系更加系统、完善,为建设健康中国、实现中华民族伟大复兴的中国梦贡献力量。

（许能贵　吴子建　王　琳）

思维导图

复习思考题

1. 如何理解经络的概念?
2. 经络脏腑相关的科学基础是什么?
3. 腧穴生物物理特性有哪些?
4. 简述穴位的形态结构基础及其与针感的关系。

扫一扫
测一测

一、十四经常用腧穴穴名释义[1]

1. 手太阴腧穴

中府 Zhōngfǔ(LU1)：中，指天气，《素问·六时微旨大论》："中者，天气也。"又指中焦、胸中与中间。府，指府库。中府，意指呼吸之气在胸中储积之处，故名。

尺泽 Chǐzé(LU5)：尺，此指尺部，即腕至肘之前臂；泽，沼泽，又官名。因穴在尺部肘窝陷中，脉气流注于此，如水注沼泽，故名。

孔最 Kǒngzuì(LU6)：孔，孔隙，孔窍；最，为最要，最甚。因本穴擅长开瘀通窍，为治孔窍病最为有效和常用，故名。

列缺 Lièquē(LU7)：列，陈列，排列，裂开；缺，凹陷，空隙，本穴位列于桡骨茎突上方凹陷处，故名。

太渊 Tàiyuān(LU9)：太，甚大，有旺盛之意；渊，深潭。该穴局部脉气旺盛如深渊，泽润周身，效同桴鼓，而又居于弯曲如弓之处。故名。

鱼际 Yújì(LU10)：鱼，鱼腹，比拟拇掌肌肉的形状；际，边际。掌中屈拇指肌隆起似鱼腹，穴位位于与"鱼"的边际，故名。

少商 Shàoshāng(LU11)：少，幼小，微小，少量之意；商，古代五音之一，属金。肺属金，在五音为商。此系肺经末穴，其气少而不充，交传手阳明之初，出阴经而入阳经，故名。

2. 手阳明腧穴

商阳 Shāngyáng(LI1)：本穴为手阳明大肠经之始穴，行于阳分。穴属金，五音对商，故名商阳。

三间 Sānjiān(LI3)：本穴一名"小谷"。穴在次指内侧爪后第三节后。

合谷 Hégǔ(LI4)：穴在阴阳交错可以开合形如山谷之处也。合谷，山名，《山海经·中山经》："合谷之山。"又合者交也，对也，结也，阴阳交错一开一合也。穴在太阴阳明两经交错，可以开合的开则凹陷、合则凸起处；又名虎口者，手张之状，其形大如虎口之状也。故名。

阳溪 yángxī(LI5)：本穴在腕中上侧两旁间凹陷处。穴当阳位，其处类似山溪，故名。

偏历 Piānlì(LI6)：偏，侧旁也。历，经过也。《论衡·超奇》："上通下达谓之历。"手阳明脉在本穴偏行而出，本穴为络穴，经历手臂走向手太阴之脉，故名。

手三里 Shǒusānlǐ(LI10)：里，程也，可作居解。因该穴距手臂肘端三寸而居，故名。

曲池 Qūchí(LI11)：穴在肘臂屈曲时肘关节上方之凹陷处。取穴时，屈曲其肘而得，其穴处有凹陷，形似浅池，故名。

---

[1] 注：参考《针灸穴名释义》(周楣声)、《针灸穴名解》(高式国)、《古法新解会元针灸学》(焦会元)。

臂臑 Bìnào（LI14）：臂，《说文解字》："手上也。"此统指上肢；臑，肩肘之间，此指上臂部，穴在肘上七寸，上臂三角肌下端与肱三头肌之间，故名。

肩髃 Jiānyú（LI15）：髃之为言隅也，隅，角也，《说文解字》："髃，肩前也。"段注："肩头也。"穴在肩端两骨间，故名肩髃。

扶突 Fútū（LI18）：突是烟囱和突出之象，《淮南子·人间训》："百寻之屋以突隙之烟焚。"该穴为扶持头部与颈部最为突起之处，其下之胸锁乳突肌在颈部也突出明显，为头部之扶持，故名。

迎香 Yíngxiāng（LI20）：本穴在鼻孔旁五分，言鼻从此迎香而入，因名迎香。

3. 足阳明腧穴

承泣 Chéngqì（ST1）：承，承受。泣，泪水。穴当眼眶下缘正中，常为泪水之承受处。故名。

四白 Sìbái（ST2）：四，四野、四达也；白，明也，日光所照也。穴在目下一寸，主目疾，使目明四方而光明，故名。

地仓 Dìcāng（ST4）：仓，藏谷处。《释名·释宫室》："仓，藏也，藏谷物也。"天气通于鼻，地气通于口，穴在口吻旁，又脾胃者仓廪之官，故名。

颊车 Jiáchē（ST6）：颊，古谓之辅。《释名·释形体》："辅车其骨强，所以辅持口也。或曰牙车，牙所载也。或曰颔车。"此处之颊是指耳下牙骨，两颊如车之有辖，故名。

下关 Xiàguān（ST7）：下，上之对。关，机关，关节。穴在下颌关节颧弓下方，与上关互相对峙，故名。

头维 Tóuwéi（ST8）：维，护持也。穴在额角，犹抵角之作防御也，故名。

梁门 Liángmén（ST21）：横木为梁。《难经·五十七难》曰："心之积曰伏梁，起于脐下，大如臂，上至心下。"指脐上心下部积聚如横梁，穴能消积化滞。又梁指膏粱之物，喻穴为津梁关要，胃气出入之重要门户，故名。

天枢 Tiānshū（ST25）：枢，枢机，枢纽。天枢，为人身上下之枢纽。《素问·至真要大论》："身半以上——天之分也，天气主之；身半以下——地之分也，地气主之——半，所谓天枢也。"脐上应天，脐下应地。穴在脐旁，为上下腹的分界处，有斡旋上下，职司升降的作用，故名。

归来 Guīlái（ST29）：归，还也；来，还也。含恢复和复原之意。本穴主治男子卵缩，女子子宫脱出诸症，刺本穴可使之复原，故名。

伏兔 Fútù（ST32）：伏，伏卧也。穴在股直肌肌腹中，其处肌肉隆起如伏卧之兔，故名。

梁丘 Liángqiū（ST34）：穴在膝髌骨外上缘上2寸，股直肌和股外侧肌之间，穴前巨骨如梁，穴后肉隆如丘，故名。

犊鼻 Dúbí（ST35）：髌韧带内、外侧凹陷处犹如牛犊鼻孔，穴在髌韧带外侧凹陷中，故名。

足三里 Zúsānlǐ（ST36）：足，指下肢；三里即三寸。《素问·针解》："所谓三里者，下膝三寸也。"

上巨虚 Shàngjùxū（ST37）：《素问·针解》："巨虚者，跷足胻独陷下者，下廉者陷下者也。"《灵枢·邪气脏腑病形》："取之巨虚者举足。"跷足抬腿，在胫骨外侧缘可出现长形之巨大凹陷，上方为巨虚上廉，下方为巨虚下廉。本穴位于下巨虚上方，胫腓骨之间的大空隙中，故名。

条口 Tiáokǒu（ST38）：穴在上、下巨虚之间，胫腓骨间隙中，穴位于条状肌肉处，犹如条口形状，又为治疗风病之孔穴，故名。

下巨虚 Xiàjùxū（ST39）：下与上相对而言，穴在上巨虚下方，胫、腓骨之间大空隙处，故名。

丰隆 Fēnglóng（ST40）：丰，丰满也，《考工记·函人》："欲其丰也。"注："丰，丰大也。"隆，指隆起，《说文解字》："隆，丰大也。"又高也，《史记·高祖纪》："隆而龙颜。"穴在伸趾长肌外侧和腓骨短肌之间，该处肌肉丰满而隆起，故名。

解溪 Jiěxī（ST41）：穴在足腕部，当系解鞋带之处。穴处两肌腱（踇长伸肌腱与趾长伸肌腱）之间凹陷如溪谷之状，又穴能治足踝骨节缓解诸病，故名。

内庭 Nèitíng（ST44）：内，入也；庭，指门庭。穴当足背第二、三趾间缝纹端，地位隐蔽，有如门内之庭堂也，故名。

厉兑 Lìduì（ST45）：《说文解字》："膝上曰厉。"膝，音悉，在马蹄前凸屈伸处。以马蹄喻人足趾甲也。本穴在足指甲外侧角处，犹马蹄上凸之处，正其膝上也，故谓"厉"。又《释名·释天》："厉，厉也，疾气中人，如磨厉伤物也。"《说文解字》："疠，恶疾也。"为治疾风疠气有效之处。《易经》："兑为口。"以口加膝，正合齿膝之意，故名。

4. 足太阴腧穴

隐白 Yǐnbái（SP1）：隐，藏魔之意；又《尔雅·释诂》："隐，微也。"白，为金色，为土所生。因穴在足部，故称"隐"，约当赤白肉际处，故称"白"，居阴经之下，犹潜龙之隐，又为土之井穴，言土气自此发生，而金气亦已开始隐伏。故名。

太白 Tàibái（SP3）：太白，金星名。该穴五行属土，土生金，金色白，穴为金气已经显露也，穴在高大突起第一跖骨小头之后缘，此处皮色亦较白，故名。

公孙 Gōngsūn（SP4）：公，众也，支属之总汇也；孙，嗣续也，又顺理也，犹支系之丝络也。《灵枢·脉度》："支而横者为络，络之别者为孙。"故名。

三阴交 Sānyīnjiāo（SP6）：足太阴、足少阴、足厥阴三经在此交会，故名。

阴陵泉 Yīnlíngquán（SP9）：膝之内侧为阴，胫骨内侧髁高突如陵，髁下凹陷喻犹阴侧陵下之深泉，故名。

血海 Xuèhǎi（SP10）：脾统血，穴为足太阴脉气所发，海，水之归也，气血归聚之海。犹言治血症之渊海，为妇人调经之要穴，《金针梅花诗钞》："缘何血海动波澜，统摄无权血妄行。"脾统血，以其用得名。

大横 Dàhéng（SP15）：横，平脐之意，在其脐旁，内应横行结肠，主治肠腹气分之病，故名。

大包 Dàbāo（SP21）："大"为总揽，包，容也。由脾总统阴阳诸络，灌溉五脏四肢，无所不包，故名大包。

5. 手少阴腧穴

极泉 Jíquán（HT1）：极，《广韵·释诂》："高也。"至高之意；泉，《说文解字》"水原"，水之源也。手少阴之经气由本穴透出，循行于外，似泉水下流，故名。

少海 Shàohǎi（HT3）：少，指手少阴心经；海，为诸川之汇。因穴在肘内廉节后凹陷处，为手少阴脉气汇聚之处，所入为合之海也，故名。

通里 Tōnglǐ（HT5）：通，通达，通畅。里，邻里，又与"理"通。本穴为手少阴之络穴，一则本经络脉从本穴横通手太阳经，二则本穴可治本经滞抑郁所生者，故名。

阴郄 Yīnxì（HT6）：阴，指阴经；郄，孔穴的通称，此穴为手少阴郄穴，故名。

神门 Shénmén（HT7）：心者，君主之官，神明出焉。心藏神，主神；穴为心脉之输穴，为心气所转输出入之门户，故名神门。

少府 Shàofǔ（HT8）：少，指手少阴心经；府，钱财文书之藏也，引申聚集之意。因喻本穴为手少阴脉气汇聚之处，故名。

少冲 Shàochōng（HT9）：少，小也；冲，通达也。本穴为手少阴经气初出之井穴，又居小指末节之冲要处，故名。

6. 手太阳腧穴

少泽 Shàozé(SI1)：水停曰泽，物光润亦曰泽。小指甲根多光滑泽润。泽，又城门名，本穴在小指末节，为经气之门户，故名。

后溪 Hòuxī(SI3)：前谷、后溪两穴俱承少泽之泽，犹雨露充沛，沟渠盈溢，经气流行，如走溪谷，故称"前谷""后溪"。

腕骨 Wàngǔ(SI4)：穴在腕前方豌豆骨前凹陷处。骨穴同名，故名"腕骨"。

养老 Yǎnglǎo(SI6)：本穴在手腕外侧髁尖上，乃暗穴也。《针灸大成·经穴歌》云："腕骨阳谷养老绳。"绳即扭转之意也。其所治症，为手麻木、头昏、目黄、肩酸痛，宛如衰翁。凡用本穴，补多泻少。又宜多灸。在治疗上，针以补之，灸以温之，犹衣帛食肉也，故名"养老"。

支正 Zhīzhèng(SI7)：指其必须支肘正臂取穴而言。支，柱也；正，真也。本穴以取穴姿势而得名：取穴以手托颐，指尖于本侧向上旁竖。本经转成当前直线，穴适当腕肘折中处。故名。

小海 Xiǎohǎi(SI8)：穴在肘尖内侧陷中，与少海虽不同经，而穴底极为接近，故名"小海"。

臑俞 Nàoshū(SI10)：臑者，其处肉不着骨。穴在肩胛突下缘，其处肉下有隙，可由胛突下通透而过，故名之以"臑"。"俞"为腧之简，即通透内外之俞穴也。因名"臑俞"。

天宗 Tiānzōng(SI11)：肩胛区之诸穴，犹如天象之诸星罗列或如天神之所在也。《淮南子·时则训》天宗注："凡属天上神，日月星辰，皆为天宗。"本穴当肩胛骨中央，与曲垣、秉风诸穴彼此相望，受曲垣、秉风外绕，有天宗之象焉，故仿星名以命名。

颧髎 Quánliáo(SI18)：即颧骨尖处之髎窠也。

听宫 Tīnggōng(SI19)：穴在耳前上切迹之前。耳司听，故名"听宫"。宫，深室也，以喻耳窍。一说，本穴与耳门同位。闭口取之，则刺入者浅，故名"耳门"；开口取之，则刺入者深，故名"听宫"。

7. 足太阳腧穴

睛明 Jīngmíng(BL1)：本穴在目内眦，近于睛，为手足太阳、足阳明、阴跷、阳跷五脉之会，主治一切目疾，以复其明，故名。

攒竹 Cuánzhú(BL2)："攒"指聚集，"竹"形容眉毛，穴在眉内侧端，是眉毛聚结之处，犹竹叶之蒂柄，故名。

天柱 Tiānzhù(BL10)：人体以头为天，颈项犹其支柱，穴在斜方肌起始部，天柱骨（颈椎）之两旁，故名。

风门 Fēngmén(BL12)："风"为阳邪，出入之处为"门"，是穴位于项背部，膀胱主一身之表，该穴为风邪侵入之门户，故名。

肺俞 Fèishū(BL13)：肺经之气转输输注之处，是治肺疾的重要腧穴，故名。俞为腧之简，腧为输之化，以下诸俞穴，俱同此意。

膈俞 Géshū(BL17)：本穴内应横膈膜，而为之俞，故名。

肝俞 Gānshū(BL18)：肝在膈下，本穴内应肝脏而为之俞，故名。

胆俞 Dǎnshū(BL19)：胆附于肝，本穴内应于胆，而为之俞，故名。

脾俞 Píshū(BL20)：本穴与脾相应，而为之俞，故名。

胃俞 Wèishū(BL21)：本穴与胃相应，而为之俞，故名。

肾俞 Shènshū(BL23)：本穴与肾脏相应，而为之俞，故名"肾俞"。凡病之涉及于肾者，均可取此。

大肠俞 Dàchángshū(BL25)：本穴与大肠相应，而为之俞。诸症之关于大肠者，皆可取此以舒之，故名。

关元俞 Guānyuánshū(BL26)：本穴与任脉之关元相应，而为之俞，故名。

膀胱俞 Pángguāngshū(BL28)：本穴与膀胱相应，而为之俞，故名"膀胱俞"。凡病之有关膀胱者，皆可取此。

次髎 Cìliáo(BL32)："髎"指骨之孔，穴在第二骶后孔，故名。

委阳 Wěiyáng(BL39)：穴在膝腘横纹外侧端，平于委中。因穴在外侧，故名。

委中 Wěizhōng(BL40)：委，委曲。中，正中。本穴在腘横纹中央，委曲而取之，故名。本穴又名"血郄"，以其多以放血为治也。但虚人不宜放血，应以补泻手法调之。

膏肓 Gāohuāng(BL43)：本穴平厥阴俞，上有肺之魄户，下有心之神堂，本穴居二者之间，即医缓所谓肓之上，膏之下也，故名"膏肓俞"。心下为膏，心下膈上为肓，穴在应肺之魄户，与应心之神堂之间，为膏脂、肓膜之气所转输之处。又喻疾隐深难治为"病入膏肓"，是穴能治虚损重症，故名。

志室 Zhìshì(BL52)：本穴与肾俞平，肾属水，水之精为志。《素问·调经论》云："肾藏志。"故名之为"志室"。

秩边 Zhìbiān(BL54)：足太阳膀胱背部腧穴依次排列，各穴秩序整齐，本穴当其边际，故名。

承山 Chéngshān(BL57)：穴在比目鱼肌合缝处。以承筋之凸喻山岭之巅，本穴犹在山麓之夹谷，承山巅气势之下行也，故名。

飞扬 Fēiyáng(BL58)：足太阳经脉由承山穴沿腓肠肌外侧头内缘而斜行至本穴，由阴分转阳分，大有飞扬之势。又人当捷步急行时，或跳跃蹲踞时，则此穴处绷起肉棱，以备发动弹力，亦飞扬之意也。

昆仑 Kūnlún(BL60)：昆仑原为山名，形容外踝高起，穴在其后，故名。

申脉 Shēnmài(BL62)：穴在外踝之下，展足则开，为足关节屈伸着力之处，故名"申脉"。为阳跷脉之起始，为跷捷屈伸之主力。穴在外踝之下，展足则开，为足关节屈伸着力之处，故名"申脉"。为阳跷脉之起始，为跷捷屈伸之主力。

束骨 Shùgǔ(BL65)：束，聚也，又缚也，即约束也。足小指本节，曰束骨。其骨并排疏散，可受拘束。因本穴位于束骨之侧，故名本穴为"束骨"。

至阴 Zhìyīn(BL67)：本经自申脉以下，有阳极反阴、动极生静之意，故以"至阴"二字名其末穴。即谓本经之气，由此复行于阴分也。

8. 足少阴腧穴

涌泉 Yǒngquán(KI1)：本穴为足少阴之井穴，肾属水，喻经气初出如泉之涌出于下，故名。

然谷 Rángǔ(KI2)：《灵枢·本输》曰："然谷，然骨之下者也。"然，即燃的本字。穴属荥火，在足内踝前起大骨(舟骨粗隆)下凹陷处，喻穴如火之燃于谷间，故名。

太溪 Tàixī(KI3)：太，大也；溪，指山间之流水。穴在内踝后跟骨上动脉凹陷处，为肾脉气血所注，穴处凹陷大如溪，故名。

大钟 Dàzhōng(KI4)：钟，注也，聚也。穴中足跟后冲(踵)中，是少阴大络别注之处。足少阴脉气由太溪至此汇聚得以深大，再转注膀胱之脉，故名。

照海 Zhàohǎi(KI6)：穴在足内踝下一寸，为阴跷脉所生，足少阴脉气归聚处。因穴处脉气阔大如海，而下有然谷穴相对，穴如火之炤(同照)于海也，故名。

复溜 Fùliū(KI7)：复，指返还；溜，同流。足少阴脉气由涌泉经然谷、内踝后之太溪，下行大钟、水泉，再绕至照海，复从太溪直上而流于本穴，故名。

大赫 Dàhè(KI12)：大赫，盛大也。穴为冲脉少阴之会，内应胞宫精室，因本穴阴气盛大，故名。

肓俞 Huāngshū(KI16)：肓，指肓膜。穴在脐旁，当大腹与少腹间，内应肓膜，故名。

俞府 Shūfǔ(KI27)：俞同输，转输之意；府，聚也。足少阴脉气由足至胸转输会聚于本穴，故名。

9. 手厥阴腧穴

天池 Tiānchí(PC1)：上为天,以其位于人之上半身,又为手厥阴之首穴,故以天名。穴近乳房,乳房为储藏乳汁之所,故喻之为"池",故名。

曲泽 Qūzé(PC3)：曲,指屈曲;泽,较"池"浅而广之,水之归聚处,本穴为手厥阴之合,属水,喻水之归聚如泽,穴在肘横纹上,肱二头肌腱尺侧缘凹中,微屈其肘,始得其穴,故而得名。

郄门 Xìmén(PC4)：郄,孔隙;门,门户。本穴为手厥阴之"郄",穴在前膊两筋间,掌后去腕五寸处,两筋夹隙中。其穴位于两筋相夹分肉相对之处如门状,故名。

间使 Jiānshǐ(PC5)："间"指间隙;"使"指信使。此穴在两筋之间,有传递经气的作用,故名。

内关 Nèiguān(PC6)：穴属心包络而通阴维,擅治胸心胃,经手臂内侧而当关脉之旁,故名。

大陵 dàlíng(PC7)：高处称"陵",本穴在腕骨(月骨)隆起处的后方,故名。

劳宫 Láogōng(PC8)：劳,操作也;宫为要所,中央之意,手任劳作,穴在掌心,因名"劳宫"。

中冲 Zhōngchōng(PC9)：手经井穴皆位于手指侧,唯本经井穴位于中指尖端之正中,本经之气,中道而行,直达手中指之端。故名。

10. 手少阳腧穴

关冲 Guānchōng(TE1)：关,指关口,出入之要道;冲,含动、通之意。本穴为手少阳三焦经的井穴,经气由此而出,同时在少冲、中冲之间,故名。

中渚 Zhōngzhǔ(TE3)：中,中间之意;渚,指水中小洲。本穴为手少阳三焦经之输穴,且本穴位居手掌两骨之间,脉气至此输注留连,其势较缓,如江中逢洲,故名。

阳池 Yángchí(TE4)：手背腕部为阳,凹陷处如池。本穴为手少阳三焦经之原穴,三焦为阳腑,且穴处手背腕部,左右有筋(伸总肌腱与小指固有肌腱),前后有骨(腕骨与尺骨),位于筋骨凹陷中,故名。

外关 Wàiguān(TE5)：外,指体表;关,指关隘、要冲。本穴为手少阳三焦经之别络,与阳维脉相通,且别走心主厥阴,穴位在外,与内关相对,为主治头肢、躯干疾患之要穴,故名。

支沟 Zhīgōu(TE6)：支,与肢通;沟,指沟渠,含狭窄之意。本穴在上肢前臂尺桡二骨狭窄之间,脉气行于两骨间如水行沟渠,故名。

肩髎 Jiānliáo(TE14)：肩,指肩部;髎,指骨旁之空隙。本穴当肩平举,肩端肩关节出现前后两个凹陷,后一个凹陷处即是,故名。

翳风 Yìfēng(TE17)：翳,遮蔽之意。本穴在耳后陷中能治风邪所致疾患,犹云翳处之风穴,故名。

角孙 Jiǎosūn(TE20)：角,指边侧,即耳上角;孙,指支别之络,即小络。本穴当耳上角,在手少阳经支脉别行之小络脉处,故名。

耳门 Ěrmén(TE21)：耳,指耳窍;门,指门户。本穴在耳窍前,耳珠上方,主治耳鸣、耳聋疾患,有耳之门户之意,故名。

丝竹空 Sīzhúkōng(TE23)：丝,指细小;竹,指竹叶;空,指凹陷、小窍。本穴为手足少阳脉气所发,位近眉毛梢凹陷处,该处眉毛纤细,状若丝竹,故名。

11. 足少阳腧穴

瞳子髎 Tóngzǐliáo(GB1)：瞳子,指瞳孔。髎,骨空也。穴近眼球,有明目之功,有如瞳子之孔窍也。

听会 Tīnghuì(GB2)：听,指听觉。会,聚会。主治耳病,为耳部脉气之聚会,亦如管理听觉之都会处也。

率谷 Shuàigǔ(GB8)：率，率领，表率之意。谷，山洼无水之地，又肌肉之结合处，即古之所谓"肉之大会"亦称为谷。全身以"谷"命名的各穴均在肢体，仅有率谷高居头上，有如诸穴之表率。

阳白 Yángbái(GB14)：阳，指阳光与头之阳部。白，明白。《素问·风论》谓："肺风之状，多汗恶风，色皏然白，时咳短气，昼日则差，暮则甚，诊在眉上，其色白。"张介宾曰："眉上乃庭阙之间，肺之候也，故肺病则色见于此。"用治风寒外感、头痛泪出有效，故名。

头临泣 Tóulínqì(GB15)：头，相对于足而言。临，有监督和治理之意。泪出不止为泣。为头部明目止泪之穴，因其功用而得名。

风池 Fēngchí(GB20)：风，指气，又指风邪。池，水之停聚处。为风邪易于流连和为治风之所当取处。

肩井 Jiānjǐng(GB21)：肩，项下的部位。井，深凹有水之处。穴在肩部正中凹陷如井之处，故名。

日月 Rìyuè(GB24)：日月本为太阳与月亮。此指双目及胆之脏象而言。双目为肝胆之所主，而胆募乃名日月也。

京门 Jīngmén(GB25)：京，与丘同义，高大之土阜；又忧也。门，出入通达之处。穴位所在犹如胸廓大丘之门，可用以止恐定惊。

带脉 Dàimài(GB26)：带，指衣带，带下病。脉，经脉。带脉，脉名。穴当带脉之所过，与衣带所系之处，又可治带下病，故名。

环跳 Huántiào(GB30)：环，弯曲。跳，跃起，必须弯身环腿方可便于跳跃。指取穴时之体位及其能治环而难跳之腿病而言。

风市 Fēngshì(GB31)：风，风邪。市，集市，货物集散之处。指穴处易为风邪所集聚，亦为驱散风邪之地也，故名。

阳陵泉 Yánglíngquán(GB34)：阳陵，指人体外侧局部之隆起处。泉，水从窟穴流出。穴在膝关节外侧隆起处腓骨小头之下方，与阴陵泉对应。

光明 Guāngmíng(GB37)：光，光照。明，明亮。光明、光亮有天气清净之意。穴能使头脑清彻、目见光明也。

悬钟 Xuánzhōng(GB39)：悬，悬挂。钟为乐器，又为钟铃。穴效如悬挂之钟，又当系带脚铃之处也。

丘墟 Qiūxū(GB40)：丘，丘陵。墟，山下之基名墟。指穴在高大如丘的外踝基底方之空软处。

足临泣 Zúlínqì(GB41)：临，是监督与治理之意。泣，泪出不止。为足部明目止泪之穴。与头临泣的功用有相近之处，故上下同名。

足窍阴 Zúqiàoyīn(GB44)：窍，孔窍。阴，指五脏之阴。为足部对阴窍诸病有关之穴。

12. 足厥阴腧穴

大敦 Dàdūn(LR1)：穴当大趾之端，其处敦厚，故名。

行间 Xíngjiān(LR2)：行，行走，经过，人之步趋谓之行；间，间隙。穴当第一、二跖趾关节之间隙中，脉气所过之处，故名。

太冲 Tàichōng(LR3)：太，大的意思；冲，要冲，重要的部位。本穴为足厥阴肝经之原穴、输穴，肝主藏血，穴居足背，部位重要，局部脉气盛大，故名太冲。

蠡沟 Lígōu(LR5)：蠡，瓢勺，又为贝壳名；沟，水道之意。穴在内踝上五寸，腓肠肌肌腹和胫骨内侧面之间，形似瓢勺之沟，故名蠡沟。

曲泉 Qūquán(LR8)：曲，弯曲。泉，水泉。穴在腘横纹的内侧端，屈膝取穴时呈凹陷处，似水泉；又本穴为本经的合穴，经气聚盛，必屈膝取穴，犹如曲折间泉源之水上涌，故名曲泉。

章门 Zhāngmén(LR13)：章，同障、屏障；门，紧要守护之地，即门户。穴在季胁下，如同屏障内脏的门户，使内脏不致受到伤害，故名。

期门 Qīmén(LR14)：期，周期，一周；门，门户。两侧季胁如敞开之门户，穴在季胁部，经气运行至此穴，已满一周，故名期门。

13. 督脉腧穴

长强 Chángqiáng(GV1)：长：循环无端，长大，旺盛；强：健行不息，强壮，充实。本穴系督脉之根源，极为重要，护之有道，能使人"长"久"强"健，无病痛也，故名。

腰阳关 Yāoyángguān(GV3)：腰，穴在腰部也。阳，阳气也。关，关卡也。大肠属气，其俞在十六椎两旁，关乎阳气下通经络，上通命门。相火禀金化气，而生三焦，侠脊双关而上，通背化气，助力之用于外，关乎全身之阳强壮力之出入，故名。

命门 Mìngmén(GV4)：命门者，生命之门也。本穴居肾俞中间，亦犹内景命门居于两肾脏之间也，故称本穴为"命门"。

至阳 Zhìyáng(GV9)：至，极也。阳，阳气也。人身以背为阳，而横膈以下为阳中之阴，横膈以上为阳中之阳。阳中之阳，即阳之至也，故名。

大椎 Dàzhuī(GV14)：大，多也。椎，脊椎。本穴在第七颈椎下。颈七椎为颈背椎骨之最大者，故名。

哑门 Yǎmén(GV15)：哑，发不出声；门，出入的门户。本穴内应舌咽、主治瘖症，故名。

风府 Fēngfǔ(GV16)：风，指内、外风；府，府宅。本穴位于头项部，风邪所袭，易于客之；又主治一切风疾，故名。

百会 Bǎihuì(GV20)：百，数量词，形容多；会，交会。手足三阳经及督脉的阳气在此交会故名百会。又称"三阳五会"。

上星 Shàngxīng(GV23)：上，向上行。星，如星星般细小。本穴在前发际正中直上 1 寸，如"天"上之"星"，故名。

神庭 Shéntíng(GV24)：神，精神，神识。庭，庭院，聚散之所也。本穴在脑海前庭。为神之所在，且居面之上部。《续博物志》云："面者，神之庭也。"故名。

素髎 Sùliáo(GV25)：素，白色，喻肺气，肺气通于鼻；髎，孔隙，此指穴位。本穴在鼻端准头，故名。

水沟 Shuǐgōu(GV26)：水，水液；沟，沟渠，水的通道。本穴位于人中沟中，近鼻孔处，故名。

印堂 Yìntáng(GV29)："印"，原意指图章；"堂"，庭堂。古代星相家把前额部两眉头之间叫做印堂。此穴位于两眉头连线的中点处，故名。

14. 任脉腧穴

中极 Zhōngjí(RN3)：本穴位于人体身长之中点处，故名。

关元 Guānyuán(RN4)：关，玄关；元，元气。本穴位于脐下 3 寸，阴阳元气交会，精气聚集之处，故名。

气海 Qìhǎi(RN6)：气海，《铜人腧穴针灸图经》解释为"生气之海"，本穴位于脐下，也是元气汇聚之处，故名。

神阙 Shénquè(RN8)：阙，门阙，宫殿；神，神气。本穴位于脐中，胎儿之精气神有赖母亲脐带血之供养，故名。

下脘 Xiàwǎn(RN10)：脘，胃脘。本穴位于胃下口处，故名。

中脘 Zhōngwǎn(RN12)：脘，胃脘。本穴位于胃脘中部，故名。

膻中 Dànzhōng(RN17)：膻中，《灵枢·胀论》言："心主之宫城也。"盖指心包膜部位。本穴内景正应心包外腔,故名。

　　天突 Tiāntū(RN22):天,在上为天,肺气通于天;突,烟囱。本穴位于胸骨上窝正中,内为喉咙,通于鼻,呼吸自然之气,故名。

　　廉泉 Liánquán(RN23):廉,边缘,又有清净之意;泉,泉水。本穴位于喉上舌下,舌下津液源源不断,故名廉泉。

　　承浆 Chéngjiāng(RN24):承,承接;浆,此指口中津液。本穴位于唇下,内应口腔,能承接津液,故名承浆。

二、经络腧穴歌赋选

(一) 十二经气血多少歌[1]

多气多血经须记,手足阳明大肠胃;少血多气有六经,少阳少阴太阴配;
多血少气共四经,手足太阳厥阴计[2]。

【注释】

　　[1]《十二经气血多少歌》出自明·刘纯《医经小学》,是刘氏根据《素问·血气形志》篇的内容以歌诀文体编写而成;现按手足六经名称修改。

　　[2] 太阴少血多气之说与《灵枢·九针论》"太阴多血少气"之载述有出入。

(二) 八脉八穴歌(西江月调)[1]

公孙

九种心疼[2]涎闷,结胸翻胃难停,酒食积聚胃肠鸣,水食气疾膈病。
脐痛腹疼胁胀,肠风疟疾心疼,胎衣不下血迷心,泄泻公孙立应。

内关

中满心胸痞胀,肠鸣泄泻脱肛,食难下膈酒来伤,积块坚横胁抢。
妇女胁疼心痛,结胸里急难当,伤寒不解结胸膛,疟疾内关独当[3]。

临泣

手足中风不举,痛麻发热拘挛,头风痛肿项腮连,眼肿赤疼头旋[4]。
齿痛耳聋咽肿,浮风瘙痒筋牵,腿疼胁胀肋肢偏,临泣针时有验。

外关

肢节肿疼臂冷,四肢不遂头风,背胯内外骨筋攻,头项眉棱皆痛。
手足热麻盗汗,破伤眼肿睛红,伤寒自汗表烘烘,独会外关为重。

后溪

手足拘挛战掉[5],中风不语痫癫,头疼眼肿泪涟涟,腿膝背腰痛遍。
项强伤寒不解,牙齿腮肿喉咽,手麻足麻破伤牵,盗汗后溪先砭[6]。

申脉

腰背屈强腿肿,恶风自汗头疼,雷头[7]赤目痛眉棱,手足麻挛臂冷。
吹乳[8]耳聋鼻衄,痫癫肢节烦憎,遍身肿满汗头淋,申脉先针有应。

列缺

痔疟便肿泄痢,唾红溺血咳痰,牙疼喉肿小便难,心胸腹疼饮噎。
产后发强不语,腰痛血疾脐寒,死胎不下膈中寒,列缺乳痈多散。

照海

喉塞小便淋涩,膀胱气痛肠鸣,食黄酒积腹脐并,呕泻胃翻便紧。

难产昏迷积块,肠风下血常频,膈中怏[9]气气痃[10]侵,照海有功必定。

【注释】

[1] 出自明代高武《针灸聚英》,"八脉"原作"八法",《针灸大成》转载,稍有出入。

[2] 九种心疼:泛指上腹和前胸部的疼痛。

[3] 当:读作"挡"。

[4] 头旋(xuàn,眩):头晕目眩。

[5] 掉:振摇。

[6] 砭:砭刺,针刺。

[7] 雷头:即雷头风,表现为急性头痛伴轰鸣声,并见头面部块状肿起。

[8] 吹乳:即乳痈,多见于妇女产后的乳腺炎,又称乳吹。

[9] 怏(yàng,样):原作"决",《针灸大成》作"怏"。

[10] 气痃:又称痃气,泛指生于腹内的弦索状痞块。

(三) 四总穴歌[1]

肚腹三里[2]留,腰背委中求,头项寻列缺,面口合谷收。

【注释】

[1]《四总穴歌》始见于明代徐凤《针灸大全》,其后明代高武《针灸聚英》、杨继洲《针灸大成》等书中亦加载录。

[2] 三里,此指足三里。

(四) 回阳九针歌[1]

哑门劳宫三阴交,涌泉太溪中脘接,环跳三里[2]合谷并,此是回阳九针穴。

【注释】

[1] 首载于明代高武《针灸聚英》。歌中所载9穴均具较强的针感,有回阳救逆之功。

[2] 三里,此指足三里。

(五) 天星十二穴并治杂病歌[1]

三里内庭穴,曲池合谷接。委中配承山,太冲昆仑穴。

环跳与阳陵,通里并列缺。合担[2]用法担,合截[3]用法截。

三百六十穴,不出十二诀[4]。治病如神灵,浑如汤[5]泼雪。

北斗降真机,金锁教开彻。至人[6]可传授,匪人[7]莫浪说。

1. 三里

三里膝眼下,三寸两筋间。能通心腹胀,善治胃中寒;

肠鸣并泄泻,腿肿膝胻[8]酸;伤寒羸[9]瘦损,气蛊[10]及诸般。

年过三旬后,针灸眼便宽[11]。取穴当审的,八分三壮安。

2. 内庭

内庭次指外[12],本属足阳明。能治四肢厥,喜静恶闻声;

瘾疹咽喉痛,数欠[13]及牙疼;疟疾不能食,针着便惺惺[14]。

3. 曲池

曲池拱手取,屈肘骨边求。善治肘中痛,偏风[15]手不收;

挽弓开不得,筋缓莫梳头;喉闭促欲死,发热更无休,

遍身风癣癞,针著即时瘳[16]。

4. 合谷

合谷在虎口,两指岐骨[17]间。头疼并面肿,疟病热还寒;

齿龋鼻衄血,口噤不开言。针入五分深,令人即便安。

303

5. 委中

委中曲腘[18]里,横纹脉中央。腰痛不能举,沉沉引脊梁;

酸痛筋莫展,风痹复无常;膝头难伸屈,针入即安康。

6. 承山

承山名鱼腹,腨肠分肉间。善治腰疼痛,痔疾大便难;

脚气并膝肿,辗转[19]战[20]疼酸;霍乱及转筋,穴中刺便安。

7. 太冲

太冲足大趾,节后二寸中。动脉知生死,能医惊痫风;

咽喉并心胀,两足不能动;七疝[21]偏坠肿,眼目似云蒙,

亦能疗腰痛,针下有神功。

8. 昆仑

昆仑足外踝,跟骨上边寻。转筋腰尻[22]痛,暴喘满[23]冲心[24];

举步行不得,一动即呻吟。若欲求安乐,须于此穴针。

9. 环跳

环跳在髀枢[25],侧卧屈足取。折腰莫能顾[26],冷风并湿痹;

腿胯连腨[27]痛,转侧重欷歔[28]。若人针灸后,顷刻病消除。

10. 阳陵泉

阳陵居膝下,外臁一寸中。膝肿并麻木,冷痹及偏风;

举足不能起,坐卧似衰翁。针入六分止,神功妙不同。

11. 通里

通里腕侧后,去腕一寸中。欲言声不出,懊恼及怔忡,

实则四肢重,头腮面颊红;虚则不能食,暴喑[29]面无容,

毫针微微刺,方信有神功。

12. 列缺

列缺腕侧上,次指[30]手交叉。善疗偏头患,遍身风痹麻;

痰涎频壅上,口噤不开牙。若能明补泻,应手疾[31]如拿。

【注释】

[1]《天星十二穴并治杂病歌》首见于明·徐凤《针灸大全》,原托名马丹阳。这是在元代王国瑞《扁鹊神应针灸玉龙经》中的《天星十一穴歌诀》的基础上增太冲一穴并略加修改而成。

[2]担:挑担,有成对的含义,此指二穴同用。

[3]截:截半,有单一的含义,此指独取一穴。

[4]诀:歌诀,指十二穴的歌诀。

[5]汤:热水。

[6]至人:指道德修养达到最高境界的人。

[7]匪人:指行为不正之人。

[8]骭:胫骨,与"骬""胫"义通。又作"骭",俗称臁骨。

[9]羸:瘦弱。

[10]蛊:蛊胀,又称虫臌,指由寄生虫如血吸虫等引起的臌胀。气蛊,指气机郁滞所致的臌胀。

[11]眼便宽:指眼目功能的恢复和提高。

[12]次指:此指第二趾。次指外:即第二、三趾间。

[13]数(shuò朔):屡次。数欠:屡屡呵欠。

［14］惺惺:清醒,此指病愈。

［15］偏风:半身不遂。

［16］瘳(chōu 抽):病愈。

［17］岐骨:骨之分歧处,此指第一、二掌骨。

［18］曲脉:腘窝。

［19］辗转:形容辗转反侧、卧不得安的样子。

［20］战:战抖。

［21］七疝:指七种疝气。

［22］尻:骶部。

［23］满:胸满。

［24］冲心:气上冲心。

［25］髀枢:指髋关节。

［26］顾:回头看。

［27］腨:腓肠、腿肚。

［28］歙歔:抽泣,抽噎。

［29］喑:失音,音哑,或作“瘖”。暴喑:突然失音。

［30］次指:此指第二指。

［31］疾:速,即。

(六) 孙思邈十三鬼穴歌[1]

百邪癫狂所为病,针有十三穴须认。凡针之体先鬼宫,次针鬼信无不应。

一一从头逐一求,男从左起女从右。一针人中鬼宫停,左边下针右出针。

第二手大指甲下,名鬼信[2]刺三分深。三针足大指甲下,名曰鬼垒[3]入二分。

四针掌后大陵穴,入寸五分为鬼心。五针申脉为鬼路,火针三下七锃锃[4]。

第六却寻大椎上,入发一寸名鬼枕[5]。七刺耳垂下五分,名曰鬼床[6]针要温。

八针承浆名鬼市,从左出右君须记。九针间使鬼营上(为鬼窟),十针上星名鬼堂。十一阴下缝[7]三壮,女玉门头[8]为鬼藏[9]。十二曲池名鬼臣,火针仍要七锃锃。十三舌头当舌中,此穴须名是鬼封[10]。手足两边相对刺,若逢孤穴只单通。此是先师妙口诀,狂猖恶鬼走无踪。

【注释】

［1］《孙思邈十三鬼穴歌》,原名《孙思邈先生针十三鬼穴歌》,首见于明代徐凤《针灸大全》,其内容与唐代孙思邈《备急千金要方》卷十四的有关记载略有出入。歌中所言“鬼穴”,实为治疗古人以为由鬼邪作祟所致精神神志病的经验穴。

［2］鬼信:少商穴。

［3］鬼垒:隐白穴。

［4］锃(zèng 赠):指器物擦拭后闪光耀眼之貌。此指针具的光亮。

［5］鬼枕:风府穴。

［6］鬼床:颊车穴。

［7］阴下缝:奇穴,又名男阴缝,在男子阴茎根部与阴囊相交处正中。

［8］玉门头:奇穴,又名女阴缝,在女子外生殖器之阴蒂头处。

［9］鬼藏:阴下缝(男),玉门头(女)。

［10］鬼封:即海泉穴,在舌系带中点处。

(七) 经穴分寸歌[1]

手太阴肺经经穴分寸歌

乳上三肋间中府,上行云门一寸许,云在璇玑旁六寸,天府腋三动脉求,

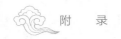

侠白肘上五寸主,尺泽肘中约纹是,孔最腕后七寸拟,列缺腕上一寸半,
经渠寸口陷中取,太渊掌后横纹头,鱼际节后散脉里,少商大指内侧端,
鼻衄喉痹刺可已。

手阳明大肠经经穴分寸歌

商阳食指内侧边,二间寻来本节前,三间捏拳节后取,合谷虎口歧骨间,
阳溪腕上筋间是,偏历腕后三寸安,温溜腕后去五寸,池前四寸下廉看,
池前三寸上廉中,池前二寸三里逢,曲池屈肘纹头尽,肘髎大骨外廉近,
大筋中央寻五里,肘上三寸行向里,臂臑肘上七寸量,肩髃肩端举臂取,
巨骨肩尖端上行,天鼎扶下一寸真,扶突人迎后寸五,禾髎水沟旁五分,
鼻翼中点外迎香,大肠经穴是分明。

足阳明胃经经穴分寸歌

胃之经兮足阳明,承泣目下七分寻,四白目下方一寸,巨髎鼻孔旁八分,
地仓侠吻四分近,大迎颔前寸三分,颊车耳下曲颊陷,下关耳前颧弓下,
头维神庭旁四五,人迎喉旁寸五真,水突筋前迎下在,气舍突下穴相乘,
缺盆舍外锁骨上,相去中线四寸明,气户锁骨下缘取,库房屋翳膺窗近,
均隔寸六到乳头,乳中正在乳头心,次有乳根出乳下,第五肋间细扪循,
不容巨阙旁二寸,以下诸穴与君陈,其下承满与梁门,关门太乙滑肉门,
上下一寸无多少,共去中行二寸寻,天枢脐旁二寸间,枢下一寸外陵安,
枢下二寸大巨穴,枢下三寸水道全,水下一寸归来好,共去中行二寸边,
气冲归来下一寸,髀关髂下对承扶,伏兔膝上六寸是,阴市膝上方三寸,
梁丘膝上二寸记,膝髌陷中犊鼻存,膝下三寸三里至,胫外一指需细温,
膝下六寸上廉穴,膝下八寸条口位,膝下九寸下廉看,条口之旁丰隆系,
却是踝上八寸量,解溪跗上系鞋处,冲阳跗上五寸唤,陷谷距趾关节后,
内庭次趾外间陷,厉兑大次趾外端。

足太阴脾经经穴分寸歌

大趾内侧端隐白,节前陷中求大都,太白节后白肉际,节后一寸公孙呼,
商丘踝前下陷逢,踝上三寸三阴交,踝上六寸漏谷是,阴陵下三地机朝,
胫髁起点阴陵泉,血海膝髌上内廉,箕门穴在股肌尾,冲门曲骨旁三五,
冲上七分府舍求,舍上三寸腹结算,结上寸三是大横,却与脐平莫胡乱,
建里之旁四寸处,便是腹哀分一段,中庭旁六食窦穴,膻中去六是天溪,
再上一肋胸乡穴,周荣相去亦同然,大包腋下有六寸,渊腋之下三寸悬。

手少阴心经经穴分寸歌

少阴心起极泉中,腋下筋间动脉凭,青灵肘上三寸觅,少海屈肘横纹头,
灵道掌后一寸半,通里腕后一寸同,阴郄去腕五分的,神门肌腱桡侧逢,
少府小指本节后,小指内侧是少冲。

手太阳小肠经经穴分寸歌

小指端外为少泽,前谷外侧节前觅,节后捏拳取后溪,腕骨腕前骨陷侧,
锐骨下陷阳谷讨,腕后锐上觅养老,支正腕后五寸量,小海肘踝鹰嘴中,
肩贞腋上一寸寻,臑俞贞上冈下缘,天宗秉风下窝中,秉风冈上举有空,
曲垣冈端上内陷,外俞陶道三寸从,中俞二寸大椎旁,天窗扶突后陷详,

天容耳下曲颊后，颧髎面鸠锐端量，听宫耳中大如菽，此为小肠手太阳。

足太阳膀胱经经穴分寸歌

足太阳是膀胱经，目内眦角始睛明，眉头头中攒竹取，眉冲直上旁神庭，
曲差入发五分际，神庭旁开寸五分，五处旁开亦寸半，细算却与上星平，
承光通天络却穴，相去寸五调匀看，玉枕挟脑一寸三，入发三寸枕骨取，
天柱项后发际中，大筋外廉陷中献，自此夹脊开寸五，第一大杼二风门，
三椎肺俞厥阴四，心五督六椎下治，膈七肝九十胆俞，十一脾俞十二胃，
十三三焦十四肾，气海俞在十五椎，大肠十六椎之下，十七关元俞穴椎，
小肠十八胱十九，中膂俞穴二十椎，白环廿一椎下当，以上诸穴可推之，
更有上次中下髎，一二三四骶后孔，会阳阴尾尻骨旁，又从臀下横纹取，
承扶居下陷中央，殷门扶下方六寸，浮郄委阳上一寸，委阳腘外两筋乡，
委中穴在腘纹中，第二侧线再细详，又从脊上开三寸，第二椎下为附分，
三椎魄户四膏肓，第五椎下神堂尊，第六谚语膈关七，第九魂门阳纲十，
十一意舍之穴存，十二胃仓穴已分，十三肓门端正在，十四志室不须论，
十九胞肓廿一秩边，委中下二寻合阳，承筋合阳之下取，穴在腨肠之中央，
承山腨下分肉间，外踝七寸上飞扬，跗阳外踝上三寸，昆仑后跟陷中央，
仆参跟下脚边上，申脉踝下五分张，金门申前墟后取，京骨外侧骨际量，
束骨本节后肉际，通谷节前陷中强，至阴却在小趾侧，太阳之穴始周详。

足少阴肾经经穴分寸歌

足掌心中是涌泉，然谷踝前大骨边，太溪踝后跟腱前，大钟溪下五分见，
水泉溪下一寸觅，照海踝下一寸安，复溜踝上前二寸，交信踝上二寸连，
二穴只隔筋前后，太阴之后少阴前，筑宾内踝上腨分，阴谷膝内两筋间，
横骨大赫并气穴，四满中注亦相连，五穴上行皆一寸，中行旁开半寸边，
肓俞上行亦一寸，俱在脐旁半寸间，商曲石关阴都穴，通谷幽门五穴缠，
上下俱是一寸取，各开中行半寸间，步廊神封灵墟穴，神藏或中俞府安，
上行寸六旁二寸，穴穴均在肋隙间。

手厥阴心包经经穴分寸歌

心包穴起天池间，乳后旁一腋下三，天泉曲腋下二寸，曲泽肘内横纹端，
郄门去腕方五寸，间使腕后三寸安，内关去腕止二寸，大陵掌后两筋间，
劳宫屈中指尖取，中冲中指之末端。

手少阳三焦经经穴分寸歌

无名指外端关冲，液门小次指陷中，中渚液门上一寸，阳池手表腕陷中，
外关腕后方二寸，腕后三寸支沟容，支沟横外取会宗，空中一寸用心攻，
腕后四寸三阳络，四渎肘前五寸着，天井肘外大骨后，骨隙中间一寸摸，
肘后二寸清冷渊，消泺对腋臂外落，臑会肩前三寸量，肩髎臑上陷中央，
天髎宛骨陷内上，天牖天容之后旁，翳风耳垂后方取，瘈脉耳后鸡足张，
颅息亦在青络上，角孙耳廓上中央，耳门耳缺前起肉，和髎耳后锐发乡，
欲知丝竹空何在，眉后陷中仔细量。

足少阳胆经经穴分寸歌

外眦五分瞳子髎，耳前陷中听会绕，上关颧弓上缘取，内斜曲角颔厌照，

悬颅悬厘等分取,曲鬓角孙前寸标,入发寸半率谷穴,天冲率后五分交,
浮白下行一寸是,乳突后上窍阴找,完骨乳突后下取,本神庭旁三寸好,
阳白眉上一寸许,临泣入发五分考,目窗正营及承灵,一寸一寸寸半巧,
脑空池上平脑户,风池耳后发际标,肩井大椎肩峰间,渊腋腋下三寸然,
辄筋渊腋前一寸,日月乳下三肋间,京门十二肋骨端,带脉平脐肋下连,
五枢髂前上棘前,前下五分维道还,居髎髂前转子取,环跳髀枢宛中陷,
风市垂手中指寻,中渎膝上五寸陈,阳关阳陵上三寸,骨头前下阳陵存,
阳交外丘骨后前,均在踝上七寸循,踝上五寸光明穴,踝上四寸阳辅临,
踝上三寸悬钟是,丘墟外踝前下真,节后筋外足临泣,地五会在筋内存,
关节之前侠溪至,四趾外端足窍阴。

足厥阴肝经经穴分寸歌

足大趾端名大敦,行间大趾缝中存,太冲本节后寸半,踝前一寸号中封,
蠡沟踝上五寸是,中都踝上七寸中,膝关犊鼻下二寸,曲泉屈膝尽横纹,
阴包膝上方四寸,气冲下三足五里,阴廉冲下有二寸,急脉阴旁二寸半,
章门直脐季肋端,肘尖尽处侧卧取,期门又在乳直下,六肋间隙无差矣。

督脉经穴分寸歌

尾闾骨端是长强,二十一椎腰俞当,十六阳关十四命,十三悬枢脊中央,
十一椎下寻脊中,十椎中枢穴下藏,九椎之下筋缩取,七椎之下乃至阳,
六灵五神三身柱,陶道一椎之下乡,一椎之上大椎穴,上至发际哑门行,
风府一寸宛中取,脑户二五枕上方,发上四寸强间位,五寸五分后顶强,
七寸百会顶中取,耳尖之上发中央,前顶前行八寸半,前行一尺囟会量,
一尺一寸上星会,入发五分神庭当,鼻端准头素髎穴,水沟鼻下人中藏,
兑端唇尖端上取,龈交齿上龈缝里。

任脉经穴分寸歌

任脉会阴两阴间,曲骨毛际陷中安,中极脐下四寸取,关元脐下三寸连,
脐下二寸石门是,脐下寸半气海全,脐下一寸阴交穴,脐之中央即神阙,
脐上一寸为水分,脐上二寸下脘刊,脐上三寸名建里,脐上四寸中脘计,
脐上五寸上脘在,巨阙脐上六寸步,鸠尾脐上七寸量,中庭膻下寸六取,
膻中却在两乳间,膻上寸六玉堂主,膻上紫宫三寸二,膻上四八华盖举,
璇玑膻上六寸四,玑上一寸天突取,廉泉结上舌本下,承浆颐前唇下处。

【注释】

[1]《经穴分寸歌》初见于明代吴崑《针方六集》,此以原歌诀参承淡安等近现代针灸学教材编录。

(八)《针灸聚英·肘后歌》

头面之疾针至阴,腿脚有疾风府寻,心胸有病少府泻,脐腹有病曲泉针。肩背诸疾中渚下,腰膝强痛交信凭,胁肋腿痛后溪妙,股膝肿起泻太冲。阴核发来如升大,百会妙穴真可骇。顶心头痛眼不开,涌泉下针定安泰。鹤膝肿劳难移步,尺泽能舒筋骨疼,更有一穴曲池妙,根寻源流可调停;其患若要便安愈,加以风府可用针。更有手臂拘挛急,尺泽刺深去不仁,腰背若患挛急风,曲池一寸五分攻。五痔原因热血作,承山须下病无踪,哮喘发来寝不得,丰隆刺入三分[1]深。狂言盗汗如见鬼,惺惺间使便下针。骨寒髓冷火来烧,灵道妙穴分明记。疟疾寒热真可畏,须知虚实可用意;间使宜透支沟中,大椎七壮合圣治;连日频频发不休,金门刺深七分是。疟疾三日得一发,先寒后热无他语,寒多热

少取复溜,热多寒少用间使。或患伤寒热未收,牙关风壅药难投,项强反张目直视,金针用意列缺求。伤寒四肢厥逆冷,脉气无时仔细寻,神奇妙穴真有二,复溜半寸顺骨行。四肢回还脉气浮,须晓阴阳倒换求,寒则须补绝骨是,热则绝骨泻无忧;脉若浮洪当泻解,沉细之时补便瘳。百合伤寒最难医,妙法神针用意推,口禁眼合药不下,合谷一针效甚奇。狐惑伤寒满口疮,须下黄连犀角汤。虫在脏腑食肌肉,须要神针刺地仓。伤寒腹痛虫寻食,吐蛔乌梅可难攻,十日九日必定死,中脘回还胃气通。伤寒痞气结胸中,两目昏黄汗不通,涌泉妙穴三分许,速使周身汗自通。伤寒痞结胁积痛,宜用期门见深功,当汗不汗合谷泻,自汗发黄复溜凭。飞虎一穴通痞气,祛风引气使安宁。刚柔二窒最乖张,口禁眼合面红妆,热血流入心肺腑,须要金针刺少商。中满如何去得根,阴包如刺效如神,不论老幼依法用,须教患者便抬身。打扑伤损破伤风,先于痛处下针攻,后向承山立作效,甄权留下意无穷。腰腿疼痛十年春,应针不了便惺惺,大都引气探根本,服药寻方枉费金。脚膝经年痛不休,内外踝边用意求,穴号昆仑并吕细,应时消散即时瘳。风痹痿厥如何治?大杼、曲泉真是妙,两足两胁满难伸,飞虎神针七分到,腰软如何去得根,神妙委中立见效。

【注释】
[1]三分,一作"三寸"。

三、《脉书·十一脉》选录

长沙马王堆汉墓帛书及江陵张家山汉墓竹简所载的《脉书》十一脉内容,原分两种:一种按足六脉、臂五脉的次序排列,因称"足臂本";一种按阳六脉、阴五脉的次序排列,因称"阴阳本"。现改按十二经脉顺序,以便于参阅对照。

(一)手太阴

1. 循行

[足臂本]臂泰阴脉:循筋上廉,以奏臑内,出腋内廉,之心。

[阴阳本]臂钜阴脉:在于手掌中,出臂内阴两骨之间,上骨下廉,筋之上,出臂内阴,入心中。

2. 病候

[足臂本]其病:心痛,心烦而噫。诸病此物者,皆灸臂泰阴脉。

[阴阳本]是动则病:心滂滂如痛,缺盆痛,甚则交两手而战,此为臂蹶(厥)。

是臂钜阴脉主治其所产病:胸痛,肩痛,心痛,四末痛,瘕,为五病。

(二)手阳明

1. 循行

[足臂本]臂阳明脉:出中指间,循骨上廉,出臑□□上,奏腴,之口。

[阴阳本]齿脉:起于次指与大指,上出臂上廉,入肘中,乘臑,穿颊,入齿中,夹鼻。

2. 病候

[足臂本]其病:病齿痛,□□□□。诸病此物者,皆灸臂阳明脉。

[阴阳本]是动则病:齿痛,朕肿。

是齿脉主治其所产病:齿痛,朕肿,目黄,口干,臑痛,为五病。

(三)足阳明

1. 循行

[足臂本]足阳明脉:循胻中,上贯膝中,出股,夹少腹,上出乳内廉,出嗌,夹口以上,之鼻。

[阴阳本]足阳明脉:系于骭骨外廉,循骭而上,穿膑,出鱼股之(上)廉,上穿乳,穿颊,出目外廉,环颜□。

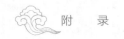

2. 病候

[足臂本] 其病：病足中指废，胻痛，膝中肿，腹肿，乳内廉痛，腹外肿，颊痛，鼽衄，数欠，热汗出，胜瘦，颜寒。诸病此物者，皆灸阳明脉。

[阴阳本] 是动则病：洒洒振寒，喜信(伸)数欠，颜黑，病肿，病至则恶人与火，闻木音则惕然惊，心惕，欲独闭户牖而处；病甚则欲登高而歌，弃衣而走，此为骭蹶(厥)。

是阳明脉主治其所生病：颜痛，鼻鼽，颔颈痛，乳痛，肩痛，心与胠痛，腹外肿，肠痛，膝跳，跗上痹，为十二病。

(四) 足太阴

1. 循行

[足臂本] 足泰阴脉：出大指内廉骨际，出内踝上廉，循胻内廉，□膝内廉，出股内廉。

[阴阳本] 大(太)阴脉：是胃脉殹(也)。被胃，下出鱼股之阴下廉，腨上廉，出内踝之上廉。

2. 病候

[足臂本] 其病：病足大指废，胻内廉痛，股内痛，腹痛，腹胀，复□，不嗜食，善噫，心□，善肘(疛)。诸病此物者，皆灸足泰阴脉。

[阴阳本] 是动则病：上当走心，使腹胀，善噫，食欲欧(呕)，得后与气则快(乙本作"逢")然衰。

是钜阴脉主治其所产病：独心烦，死；心痛与腹胀，死；不能食，不能卧，强吹(欠)，三者同则死；溏泄，死；水与闭同则死，为十病。

(五) 手少阴

1. 循行

[足臂本] 臂少阴脉：循筋下廉，出臑内下廉，出腋，奏胁。

[阴阳本] 臂少阴脉：起于臂两骨之间，之下骨上廉，筋之下。出臑内阴，入心中。

2. 病候

[足臂本] 其病：病胁痛。诸病此物者，皆灸臂少阴脉。

[阴阳本] 是动则病：心痛，嗌渴欲饮，此为臂蹶(厥)。

是臂少阴脉主治其所产病：胁痛，为一病。

(六) 手太阳

1. 循行

[足臂本] 臂泰阳脉：出小指，循骨下廉，出臑下廉，出肩外廉，出项□□□目外眦。

[阴阳本] 肩脉：起于耳后，下肩，出臑外廉，出臂外廉，乘手背。

2. 病候

[足臂本] 其病：臂外廉痛。诸病此物者，皆灸臂泰阳脉。

[阴阳本] 是动则病：嗌痛，颔肿，不可以顾，肩似脱，臑似折。

是肩脉主治其所产病：颔痛，喉痹，肩痛，肘外痛，为四病。

(七) 足太阳

1. 循行

[足臂本] 足泰阳脉：出外踝窭中，上贯腨(腨)，出于郄(郄)；枝之下髀；其直者，贯□，夹脊□□，上于豆(头)；枝颜下，之耳；其直者，贯目内眦，之鼻。

[阴阳本] 钜阳脉：系于踵外踝娄(窭)中，出郄中，上穿臀，出厌中，夹脊，出于项，上头角，下颜，夹鼽(颂)，系目内廉。

2. 病候

［足臂本］其病：病足小指废，腨（腨）痛，胻（郄）挛，脾（臀）痛，产（生）痔，腰痛，夹脊痛，□痛，项痛，手痛，颜寒，产（生）聋，目痛，頯衄，数癫疾。诸病此物者，皆灸泰阳脉。

［阴阳本］是动则病：冲头痛，目似脱，项似拔，脊痛，腰似折，髀不可以运，腘（郄）如结，腨如裂，此为踝蹶（厥）。

是巨阳脉主治其产病：头痛，耳聋，项痛，耳彊，疟，背痛，腰痛，尻痛，痔，胻（郄）痛，腨痛，足小指痹，为十二病。

（八）足少阴

1. 循行

［足臂本］足少阴脉：出内踝窦中，上贯腨（腨），入胻（郄），出股，入腹，循脊内□廉，出肝，入肤，系舌本。

［阴阳本］少阴脉：系于内踝外廉，穿腨，出却中央，上贯脊之内廉，系于肾，夹舌本。

2. 病候

［足臂本］其病：病足热，腨（腨）内痛，股内痛，腹街、脊内廉痛，肝痛，心痛，烦心，咽肿□□□舌干，□旦尚□□□数喝，牧牧嗜卧以咳。诸病此物者，皆灸足少阴脉。

［阴阳本］是动则病：喝喝如喘，坐而起则目瞙（眣）如无见，心如悬，病饥，气不足，善怒，心惕，恐人将捕之，不饮食，面黯若炲（炱）色，咳则有血，此为骨蹶（厥）。

是少阴脉主治其所产病：□热，舌析（坼），嗌干，上气，噎，嗌中痛，瘅，嗜卧，咳，喑，为十病。

（九）手厥阴

1. 循行

［足臂本］臂泰阴脉：循筋上廉，以奏臑内，出腋内廉，之心。

［阴阳本］臂钜阴脉：在于手掌中，出臂内阴两骨之间，上骨下廉，筋之上，出臂内阴，入心中。

2. 病候

［足臂本］其病：心痛，心烦而噫。诸病此物者，皆灸臂泰阴脉。

［阴阳本］是动则病：心滂滂如痛，缺盆痛，甚则交两手而战，此为臂蹶（厥）。

是臂钜阴脉主治其所产病：胸痛，肩痛，心痛，四末痛，瘕，为五病。

（十）手少阳

1. 循行

［足臂本］臂少阳脉：出中指，循臂上骨下廉，奏耳。

［阴阳本］耳脉：起于手背，出臂外两骨之间，上骨下廉，出肘中，入耳中。

2. 病候

［足臂本］其病：病产（生）聋，□痛。诸病此物者，皆灸臂少阳之脉。

［阴阳本］是动则病：耳聋，浑浑脖脖，嗌肿。

是耳脉主治其所产病：目外眦痛，颊痛，耳聋，为三病。

（十一）足少阳

1. 循行

［足臂本］足少阳脉：出于踝前；枝于骨间，上贯膝外廉，出于股外廉，出胁；枝之肩薄（髆）。其直者，贯腋，出于项、耳，出騽，出目外眦。

［阴阳本］少阳脉：系于外踝之前廉，上出鱼股之外，出胁，上出耳前。

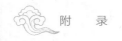

2. 病候

［足臂本］其病：病足小指次指废，胻外廉痛，胻寒，膝外廉痛，股外廉痛，髀外廉痛，胁痛，□痛，产（生）马，缺盆痛，瘘，聋，腨痛，耳前痛，目外眦痛，胁外肿。诸病此物者，皆灸少阳脉。

［阴阳本］是动则病：心与胁痛，不可以反稷（侧），甚则无膏，足外反，此为阳厥。

是足少阳脉主治其所产病：□□痛，头颈痛，胁痛，疟，汗出，节尽痛，髀外廉痛，□痛，鱼股痛，膝外廉痛，振寒，足中指痹，为十二病。

（十二）足厥阴

1. 循行

［足臂本］足厥阴脉：循大指间，以上出胻内廉，上八寸，交泰阴脉，□股内，上入脞间。

［阴阳本］足厥阴脉：系于足大指丛毛之上，乘足跗上廉，去内踝一寸，上踝五寸，而出大（太）阴之后，上出鱼股内廉，触少腹，大渍旁。

2. 病候

［足臂本］其病：病胫瘦，多溺，嗜饮，足跗肿疾，痹。诸病此物者，灸厥阴脉。

［阴阳本］是动则病：丈夫㿗疝，妇人则少腹肿，腰痛不可以仰，甚则嗌干，面疵。

是厥阴脉主治其所产病：热中、癃、㿗、偏疝，为五病。

主要参考书目

1. 田代华,刘更生.灵枢经[M].北京:人民卫生出版社,2005.
2. 田代华.黄帝内经·素问[M].北京:人民卫生出版社,2005.
3. 高丹枫,王琳.黄帝八十一难经[M].北京:学苑出版社,2007.
4. 皇甫谧.针灸甲乙经[M].北京:人民卫生出版社,2006.
5. 杨上善.黄帝内经太素[M].北京:学苑出版社,2007.
6. 孙思邈.备急千金要方[M].北京:中国中医药出版社,2011.
7. 杨继洲.针灸大成[M].北京:人民卫生出版社,2006.
8. 王执中.针灸资生经[M].北京:人民卫生出版社,2006.
9. 高武.针灸聚英[M].北京:人民卫生出版社,2006.
10. 沈雪勇,许能贵.经络腧穴学[M].北京:人民卫生出版社,2012.
11. 黄龙祥,黄幼民.图解针灸经穴速查手册[M].北京:人民卫生出版社,2012.
12. 黄龙祥,黄幼民.图解针灸经外奇穴速查手册[M].北京:人民卫生出版社,2013.
13. 黄龙祥,黄幼民.图解针灸经络速查手册[M].北京:人民卫生出版社,2014.
14. 朱兵.系统针灸学——复兴《体表医学》[M].北京:人民卫生出版社,2015.
15. 许能贵,胡玲.经络腧穴学[M].第2版.北京:人民卫生出版社,2016.
16. 许能贵,方继良.针灸影像学[M].北京:人民卫生出版社,2018.

复习思考题
答案要点

模拟试卷

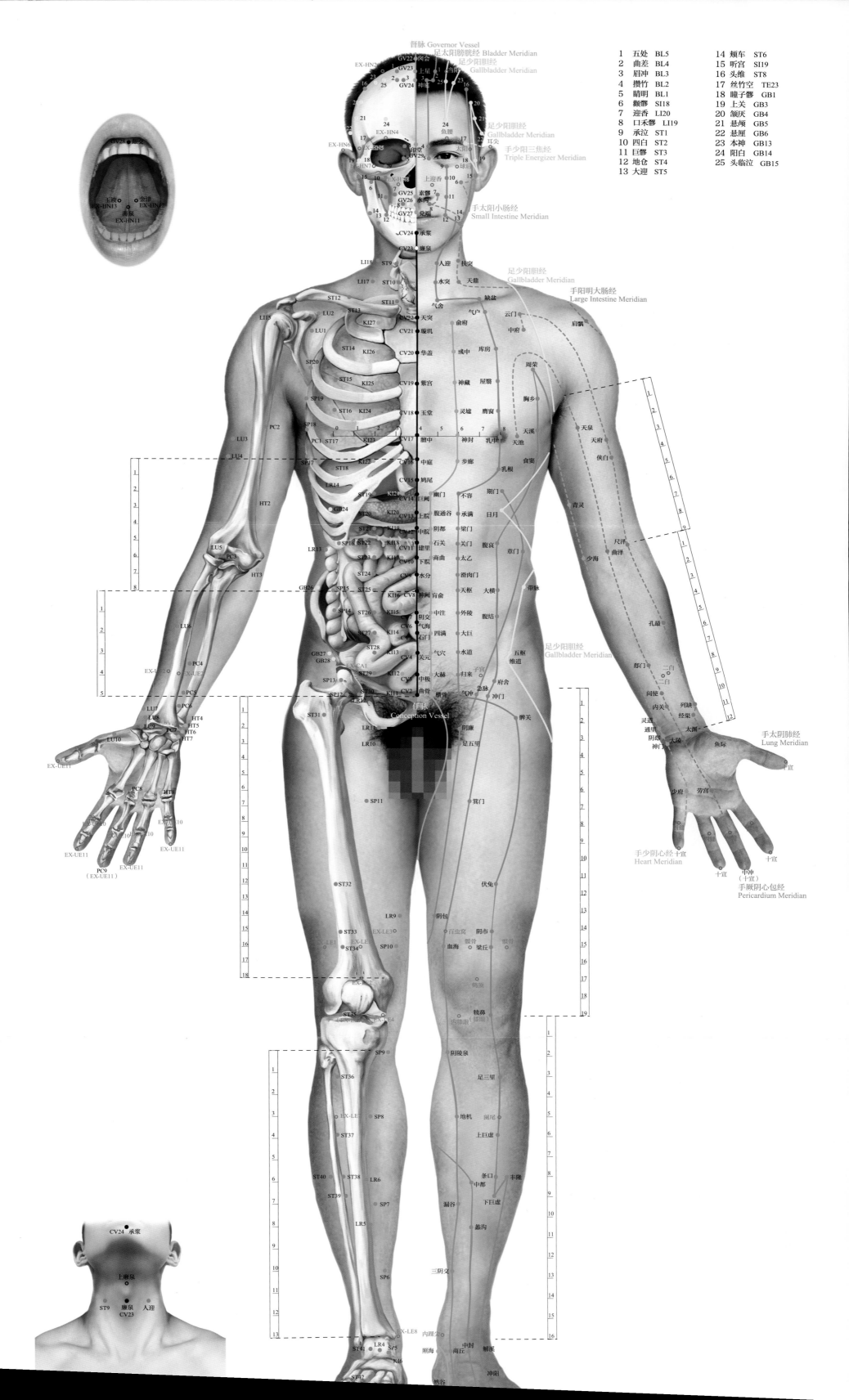

督脉 Governor Vessel
足太阳膀胱经 Bladder Meridian
足少阳胆经
Gallbladder Meridian
1 翳明 EX-HN14
夹脊 EX-B2

GB18 BL8
GV19 后顶
GB9   承灵
GV18 脑空
GB10 脑户
TE19 GB14 玉枕 天冲
GB19 脑空 浮白
TE18 GV17 头窍阴
BL9   窍阴 瘈脉
TE17 GB12 GV16 风府
GB20 风池 天牖
BL10 GV15 哑门
TE16 天柱 天容

手少阳三焦经
Triple Energizer Meridian

EX-HN15 崇骨劳

手太阳小肠经
Small Intestine Meridian

GB21 SI15 EX-B 定喘
TE15 SI14 GV14 大椎   肩中俞 肩井
LI16 SI12 SI13 BL41 GV13 陶道   肩外俞 天髎   巨骨
SI10 BL12 附分 曲垣 秉风   臑俞 肩髃
TE14 BL42 BL13 GV12 身柱   风门   魄户
SI11 BL43 BL14 肺俞   膏肓
SI9   BL44 BL15 GV11 神道   厥阴俞 膏肓   天宗   肩贞
TE13 BL45 BL16 GV10 灵台   心俞   神堂
LI14 BL46 BL17 GV9   至阳   督俞   譩譆   臑会
TE12 胃脘下俞   膈俞   膈关   消泺
LI13 BL47 BL18 GV8   筋缩   肝俞   魂门
BL48 BL19 GV7   中枢   胆俞   阳纲   天井   手五里
TE11 BL49 BL20 GV6   脊中   脾俞   意舍   清冷渊 肘髎
LI12 TE10 BL50 BL21 胃俞   胃仓   曲池
LI11 EX-UE9 SI8 EX-B4 BL22 GV5 悬枢 三焦俞 肓门 小海 肘尖 手三里
LI10 GB25 BL51 肾俞   志室   天井   上廉
LI9   BL52 BL23 GV4   命门   支正   下廉
LI8   BL24 EX-B5 下极俞 气海俞   四渎
TE9   EX-B7 EX-B6 BL25 GV3 腰阳关 大肠俞 腰眼   温溜
LI7   BL26 关元俞 三阳络 偏历
SI17 BL27 BL31 上髎 小肠俞 胞肓 会宗 外关
TE8   BL53 BL28 BL32 次髎 膀胱俞 养老 中渚 阳溪
LI16 TE6 BL29 BL33 中髎 中膂俞   阳谷 阳池 合谷/八邪
TE5   BL54 BL30 BL34下髎 白环俞 秩边   腕骨 腰痛点 腰痛点 大骨空
SI16 GV2   腰俞   中泉   外劳宫 三间
LI15 EX-UE3 SI5 BL35 会阳   后溪   液门 八邪
TE4   SI4   GB30   前谷 中空 中渚
LI4   EX-UE7 GV1 长强   少泽 商阳
LI13 EX-UE1 TE3 SI13 环跳 少冲
LI12 SI2   足少阳胆经
HT9 SI1 Gallbladder Meridian

手阳明大肠经
Large Intestine Meridian

BL36   承扶

手太阳小肠经 少泽
Small Intestine Meridian 少冲
关冲

手阳明大肠经
Large Intestine
Meridian

手少阳三焦经
Triple Energizer Meridian

BL37   殷门

浮郄
委中   委阳
合阳

承筋

BL38

BL39 BL40

BL55

BL56

承山

BL57 飞扬
GB35 BL58 阳交

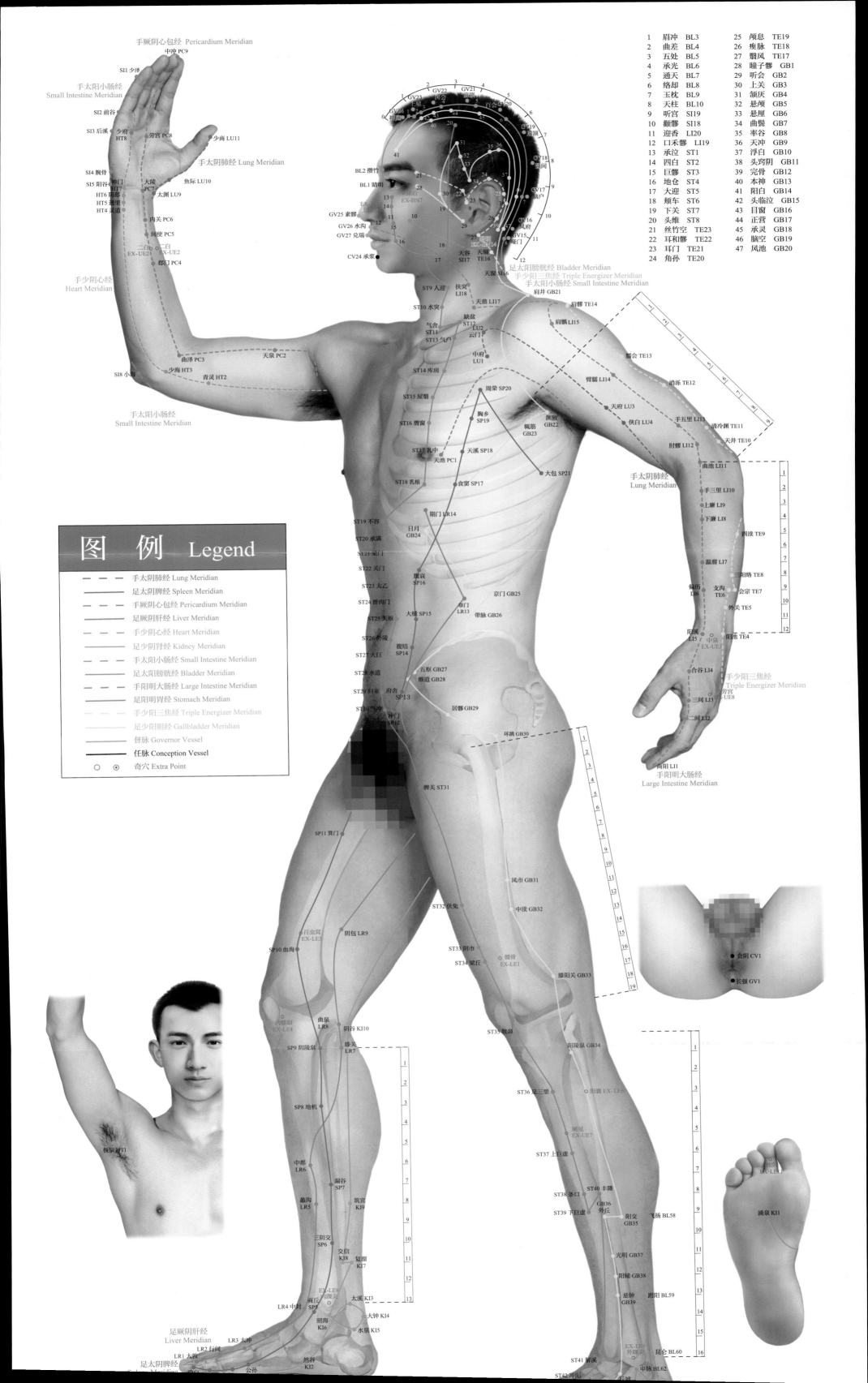

增视资源

备考要点
重点重要知识点

主要参考书目

1. 田代华,刘更生. 灵枢经[M]. 北京:人民卫生出版社,2005.
2. 田代华. 黄帝内经·素问[M]. 北京:人民卫生出版社,2005.
3. 高丹枫,王琳. 黄帝八十一难经[M]. 北京:学苑出版社,2007.
4. 皇甫谧. 针灸甲乙经[M]. 北京:人民卫生出版社,2006.
5. 杨上善. 黄帝内经太素[M]. 北京:学苑出版社,2007.
6. 孙思邈. 备急千金要方[M]. 北京:中国中医药出版社,2011.
7. 杨继洲. 针灸大成[M]. 北京:人民卫生出版社,2006.
8. 王执中. 针灸资生经[M]. 北京:人民卫生出版社,2006.
9. 高武. 针灸聚英[M]. 北京:人民卫生出版社,2006.
10. 沈雪勇,许能贵. 经络腧穴学[M]. 北京:人民卫生出版社,2012.
11. 黄龙祥,黄幼民. 图解针灸经穴速查手册[M]. 北京:人民卫生出版社,2012.
12. 黄龙祥,黄幼民. 图解针灸经外奇穴速查手册[M]. 北京:人民卫生出版社,2013.
13. 黄龙祥,黄幼民. 图解针灸经络速查手册[M]. 北京:人民卫生出版社,2014.
14. 朱兵. 系统针灸学——复兴《体表医学》[M]. 北京:人民卫生出版社,2015.
15. 许能贵,胡玲. 经络腧穴学[M]. 第2版. 北京:人民卫生出版社,2016.
16. 许能贵,方继良. 针灸影像学[M]. 北京:人民卫生出版社,2018.